Dr. Brian Clement

# WunderLebensMittel

Dr. Brian Clement

# WunderLebensMittel

Mit dem bewährten *Hippocrates-Programm*
Lebenskraft tanken – für Gesundheit,
Vitalität und Wohlbefinden

Aus dem Amerikanischen von Elisabeth Liebl

HANS-NIETSCH-VERLAG

Titel der Originalausgabe: *Hippocrates LifeForce: superior health and longevity*, erschienen bei *Healthy Living Publications*, Summertown/USA

Translation Rights arranged with *Healthy Living Publications*, Summertown/USA



Redaktion und Lektorat: Martina Klose
Redaktionelle Beratung: Bernhard Kaspereit
Korrektorat: Hans Jürgen Kugler
Gestaltung: Kurt Liebig
Druck: Schultheis Druckproduktion, Offenbach

Hans-Nietsch-Verlag
Am Himmelreich 7
79312 Emmendingen

www.nietsch.de
info@nietsch.de

ISBN 978-3-86264-213-7

# Inhalt

## Dank

Ich möchte an dieser Stelle allen danken, die mein Leben, unsere Erde, unsere Vergangenheit und unsere Zukunft mit mir teilen. Vor allem meiner Familie, meinen Freunden und Mitarbeitern, die dazu beitragen, dass mein Werk sich in Liebe weiterentwickeln kann.

Und natürlich meinen Lesern, die durch ihre täglich neue Hingabe an sich selbst und unsere Welt unser aller Leben bereichern.

## Vorwort

Brian Clement und ich sind auf unterschiedlichen Wegen zu derselben Schlussfolgerung gekommen: Reine, das heißt naturbelassene biologisch angebaute Nahrung ist unverzichtbar, wenn wir wirklich gesund sein wollen.

Diese Überzeugung ist Frucht meiner nahezu fünfzigjährigen Forschungsarbeit auf den Gebieten der Ernährungswissenschaft und der Biochemie. Zahlreiche empirisch belegte Daten zeigen, dass unsere Nahrung krank, aber auch gesund machen kann. In dem von mir mit verfassten Buch *China Study*[1] werden die Ergebnisse einer Studie vorgelegt, die über 20 Jahre lang mit 6500 Erwachsenen durchgeführt wurde und einen eindeutigen Zusammenhang zwischen Ernährung und verschiedenen Krankheiten wie Krebs, Diabetes und Herz-Kreislauf-Beschwerden ergab. Meine weiteren, aus Mitteln des *National Institute of Health* finanzierten Forschungen über den Zusammenhang von Krankheit und Ernährung, deren Ergebnisse in führenden wissenschaftlichen Zeitschriften veröffentlicht wurden, bestätigen die Erkenntnisse aus der genannten Studie.

Brian konnte in den drei Jahrzehnten, in denen er als Leiter des *Hippocrates Health Institute*[2] tätig war, tagtäglich beobachten, welche Lebensmittel das menschliche Immunsystem wirksam stärken. Er hat mit Tausenden von Patienten gearbeitet, die unter allen nur erdenklichen Beeinträchtigungen ihrer Gesundheit litten. Diese klinische Erfahrung ermöglichte es ihm, das Behandlungskonzept des Gesundheitszentrums – verbesserte Gesundheit und höhere Lebenserwartung durch vollwertige, lebendige pflanzliche Nahrung – fortlaufend zu verbessern.

Verschiedene Vorträge, die ich am *Hippocrates Institute* in West Palm Beach hielt, boten Brian und mir Zeit und Gelegenheit zum Ge-

1 Die in *WunderLebensMittel* genannten Werke finden Sie unter „Literaturempfehlungen", Seite 302 ff., aufgelistet. Anm. d. dt. Hrsg.

2 Privates Gesundheitszentrum für alternative Medizin und Rohkost-Ernährung mit Sitz in West Palm Beach/Florida, gegründet von der Pionierin Ann Wigmore. Anm. d. Übers.

dankenaustausch, und so nehme ich die Gelegenheit gern wahr, dem Leser Brians Buch *WunderLebensMittel* ans Herz zu legen, denn ich weiß, dass die Ausführungen, die der Leser darin findet, auf einem soliden, aus der Praxis gewonnenen Erfahrungswissen gründen.

Unsere Ansichten in puncto Ernährung weisen zwar viele Gemeinsamkeiten auf, dennoch sind sie nicht völlig deckungsgleich. (Bei dieser Gelegenheit kommt mir die alte Redensart in den Sinn: Wenn zwei in allem einer Meinung sind, hat einer der beiden nicht nachgedacht.) Was mich an den Daten, die einen eindeutigen Zusammenhang zwischen Gesundheitszustand und individuellen Ernährungsgewohnheiten belegen, vor allem interessiert, sind die ebenso breit gestreuten wie tief greifenden positiven Wirkungen, die vollwertige Lebensmittel pflanzlichen Ursprungs (naturbelassenes Obst, Gemüse, ungeschältes Getreide und Hülsenfrüchte) im Rahmen unserer Ernährung entfalten. Unter „vollwertigen Lebensmitteln" verstehe ich solche, die der Mensch im Laufe der Evolutionsgeschichte in seiner natürlichen Umwelt vorgefunden hat und die so die physiologische Reaktion des menschlichen Organismus auf Nahrung geprägt haben.

Das Gesundheitsprogramm des *Hippocrates Institute* betont ebenfalls die Wichtigkeit einer vollwertigen Ernährung auf pflanzlicher Basis, geht aber noch einen Schritt weiter: Brian Clement zufolge sollten bestimmte Nahrungsmittel beziehungsweise Kombinationen derselben roh verzehrt werden, damit sie eine positive Wirkung auf unsere Gesundheit entfalten können. Aus wissenschaftlicher Sicht würde ich mir wünschen, es gäbe für diese Behauptung mehr empirische, durch Kontrollgruppenstudien belegte Beweise, selbst wenn diese Methodik auch nicht immer zu korrekten Schlussfolgerungen führt.

Vieles von dem, was wir in Bezug auf Gesundheit und Ernährung für wahr halten, bedürfte eigentlich einer gründlicheren Überprüfung durch die Wissenschaft. In der Tat sind einige dieser viel zitierten „wissenschaftlich fundierten" Thesen schlicht falsch, manchmal sogar eine Gefahr für die öffentliche Gesundheit.

Nichtsdestotrotz bin ich beeindruckt von der unglaublichen Fülle an Indizien, die auf einen höheren gesundheitlichen Wert roher Nahrungsmittel hindeuten. Dass sich beim Garen bestimmter Lebensmittel Schadstoffe bilden, dass unsere Nahrung in besorgniserregendem Umfang mit giftigen Chemikalien belastet ist sowie dass Nährstoffe durch das Erhitzen teilweise beziehungsweise vollständig verloren gehen – all das sind gut dokumentierte Fakten. Diese Erkenntnisse sprechen für den höheren Wert roher, naturbelassener Nahrung für unsere Gesundheit. Deshalb bin auch ich der Meinung, dass, sollte es tatsächlich einen besseren Weg zur Gesundheit geben, als ich ihn vertrete, dieser über das Hippocrates-Gesundheitsprogramm führen könnte.

Wie Brian bin ich mir durchaus der Gefahren bewusst, die sich abseits der Hauptstraßen der Wissenschaft ergeben, noch gefährlicher allerdings scheint mir, nicht über den eigenen Tellerrand zu schauen. Angesichts der Fülle an Daten, die für eine positive Wirkung roher Lebensmittel auf unsere Gesundheit sprechen, scheint es mir durchaus möglich, dass Rohkost die für den menschlichen Körper beste und gesündeste Form der Ernährung sein könnte. Falls Sie den Wunsch haben sollten, die Rohkost-Ernährung – wenn auch nur für eine bestimmte Zeit – auszuprobieren, wofür es allerlei gute Gründe gibt, so bietet Ihnen dieses Buch einen idealen Einstieg.

Dr. T. Colin Campbell,
Professor für Biochemie der Ernährung
an der *Cornell University* in Ithaca/New York

Einführung

# Ein natürlicher Weg der Heilung für jeden von uns

*Deine Nahrung sei deine Arznei.*
Hippokrates, 5. Jh. v. Chr.

Jeder Mensch ist von Lebenskraft durchdrungen. Diese Energie ist eine natürliche, erneuerbare Kraftquelle, ein Naturprinzip, das uns Glück und Gesundheit schenkt. Wenn wir uns den Weg zu ihr erst einmal eröffnet haben und sie pflegen, kann sie unser Leben verlängern und uns ein höheres Maß an geistiger und körperlicher Gesundheit schenken.

Um dieses Ziel zu erreichen, brauchen Sie weder teure medizinische Geräte noch irgendwelche pharmazeutischen Mittel. Sie müssen auch kein vom Schicksal begünstigtes Wesen mit besonders widerstandsfähigem genetischem Material sein, um ein gesegnetes Alter zu erreichen und über Krankheit und Gebrechen zu triumphieren. Sie müssen nur an sich selbst glauben.

Wenn Sie *WunderLebensMittel* lesen, werden Sie feststellen, dass es für diese Behauptung durchaus Belege gibt. Das Hippocrates-Gesundheitsprogramm ist eine Kombination von Methoden und Übungen, mit denen auch Sie – wie die etwa 300.000 Menschen, die bereits an unseren Kursen teilgenommen haben – lernen können, die natürliche Lebenskraft zu nutzen, um Ihr grenzenloses Selbstheilungspotenzial zu erneuern und zu stärken. Diese Lebenskraft ist die überall in der Natur vorhandene elektrische Schwingung, die unseren Körper wieder gesunden lässt. In roher, lebendiger Nahrung steht sie uns in leicht verwertbarer Form zur Verfügung. Sie vermag die Zellen des menschlichen Körpers energetisch aufzuladen, denn sie bringt Sonnenlicht, die Heilwirkung unserer wertvollsten Pflanzen und unser Immunsystem auf kürzestem Weg zusammen.

Arbeiten unser Denken, unser Immunsystem und die lebensfördernden Nährstoffe naturbelassener, lebendiger Nahrung zusammen, so entfaltet die Lebenskraft ihre heilende Wirkung. Das gesamte Hippocrates-Gesundheitsprogramm baut auf dieser synergetischen Wechselwirkung auf. Wenn Sie die Empfehlungen, die in *WunderLebensMittel* gegeben werden, beherzigen, können auch Sie von den Vorteilen dieses Programms profitieren.

In einer vollkommenen Welt wäre dieses Buch überflüssig, denn da wäre Gesundheit ein ganz natürlicher Zustand. Doch unsere moderne Zivilisation ist mit Riesenschritten auf besorgniserregende Weise von dem Weg abgewichen, den die Natur uns zugedacht hat. Allzu viele Menschen erliegen den Einflüsterungen von Interessengruppen (Nahrungsmittelproduzenten, Pharmafirmen und Ärzteverbänden), die nur ihr eigenes wirtschaftliches Wohl im Auge haben. Wunderpillen und mit Vitaminen und Mineralstoffen angereicherte Nahrung sollen unsere Gesundheit erhalten und unseren Nährstoffbedarf decken.

Diese irrigen Vorstellungen haben uns an den Punkt gebracht, an dem wir jetzt stehen: Unsere Lebensmittel, unsere Heilmittel und unsere Umwelt sind in einem höchst bedenklichen Ausmaß chemisch belastet. Das schädigt nicht nur unseren Körper auf unter-

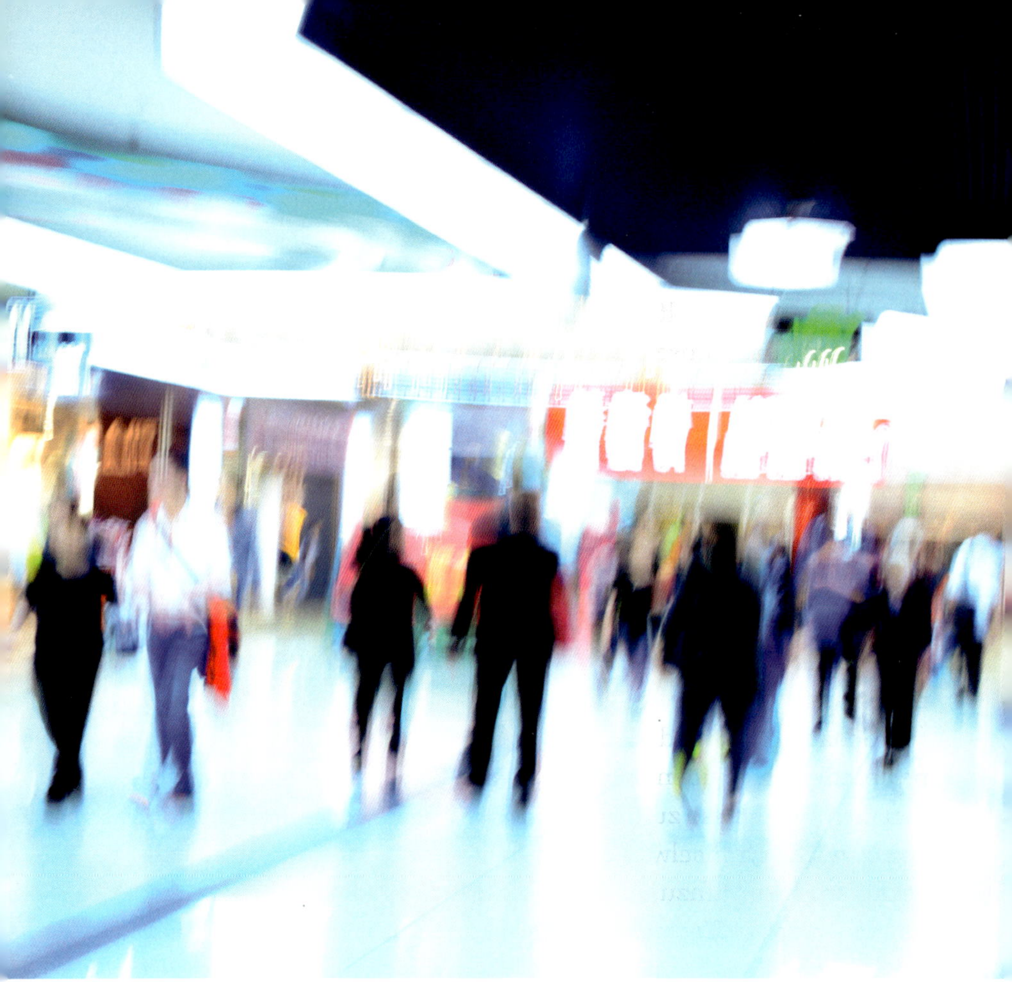

*Unsere „chemische Körperbelastung" zu reduzieren ist ungeheuer wichtig, denn wir kommen zwangsläufig jeden Tag über Atemluft, Gebrauchsgegenstände, Nahrung und Wasser mit Tausenden von synthetischen Stoffen in Berührung*

schiedlichste Weise, sondern wirkt sich auch negativ auf unser Gesundheitssystem aus, das uns wiederum bei steigenden Beiträgen eine immer schlechtere Versorgung bietet.

Tagtäglich kommen wir mit Tausenden synthetisch hergestellten Chemikalien in Berührung, die wir über Nahrung, Trinkwasser, Atemluft oder Gebrauchsgegenstände aufnehmen. Für unseren Körper sind die meisten dieser Chemikalien Fremdstoffe, die er nicht verwerten kann. Keiner von uns ist heute noch wirklich

„schadstofffrei". Dieses Phänomen ist als „chemische Körperbelastung" bekannt. Glücklicherweise lässt sich diese Schadstoffbelastung reduzieren, wenn auch nicht ganz vermeiden.
Was heute im Normalfall auf unseren Tellern landet, ist nicht nur mit Pestiziden, Konservierungsstoffen und Dutzenden anderer synthetisch hergestellter Chemikalien belastet, es fehlt ihm darüber hinaus an Lebenskraft und meist auch an Enzymen, denen zentrale Aufgaben im Stoffwechsel zukommen. Auf jeder Stufe des Wachstums und der Herstellung unserer Nahrung werden heute aus Profitgier und Bequemlichkeit essenzielle Nährstoffe vernichtet, angefangen beim Einsatz von Kunstdünger bis hin zur Weiterverarbeitung der Lebensmittel bis zum Garprozess.
Unser Körper benötigt die Energie, die eigentlich unserem Immunsystem zur Verfügung stehen sollte, nun für den Umgang mit Schadstoffen und Abfallprodukten. Giftstoffe, die der Körper nicht ausscheiden kann, speichert er im Körperfett und in den Organen, die so zu tickenden Zeitbomben werden. Kommen dann noch Wechselwirkungen mit verschreibungspflichtigen Medikamenten hinzu, können bedenkliche Reaktionen auftreten. Wie wir am *Hippocrates Institute* an den Menschen, die sich für unser Programm entscheiden, feststellen konnten, leiden sie vor allem unter diesen Nebenwirkungen.
Allein die Zahlen in den Gesundheitsstatistiken der Industrieländer der Erde zeigen uns, wie gefährlich unsere Lebensweise ist:

- Im Laufe ihres Lebens entwickeln jeder zweite Mann und jede dritte Frau eine Krebserkrankung. Mit 58 Millionen Toten jährlich ist Krebs weltweit eine der Haupttodesursachen.
- Die meisten Todesfälle gehen auf das Konto von Herzerkrankungen, allein in den USA sterben daran pro Jahr 700.000 Menschen.
- Mittlerweile haben fast 20 Prozent der US-Bevölkerung Diabetes. Die Weltgesundheitsorganisation (WHO) rechnet damit, dass die Zahl der Todesfälle infolge von Diabetes in den kommenden 10 Jahren weltweit um 50 Prozent zunehmen

wird. Nahezu die Hälfte aller neu diagnostizierten Diabetesfälle werden Kinder sein.

- Die Weltgesundheitsorganisation schätzt, dass weltweit 1,6 Milliarden Menschen übergewichtig und 400 Millionen fettleibig sind. Die WHO erwartet ferner, dass sich diese Zahlen bis zum Jahr 2015 auf 2,3 Milliarden beziehungsweise 700 Millionen erhöhen werden.
- Man schätzt, dass heute ein Drittel aller Paare Fruchtbarkeitsstörungen hat.
- In den vergangenen 20 Jahren sind Atemwegserkrankungen bei Kindern im Vorschulalter in Europa und Nordamerika um 160 Prozent gestiegen.

Vor 20 Jahren war eines von 2000 Schulkindern von Autismus betroffen, während es heute eines von 175 Kindern ist.

Diese beunruhigenden Entwicklungen haben schließlich in allen Industrienationen der Erde zu einer Krise der Gesundheitssysteme mit einer entsprechenden Kostenexplosion geführt mit der Folge, dass wir immer mehr Geld für immer weniger Leistung ausgeben.

Am *Hippocrates Institute* erleben wir hautnah, dass die oben genannten Zahlen den Tatsachen entsprechen. Wir haben ganz konkret mit ihren Auswirkungen zu kämpfen. Im Laufe der vergangenen zehn Jahre wurden die Menschen, die an unserem Programm teilnahmen, immer jünger und ihr Gesundheitszustand immer schlechter. Schon in ihren Zwanzigern weisen sie Symptome auf, die früher als typische Altersleiden galten. Wir beobachten Wechseljahres-Beschwerden bei Frauen, die noch keine dreißig sind. Die Pubertät beginnt manchmal schon bei achtjährigen Mädchen. All das zeigt allzu deutlich, dass unsere moderne Zivilisation in einer Krise steckt.

Zunehmend aber scheint sich das Bewusstsein auszubreiten, dass unsere Gesundheit und unser Leben in erheblichem Maße aus dem Lot geraten sind. Dieser allmähliche Bewusstseinswandel zeigt sich unserer Meinung nach deutlich an einem bis dato ungekannten Ausmaß der Unzufriedenheit der Menschen mit dem bestehenden Gesundheitssystem. Ein Artikel der *New York Times* aus dem Jahr 2000 greift einige der Kritikpunkte auf: „Streitigkeiten mit Krankenkassen wegen der Kostenübernahme, einander widersprechende medizinische Studien und Medienberichte über Pharmakonzerne, die die Nebenwirkungen ihrer Produkte vertuschen, tragen zur wachsenden Unzufriedenheit bei."

Als Folge dieser Entwicklung sind mehr Menschen denn je bereit, Eigenverantwortung für ihre Gesundheit zu übernehmen. Sie greifen zu gesünderen Lebensmitteln, achten auf die Signale ihres Körpers, treffen gesundheitliche Entscheidungen „aus dem Bauch heraus", wie einige Befragte, die sich für alternative Behandlungsmethoden entschieden hatten, der *Times* gegenüber äußerten.

T. Colin Campbell, Professor für Biochemie der Ernährung an der *Cornell University* in Ithaca/New York hat selbst zahlreiche Studien zum Thema gemacht und mehr als 350 wissenschaftliche Aufsätze verfasst, in denen er auf den eindeutigen Zusammenhang zwischen mangelnder Gesundheit und schlechter Ernährung hinweist. Sowohl die Daten, die er erhoben hat, als auch die Schlussfolgerungen, die er daraus zieht, sind hieb- und stichfest. „Die Antwort auf die amerikanische Gesundheitskrise sind die Nahrungsmittel, die jeder von uns täglich auswählt und zu sich nimmt. So einfach ist das", schreibt er in seinem Buch *China Study*[3], in dem er seine bahnbrechenden Forschungen zu Ernährung und Krankheit ausführlich darstellt. Und Dr. Campbell fährt fort: „Gäbe es in Medizinerkreisen ein besseres Verständnis für die Wichtigkeit der Ernährung und eine größere Akzeptanz für Prävention und natürliche Behandlungsmethoden, würden wir im letzten Stadium einer Erkrankung nicht so viele toxische, potenziell tödliche Drogen in unsere Körper hineinschütten."[4]

[3] Campbell, T. Colin, Campbell, Thomas M.: *China Study,* S. 20 (alle Textstellen aus *China Study* zitiert mit freundlicher Genehmigung des Verlags Systemische Medizin, Bad Kötzting)

[4] Campbell, T. Colin, Campbell, Thomas M.: *China Study*, S. 18

Die klinischen Daten, die wir ein halbes Jahrhundert lang hier im *Hippocrates Institute* gesammelt haben und die ich in *WunderLebensMittel* vorlege, sind – zusammen mit Dr. Campbells Forschungsergebnissen – ein klarer Beweis dafür, dass zwischen toxisch belasteter Nahrung und einem sich sukzessive verschlechternden Gesundheitszustand ein direkter Zusammenhang besteht. Gesundheit und Genesung haben also in jedem Fall mit gesunder Ernährung zu tun.

## Ein gesunder Mensch ist ein glücklicher Mensch

Gewöhnlich fragen wir unsere Gäste, aus welchen Gründen sie an unserem Programm teilnehmen wollen. Die Antwort fällt meist recht vorhersehbar aus: „Ich möchte meine Krankheit überwinden" oder „Ich möchte etwas für meine Gesundheit tun". Sie können sich vielleicht vorstellen, wie überrascht diese Menschen uns ansehen, wenn wir ihnen erklären, dass das nicht der wirkliche Grund sei.

„Sie sind eigentlich hier, weil Sie glücklich sein möchten", sagen wir zu ihnen. Gewöhnlich werden sie dann ganz still. Und nach einer kurzen Pause folgt ein Seufzer der Erleichterung. Das Streben nach Gesundheit ist letztlich ein Streben nach Glück. Wenn wir uns das klarmachen, fällt es uns leichter, an unseren „hausgemachten" Blockaden zu arbeiten, die uns daran hindern, glücklich zu sein.

Das größte Hindernis auf dem Weg zu Glück und Gesundheit stellen meist unsere eigenen Zweifel dar. Die meisten Menschen hängen ihr Leben lang an Denkmustern, die sie von dem abhalten, was sie eigentlich tun möchten. Diese Vorstellungen entstehen auf ganz unterschiedliche Weise. Vielleicht hat ein Mensch, den sie bewundert haben, sie auf wenig einfühlsame Art kritisiert. Vielleicht liegen sie aber auch in traumatischen Erfahrungen begründet.

Wie auch immer ... Die Ansicht, dass unser Leben bestimmten Beschränkungen unterliegt, ist ein Stolperstein auf dem Weg zu mehr Gesundheit und Glück. Ein Programm, das uns Gesundheit und ein längeres Leben schenken und unseren Körper regenerieren soll, muss sich daher auch mit diesen „geistigen Giften" beschäftigen.

Margaret, einer unserer Gäste, ist dafür das beste Beispiel. Man hatte bei Margaret Leberkrebs diagnostiziert und ihr, nachdem man sie in zwei renommierten Krebskliniken untersucht hatte, mitgeteilt, dass sie nur noch kurze Zeit zu leben habe. Als sie wieder zu Hause war, hoffte Margaret, bei ihrem Mann, mit dem sie vierzig Jahre verheiratet war, Trost und Unterstützung zu finden. Er aber bestand darauf, dass sie die verordnete Therapie fortsetzte, auch wenn es in der Klinik hieß, diese könne ihren Tod allenfalls ein wenig hinauszögern.

Doch Margaret stellte fest, dass sie die engen Vorstellungen ihres bisherigen Lebens satthatte. Um den Krebs zu bekämpfen, stellte sie ihre Ernährungsgewohnheiten und ihre gesamte Lebensweise radikal um, obwohl Freunde und Familienangehörige nicht wenig Druck auf sie ausübten ... Und ihre Strategie ging auf. Selbst als ihre Ärzte sie für vollkommen geheilt erklärten, zweifelten die Menschen in ihrer Umgebung immer noch an der Richtigkeit ihrer Entscheidung.

„Woher haben Sie bei all diesen Widerständen die Kraft genommen, das zu tun, was Sie für richtig hielten?“, fragte ich Margaret. Und sie erzählte mir eine Geschichte, die sie als Kind erlebt hatte: Ihr Onkel war von einem Zug erfasst und für tot erklärt worden. Als seine Verwandten den Holzsarg ins Haus trugen, hörten sie Geräusche, die aus dem Sarg zu kommen schienen. Daraufhin öffnete Margarets Vater den Sarg, und zur grenzenlosen Überraschung aller sah der Onkel Margaret mit weit geöffneten Augen an.

Dieses Erlebnis hatte Margaret zutiefst geprägt. Die Lehre, die sie daraus gezogen hatte, war ebenso einfach wie tiefgründig: Mag uns etwas noch so endgültig und unwiderruflich erscheinen – wie die Konfrontation mit dem Tod –, so bleibt doch immer noch die Frage, ob das, was wir glauben oder sehen, tatsächlich der Wirklichkeit entspricht. Diese Erfahrung brachte Margaret dazu, stets für eine positive Wendung des Schicksals offen zu sein, auch wenn alle anderen die Hoffnung längst aufgegeben hatten.

Wir alle wissen, dass wir naturbelassene, vollwertige Nahrung brauchen, um unseren Körper gut zu versorgen. Und wir brauchen heilsame Gedanken, um unsere Taten und Emotionen zu nähren. Glück heißt nicht, alles im Leben auf die leichte Schulter zu nehmen, sondern zu lernen, die erträgliche Leichtigkeit des Seins voller Anmut zu leben.

Mein Freund, der mittlerweile verstorbene Norman Cousins, hat uns eine ebenso einfache wie klare Botschaft über das Glück und seine Wirkung auf unsere Gesundheit hinterlassen: Humor heilt. Mit einem herzlichen Lachen ließ er seine Krankheit einfach dahinschmelzen wie Butter in der Sonne. In dem Buch *Der Arzt in uns selbst* beschreibt er diese Erfahrung. Den Rest seines Lebens widmete er der Aufgabe, die Menschen zu lehren, dass sie selbst darüber entscheiden, ob sich ihre Gesundheit und ihr Leben zum Guten oder zum Schlechten wenden.

## Laden Sie sich auf mit Lebenskraft!

Das Behandlungskonzept des *Hippocrates Institute* war – seit seiner Gründung im Jahr 1956 durch Ann Wigmore (der später Viktoras Kulvinskas zur Seite trat) – der Überzeugung verpflichtet, dass unser Körper sich selbst heilt und regeneriert, sofern die richtigen Mittel und Bedingungen dafür geschaffen werden. Letztlich geht diese Form der Behandlung auf Hippokrates, den Vater der modernen Medizin, zurück, der sie an seine Nachfolger weitergegeben hat.

Der griechische Arzt Hippokrates lebte im 5. Jahrhundert vor Christus. Er behandelte den menschlichen Körper nicht als Ansammlung von verschiedenen Gliedmaßen und Organen, sondern als einen ganzheitlich arbeitenden Organismus. Er lehrte eine natürliche Form der Behandlung, die auf gesunder Ernährung basiert, und stellte einen ersten Kodex der ärztlichen Standesethik auf. Noch heute müssen angehende Mediziner den Hippokratischen Eid ablegen. In der Eidesformel, die 400 v. Chr. niedergeschrieben wurde, heißt es: „Ich werde niemandem … ein tödliches Gift geben …"

Diese Mahnung scheint von der modernen Medizin weitestgehend vergessen worden zu sein, da Ärzte blindlings und reflexhaft jedes neue Medikament verordnen, das die Marketingabteilung der Pharmakonzerne ihnen anpreist. Meist verordnen Ärzte tatsächlich die Medikamente, die die Pharmavertreter ihnen andienen.

In den fünfzig Jahren seines Bestehens haben wir am *Hippocrates Institute* mit fast jedem Leiden und Gebrechen zu tun gehabt, die den Menschen befallen können. Manche unserer Gäste beziehungsweise Kursteilnehmer kommen quasi mit einem Todesurteil in der Tasche zu uns, das ihr Arzt, der ihnen nur noch ein paar Wochen oder Monate zu leben gegeben hat, ihnen ausgestellt hat. Andere kommen, weil sie an die vorbeugende Medizin glauben und wissen, wie wichtig es ist, den Körper zu entgiften, um das Immunsystem zu stärken. Andere wiederum wollen den Alterungsprozess hinauszögern, Übergewicht abbauen oder einfach nur ihr Wohlbefinden steigern.

Wer koffein- oder zuckersüchtig ist, erzielt mit unserem Programm genauso gute Ergebnisse wie Menschen mit Essstörungen. Leiden Sie an Übergewicht, so werden überflüssige Pfunde purzeln. Sind Sie hingegen untergewichtig, werden Sie ein paar Kilo zulegen, sodass sich Ihre Gesundheit stabilisiert.

Nun mögen Sie sich vielleicht fragen: „Wie kann ein und dasselbe Programm bei derart unterschiedlichen Problemen helfen?" Die Antwort ist einfach und hat dennoch weitreichende Konsequenzen: Wir haben im Rahmen unserer Forschungen entdeckt, dass rohe, lebendige Nahrung im Körper quasi einen „Schutzreflex" auslöst. Rohkost versorgt den Körper mit Nahrung und mit Lebenskraft. Beides hilft jedem von uns, das für ihn ideale Gewicht zu erlangen. Während wir unseren Hunger stillen, erhält der Körper auch auf anderen Ebenen, was er wirklich braucht.

Am *Hippocrates Institute* sehen wir unsere Aufgabe darin, Menschen mit gesundheitlichen Problemen einen Rahmen zu geben, in dem sie mit unserer Unterstützung lernen, ihr Immunsystem mit der Lebenskraft roher Nahrung zu stärken. Ein starkes Immunsystem ist die Grundlage für Gesundheit, doch bis jetzt hat die westliche Schulmedizin diesem Selbstheilungsmechanismus leider kaum Beachtung geschenkt beziehungsweise ihn durch Verordnung toxisch wirkender Medikamente zusätzlich geschwächt.

Mit unseren Vorstellungen von Gesundheit und Heilung, die von einigen Schulmedizinern kontrovers diskutiert werden, nehmen wir am *Hippocrates Institute* seit jeher eine Sonderstellung ein. Doch wann immer Sie hören, jemand oder etwas werde „kontrovers diskutiert", sollten Sie innehalten. Mit diesem Begriff wird nämlich allerhand Schindluder getrieben. Eine bestimmte Meinung oder medizinische Behandlungsmethode mit diesen Worten abzustempeln ist häufig nur eine bequeme Möglichkeit, einen ganzen Forschungszweig in Misskredit zu bringen, ohne sich gebührend mit seinen Ergebnissen auseinandersetzen zu müssen.

„Allzu oft ist ein Meinungsstreit allerdings nicht das Ergebnis einer legitimen wissenschaftlichen Debatte, sondern er reflektiert stattdessen die empfundene Notwendigkeit, Forschungsergebnisse hinauszuzögern und zu verzerren"[5], bemerkt Dr. Campbell und geht dabei auf einige seiner Kritiker ein, die seine Ergebnisse zu Unrecht als „kontrovers" bezeichneten. „Die Aufrechterhaltung einer Kontroverse als Mittel dafür, Forschungsergebnisse zu diskreditieren, die sonst für wirtschaftliches und soziales Unbehagen sorgen würden, ist eines der größten Vergehen in der Wissenschaft."[6]

Die Mitarbeiter des *Hippocrates Institute* betreiben Tag für Tag klinische Forschung, um unser Ernährungs- und Gesundheitsprogramm immer weiter zu verbessern. Dieses „In-Vivo-Laboratorium" hat Pionierarbeit geleistet auf dem Gebiet der enzymreichen Ernährung, die unser aller Lebenskräfte zu erneuern vermag. Durch diese Forschungsarbeit und die praktische Anwendung ihrer Ergebnisse haben wir einen umfangreichen Wissensschatz erworben.

*WunderLebensMittel* will Ihnen nun den direkten Zugriff auf diese Forschungsergebnisse ermöglichen, die in jahrzehntelanger Arbeit zusammengetragen wurden. Sie werden ferner Erfahrungs-

5 Campbell, T. Colin, Campbell, Thomas M.: *China Study,* S. 203

6 Campbell, T. Colin, Campbell, Thomas M.: *China Study,* S. 203 f.

berichte unserer Kursteilnehmer lesen, die sich selbst geheilt haben, nachdem die westliche Schulmedizin ihnen nur wenig oder gar keine Hoffnung auf Genesung mehr bescheinigte.

Dieses Buch ist außerdem ein Selbsthilfeleitfaden, der Sie dabei unterstützen soll, gesund zu werden oder zu bleiben. Ich werde außerdem auf die psychischen Wurzeln Ihrer schädlichen Essgewohnheiten eingehen und Strategien aufzeigen, wie Sie sich Ihr eigenes System zur Unterstützung aufbauen können. Ich bitte Sie, sich stets bewusst zu machen, dass Sie nicht nur in Ihren vier Wänden, Ihrem sozialen Umfeld und Ihrer Umwelt leben, sondern auch – was vielleicht noch viel wichtiger ist! – in Ihren Gedanken, Ihren Emotionen und Ihren Handlungen. Sie sollten all das, was Sie in *WunderLebensMittel* lesen, Tag für Tag beherzigen, wenn Sie gesund bleiben wollen und sich ein erfülltes Leben wünschen.

Deswegen geht es in den ersten Kapiteln auch um die Macht Ihrer Gedanken und Vorstellungen und darum, welchen Einfluss sie auf Gesundheit und Genesung haben. So wie negative Gedanken Ihr Wohlbefinden untergraben und verhindern können, dass Sie wieder gesund werden, können positive Gedanken den Schutzmantel Ihres Immunsystems neu aufbauen beziehungsweise stärken. Die synergetische Verbindung der Macht der Gedanken, einer Ernährung, die von der Natur so für uns gedacht ist, und weiterer Techniken des Hippocrates-Gesundheitsprogramms kann Ihnen Unterstützung geben, um sich mit Lebenskraft aufzuladen und an Körper und Geist zu erneuern.

Sie kennen vermutlich die Redensart: „Vorbeugen ist besser als heilen." Sich mit einem Maximum an Lebenskraft aufzuladen ist sozusagen der Königsweg der Vorbeugung. Wenn Sie diesen Weg gehen und auf diese Weise sozusagen „Ihr eigener Arzt" werden, haben Sie nicht nur den Beweis erbracht, dass Sie ein einzigartiges menschliches Wesen sind, sondern auch, dass Sie den Verlauf Ihres Lebens eigenverantwortlich bestimmen können.

Kapitel 1

# Schluss mit Modediäten und Ernährungsmythen!

Kennen Sie das: Sie wiegen zu viel und probieren alle möglichen neuen Diäten aus, in der Hoffnung, die überflüssigen Pfunde schnell loszuwerden? Studieren Sie Anzeigen, die Ihnen versprechen, durch dieses Nahrungsergänzungsmittel und durch jenes (mit Eiweiß, Vitaminen, Mineralstoffen und so weiter angereicherte) Nahrungsmittel würden Sie sich bald bester Gesundheit erfreuen – und all das, ohne auf Ihre Leibspeise verzichten zu müssen?

Wenn Sie eine dieser Fragen mit „Ja“ oder auch nur mit einem „Hin und wieder“ beantwortet haben, sitzen Sie einem der verbreitetsten und gefährlichsten Ernährungsmythen unserer Tage auf: der Vorstellung, es hätte keine Auswirkungen auf Ihre Gesundheit, wenn Sie sich achtlos und unentwegt vollstopfen, und Sie müssten Ihre Ernährungsgewohnheiten nicht umstellen, wenn Sie gesund bleiben wollen. Diese Vernarrtheit in allerlei Wundermittel wird von Ärzten ebenso gepflegt wie von der Lebensmittel- und der Pharmaindustrie – und von der Öffentlichkeit wird sie akzeptiert.

Die Haltung, die den Zusammenhang zwischen Gesundheit und Ernährung standhaft leugnet, ist symptomatisch für die Industrienationen weltweit. Eine Studie aus dem Jahr 2006, die *Kraft Foods*, der zweitgrößte Nahrungsmittelkonzern der Welt, durchführen ließ, ergab, dass Europäer Übergewicht als ein Problem betrachten, das hauptsächlich die anderen (vor allem Amerikaner) betrifft. Die Befragten sahen sich selbst nicht als korpulent an, obwohl jeder dritte Europäer übergewichtig und jeder fünfte fettleibig ist.

Eine von der *American Obesity Association* durchgeführte Studie kommt zu ähnlichen Ergebnissen: Zwar sind 15 Prozent der Kinder und Jugendlichen übergewichtig, aber nur 1 Prozent der Eltern findet, dass ihr Kind zu dick sei. „Für viele Eltern ist es einfach schmerzlich, sich eingestehen zu müssen, dass ihr Kind übergewichtig ist", so Marion Nestle, Ernährungswissenschaftlerin an der *New York University*. Alles in allem denkt die Hälfte aller amerikanischen Eltern, ihr Kind sei normalgewichtig.

Von den Ländern Europas hat Großbritannien den höchsten Prozentsatz an übergewichtigen Menschen. Fast 15 Prozent der Kinder dort sind fettleibig. Speziell in Schottland sieht es schlimm aus: Hier ist ein Drittel der Zwölfjährigen stark übergewichtig. Die australischen Gesundheitsbehörden berichten, dass etwa 25 Prozent der Kinder im Land übergewichtig oder sogar fettleibig sind. Fast könnte man meinen, diese Länder hätten zu einer irrwitzigen Aufholjagd angesetzt, um Amerika in puncto Übergewicht und was die damit verbundenen Krankheiten anbelangt, unter denen der Durchschnittsamerikaner in den vergangen zehn Jahren leidet, zu übertreffen.

Der Internationale Adipositas-Kongress, der im September 2006 in Australien stattfand, gab im Namen von 2500 Gesundheitsexperten aus 50 Ländern eine Verlautbarung heraus, in der man Adipositas oder Fettleibigkeit als „ebenso große Bedrohung wie den Treibhauseffekt oder die Vogelgrippe" betrachtet. Nahezu 1 Milliarde Menschen weltweit sind übergewichtig, ihre Zahl übertrifft die der Unterernährten bei Weitem. Diese Veränderungen haben sich durchweg innerhalb nur einer Generation ergeben.

Es gibt Prognosen, wonach die heute lebenden Kinder die erste Generation darstellen, die infolge der durch Übergewicht verursachten Krankheiten *vor* ihren Eltern sterben wird. „Wir haben es nicht nur mit einem wissenschaftlichen oder medizinischen Problem zu tun", sagt Philip James, der britische Vorsitzende der *International Obesity Task Force*, von dem diese Prognose stammt. „Wir sehen uns auch mit einem wirtschaftlichen Problem konfrontiert, unter dem die Gesundheitssysteme weltweit zusammenbrechen werden."

Das sind Entwicklungen, die weiter nicht verwundern. Die westliche Durchschnittsernährung enthält mittlerweile einen bunten Cocktail an synthetisch hergestellten Chemikalien, der unseren Hormonhaushalt aus dem Gleichgewicht bringt. Und Störungen im Hormonhaushalt wiederum schlagen sich in krankhaftem Verlangen nach bestimmten Nahrungsmitteln sowie chronischem Übergewicht nieder. Zu diesem Ergebnis kommt der Arzt Robert Lustig, Professor an der *University of California* in San Francisco, in seiner Studie über Nahrungsmittelsüchte. Verantwortlich für den ständig sinkenden Nährwert unserer Nahrung sind seiner Meinung nach die Nahrungsmittelindustrie und die von ihr geschaffenen Umweltbedingungen.

Indem die Menschen der Industrienationen ihre natürlichen Ernährungsgewohnheiten zugunsten synthetischer Lebensmittel (dazu zählen industriell verarbeitete Nahrungsmittel, Tiefkühlkost und Fast Food) aufgaben, haben sie sich sozusagen auf einen chemischen Großversuch eingelassen, bei dem jeder einzelne Bürger die Rolle eines Versuchskaninchens spielt. Wir brauchen uns nur die sich immer mehr der Kugelgestalt annähernde Silhouette unserer Mitmenschen, die quer durch alle Altersgruppen reicht, anzusehen oder die jüngsten medizinischen Gutachten und Statistiken zu lesen, wenn wir wissen wollen, was bei diesem Experiment herauskommt. Die rasante Zunahme der Zahl übergewichtiger Menschen geht einher mit einer explosionsartigen Zunahme von Krebserkrankungen,

Herzkrankheiten, Diabetes und einem breiten Spektrum neurologischer Störungen und Verhaltensauffälligkeiten.

Dennoch herrscht weiterhin ein erschreckendes Maß an Unwissenheit in Hinblick auf den Zusammenhang von Ernährung und Gesundheit, von der Vogel-Strauß-Politik entscheidender Stellen einmal ganz zu schweigen. Da ist es auch nicht gerade förderlich, wenn Frontfiguren des öffentlichen Lebens noch zusätzlich ins selbe Horn stoßen. Jay Leno, Moderator der *Tonight Show* – die seit elf Jahren die Spätabend-Talkshow mit den höchsten Einschaltquoten im US-Fernsehen ist – klopfte im November 2006 im *Parade*-Magazin fleischeslustige Sprüche. Ihm seien Ernährung und Gesundheit völlig egal. „Wissen Sie, ich stehe auf Steaks, Brathuhn, Pommes und Nudeln. Ich verdrücke einen Haufen Junkfood – Pizzas, Hamburger und Hotdogs. Und wenn ich eine Cola will, dann trinke ich eine Cola, und zwar keine *Cola light*. Ich kann mich auch nicht erinnern, je Salat gegessen zu haben. Und meine letzte Gemüsebeilage habe ich, glaube ich, 1969 verspeist."

Tatsächlich wollen die meisten Menschen abnehmen, weil sie sich hässlich finden, nicht etwa um ihr Krebsrisiko zu senken. Das ergab eine Befragung von 4000 Personen, die die britische *Cancer Research UK*, eine der Deutschen Krebshilfe vergleichbare gemeinnützige Einrichtung, im Jahr 2006 durchführte. 40 Prozent der Befragten nannten gutes Aussehen als wichtigsten Grund, warum man etwas für seine Gesundheit tun sollte, während nur 32 Prozent angaben, man solle wegen des Krebsrisikos Übergewicht abbauen.

„Diese Daten geben uns erstens einen Einblick, welche wahren Gründe jemanden dazu bewegen abzunehmen. Und zweitens zeigen sie, wie wenig die Menschen tatsächlich über die Zusammenhänge von Krebs und starkem Übergewicht wissen", bemerkt Lesley Walker, Leiter des Krebsinformationsdienstes von *Cancer Research UK*. Dr. Walker weist ferner darauf hin, dass – wie durch umfangreiche Forschungen nachgewiesen wurde – Übergewicht beziehungsweise Fettleibigkeit die Hauptursache für Krebs bei Nichtrauchern ist. Übergewicht abzubauen stellt also eine der wirksamsten vorbeugenden Maßnahmen in Bezug auf Krebs, speziell Magen-, Darm-, Nieren- und Brustkrebs, dar.

Angesichts all dieser wissenschaftlichen Beweise stimmt es doch ein wenig nachdenklich, dass die Eitelkeit uns eher zum Abspecken zu bewegen vermag als ein höheres Krebsrisiko. Biologisch betrachtet, mag das daran liegen, dass wir bei der Partnerwahl einen Menschen suchen, der (zumindest nach außen) den Eindruck von Gesundheit erweckt. Andererseits zeigt es, wie es in unserer Kultur um Einsicht und Selbstwertgefühl bestellt ist. Dieses Muster bestimmt seit mindestens hundert Jahren unser Denken. Dieser kollektive Mangel an Einsicht in Bezug auf unsere Gesundheit macht uns zu willfährigen Opfern der Nahrungsmittelkonzerne und ihrer ökonomischen Interessen.

## Der Traum vom leichten Abnehmen – ein kurzer geschichtlicher Abriss

- **1900:** Ein Arzt erfindet den passiven Ergotherapie-Sessel, der elektrische Impulse an die Muskulatur abgibt, die sich daraufhin 100-mal pro Minute zusammenzieht. Diese „Behandlung“ soll den Energieverbrauch des Körpers erhöhen und so überflüssige Pfunde purzeln lassen.
- **1910:** Die Abnehmpille *Phytoline* kommt auf den Markt. Ihre Inhaltstoffe: Arsen, Koffein, Strychnin und die abführend wirkende Kermesbeere.
- **1914:** Einführung der „Gardner Fettkiller-Maschine“. Man stellt sich zwischen zwei große Rollen, die den Speck wegklopfen sollen.
- **1920er-Jahre:** Lucky-Strike-Zigaretten werden als Schlankmacher angepriesen: „Greif lieber zu ’ner Lucky als zum Lolly!“
- **1935:** Dinitrophenol-haltige Schlankheitspillen kommen auf den Markt. Die Chemikalie findet ansonsten bei der Herstellung von Farbstoffen, Sprengstoffen und Insektiziden Verwendung. Innerhalb von drei Jahren sind mehrere Anwender der Pille blind oder tot.

- **In den 1950er-Jahren** entdecken die Amerikaner ihre Vorliebe für Supermärkte und die dort angebotene Fertignahrung in Dosen. Die Einführung von tiefgekühlten Fertigmenüs im Jahre 1954 führte zu einer weiteren „Revolutionierung" der Essgewohnheiten der US-Bürger, und schon bald fand diese zeitsparende Variante des Konsumvergnügens Nachahmung in anderen westlichen Ländern, die sich für die amerikanischen Sitten und Gebräuche begeisterten.

Als infolge dieser gesundheitsschädlichen Ernährungsgewohnheiten immer mehr Menschen immer dicker wurden, füllten sich die Regale der Buchhändler rasant mit Ratgeberliteratur, in der alle möglichen Diäten um die Gunst der Käufer warben. Robert Atkins, Erfinder der gleichnamigen Diät, versprach uns, dass wir durch den Verzehr von rotem Fleisch schlanker würden. Die Scarsdale-Diät, ersonnen von Herman Tarnower, versprach uns, dass wir durch Kalorienzählen abnehmen würden. Die Sears-Diät, ausgeklügelt von Barry Sears, riet uns, täglich fünf oder sechs kleine Mahlzeiten zu verzehren. Die Blutgruppendiät wieder empfahl uns, unseren Speiseplan nach unserer Blutgruppe zusammenzustellen. Nach ihr kam die South-Beach-Diät. Ich könnte diese Liste noch endlos fortsetzen ...

Natürlich wollten auch die Pharmakonzerne ihren Teil von dem großen Diätkuchen abhaben und so fand Phentermin (beispielsweise in *Fen-Phen*) Verwendung, das appetitzügelnd wirkt. 1997 musste es wieder vom Markt genommen werden, weil in einigen Fällen Schäden am Herzen festgestellt wurden. *Meridia* (ein in Deutschland verschreibungspflichtiges Sibutramin-haltiges Präparat) ist ein weiterer Appetithemmer, der Anlass zur Besorgnis gibt, da er den Blutdruck erhöht. Und in den Labors der Pharmakonzerne braut man munter weitere Diätpillen zusammen. Nach Schätzungen der *New York Times* sollen es inzwischen alles in allem zweihundert Präparate sein. Und jedes einzelne wird als Wunderpille verkauft, die den Konsumenten der eigenen Verantwortung für seine Ernährungsgewohnheiten enthebt.

T. Colin Campbell sieht in dieser Fixierung auf bestimmte synthetische Chemikalien eine Form von wissenschaftlichem Reduktionismus: „Zum Beispiel setzen wir unsere ganzen Hoffnungen und Anstrengungen jeweils auf einen einzigen isolierten Nährstoff, ob es nun Vitamin A zur Krebsprävention oder Vitamin E zur Vermeidung von Herzinfarkt ist. Wir missachten und vereinfachen die unendliche Komplexität des Lebens allzu sehr … Das hat nichts mit Gesundheit zu tun. Das sind Modediäten, die das Schlechteste aus Medizin, Wissenschaft und Massenmedien verkörpern.“[7]

Dean Ornish und die von ihm entwickelte Diät stellten eine der wenigen rühmlichen Ausnahmen dar. Dr. Ornish strich die meisten Nahrungsmittel tierischer Herkunft vom Speiseplan und führte andererseits Meditationstechniken ein, was ich für eine sehr kluge Maßnahme halte, denn Gewichtsverlust ist nicht nur eine Frage der Ernährung, sondern hat immer auch eine psychische Komponente. Für seine klinischen Studien fand er sogar Unterstützung bei den großen Versicherungsgesellschaften.

Doch die meisten anderen Diäten, die in den vergangenen zwanzig Jahren modern waren, versuchten den Verbrauchern einzureden, sie könnten weiterhin gefahrlos einige der industriell verarbeiteten Nahrungsmittel verzehren. Einen neuerlichen Höhepunkt auf dem Jahrmarkt der Eitelkeiten erreichte eine geschickte Manipulation in den 1990er-Jahren, als die Nahrungsmittelkonzerne an die neunhundert *Low Carb*-Produkte auf den Markt warfen.

Bei allem gebührenden Respekt vor den Entwicklern solcher Diäten, die vermutlich die besten Absichten haben, muss doch gesagt werden, dass die von ihnen entworfenen komplex zusammengesetzten Produkte ein ernährungstechnischer Kompromiss sind, der keineswegs gesünder macht. Sie sind so konzipiert, dass sie unsere Geschmacksknospen befriedigen und uns ein falsches Sättigungsgefühl geben, statt uns tatsächlich mit Energie und lebenswichtigen Nährstoffen zu versorgen. Doch

[7] Campbell, T. Colin, Campbell, Thomas M.: *China Study,* S. 20 f.

mit *Low Carb*-Produkten leistet man nur schlechten Ernährungsgewohnheiten Vorschub, die letztlich zu Krankheit und zu vorzeitigem Tod führen.

Was schließlich die beabsichtigte Wirkung all dieser Diäten zunichtemacht – und die ihnen angeblich zugrunde liegenden Theorien gesunder Lebensführung ad absurdum führt –, ist der regelmäßige Konsum von Fleisch- und/oder Milchprodukten und das Fehlen eines Trainingsprogramms, das dem ganzen Körper zugute kommt. Auf dieses Thema wird in *WunderLebensMittel* immer wieder hingewiesen, denn das ist zweifellos die wichtigste Erkenntnis aus fünfzig Jahren praktischer Forschung am *Hippocrates Institute*, in denen wir vielen Tausend Menschen geholfen haben, ihr Idealgewicht wiederzuerlangen oder zu erhalten.

Wir fragen unsere Gäste immer wieder, ob ihre gesundheitlichen Probleme vielleicht mit den Nahrungsmitteln in ihrem Leben oder dem Mangel an Leben in ihrer Nahrung zusammenhängen könnten. Unserer Erfahrung nach trifft beides zu. Das Hippocrates-Gesundheitsprogramm reguliert erfolgreich Ihr Gewicht, denn es setzt auf naturbelassene, nicht erhitzte, hoch eiweißhaltige, lebendige vegetarische Lebensmittel als Hauptnährstofflieferant. Im Gegensatz zu anderen Kuren beruht unser Ernährungsplan auf eiweißreicher und kaum zuckerhaltiger Kohlehydrat-Kost.

Wir haben festgestellt, dass genetische Faktoren beim Übergewicht zwar eine Rolle spielen, doch ist das Gewicht bei weniger als 1 Prozent der Menschen erblich bestimmt – und selbst dann kann man es in den meisten Fällen noch deutlich senken. Das Rezept ist einfach: Ernähren Sie sich roh, biologisch-organisch und lebendig und Sie nehmen ab. Kochen und der dadurch bedingte Verlust an Nährstoffen, Enzymen und Sauerstoff wirkt sich auf unsere Verdauungs- und Ausscheidungsprozesse, die die Nährstoffaufnahme und damit den Stoffwechsel regeln, negativ aus.

So gut wie jeder, der an Gewichtsproblemen leidet, kann etwas für seine Gesundheit tun, indem er einfach ein paar schädliche Gewohnheiten aufgibt. Selbst ein paar Pfund weniger auf den Rippen zu haben wirkt sich schon positiv auf unsere Gesundheit aus, wie

Christie Ballantyne, Kardiologe am *Baylor College of Medicine* in Houston, herausgefunden hat. Eine von ihm durchgeführte Studie zeigt, dass eine Senkung des Körperfettgehalts von nur 7 Prozent innerhalb eines Monats den Blutdruck wieder auf nahezu normale Werte brachte, den Triglycerid-Spiegel um 40 Prozent senkte und Entzündungen der Herzkammer um bis zu ein Drittel reduzierte.

## Gehen Sie die grundlegenden Probleme an

Das Fettgewebe des Körpers hat selbst bei Normalgewichtigen eine bemerkenswerte Größe. Eine gesunde, schlanke Frau hat einen Körperfettanteil von etwa 30 Prozent, ein Mann von ungefähr 15 Prozent. Die Hauptaufgabe der Fettzellen ist es, derzeit nicht benötigte Kalorien zu speichern. Bei einem übergewichtigen Menschen können Fettzellen auf das Dreifache ihrer normalen Größe anschwellen.

Legt ein bereits übergewichtiger Mensch weiter an Gewicht zu, so vermehrt sich auch die Anzahl der Fettzellen, die noch mehr nicht benötigte Kalorien speichern – ein Teufelskreis, der sich fortsetzt, bis der Betreffende eine lebensbedrohliche Krankheit entwickelt. Fettzellen schütten nicht nur Stoffe aus, die die übrigen Organe des Körpers in Mitleidenschaft ziehen, sie speichern auch jene synthetischen Chemikalien, die unser Körper über unsere Nahrung, Medikamente und Gebrauchsgegenstände aufnimmt.

Offensichtlich schädigt ungesundes Essen den Körper, mehr ungesundes Essen schädigt ihn noch stärker und eine über einen langen Zeitraum fortgesetzte Ernährung mit zu viel ungesundem Essen hat meist katastrophale Auswirkungen auf die Gesundheit des Betreffenden. Es sollte also unsere oberstes Ziel sein, unser Idealgewicht wiederherzustellen und zu halten.

Wer an unserem Gesundheitsprogramm teilnimmt, lernt zuallererst, die negativen Denk- und Verhaltensmuster, die seine Gesundheit untergraben, zu verändern – egal, ob er sein Idealgewicht erlangen, seinen Körper entgiften oder sein Immunsystem stärken will. Zu diesem Zweck lernen unsere Gäste Techniken zum Stressmanagement und arbeiten mit Psychotherapeuten. Vielfach sind wir von unseren Eltern in einer Art und Weise konditioniert worden, die sich in unserem späteren Leben als schädlich erweist. Diese Erinnerungen – und darum handelt es sich letztlich ja – versuchen wir zu transformieren, nicht auszulöschen. Wir haben ferner festgestellt, dass die meisten Kursteilnehmer über viele bewiesene Tatsachen im Bereich „Ernährung" schlecht oder falsch unterrichtet sind. Daher nimmt eine umfangreiche Ernährungsberatung und -erziehung einen wichtigen Platz in unserem Programm ein.

Wir versuchen außerdem, gesunde Ernährung „anwenderfreundlich" zu machen. Uns ist klar, dass die Zubereitung gesunden Essens für den Einzelnen eine vom Aufwand her akzeptable Angelegenheit sein muss, also nur ein Minimum an Zeit und Anstrengung erfordern darf. Wir bereiten Nahrungsmittel mit hohem Nährwert so zu, dass sie vertrauten Gerichten ähneln. So können sich unsere Gäste langsam an ihre Ernährungsumstellung herantasten. Sie können also erst einmal vorsichtig die Zehe ins Wasser stecken und müssen nicht gleich ins kalte Wasser hineinspringen. Wer mag, kann sich beispielsweise ruhig ein vollwertiges Dessert zubereiten, wenn er Lust auf Süßes hat. Oder den Salat mit einem gesunden Dressing anmachen, wenn er das will.

Ein weiterer Schwerpunkt unseres Programms liegt auf Bewegung und körperlichem Training. Eine vollwertige naturbelassene Ernährung allein genügt noch nicht, um körperlich völlig gesund zu sein. Ein systematisches und regelmäßiges Trainingsprogramm ist ebenso unerlässlich. Stretching verbessert die Haltung, während Aerobic-Übungen zur Entgiftung beitragen. Wir haben festgestellt, dass unsere Gäste ihre körperliche Gesundheit etwa 8-mal schneller wiedererlangen, wenn sie regelmäßig 5-mal pro Woche mindestens 35 Minuten täglich Aerobic machen. Ferner sollten sie Krafttraining treiben, damit sich ihre Knochen und Muskeln stärken.

Der letzte Bereich, der mit zu unserem Programm gehört, ist die Spiritualität. Wir wollen dabei niemandem eine bestimmte Religion oder bestimmte Glaubensvorstellungen aufdrängen. Wir versuchen nur, unseren Kursteilnehmern den Gedanken nahezubringen, dass wir so lange unter der Last unseres kleinen Ichs gebeugt gehen, bis wir bereit sind, uns von einer höheren Kraft tragen zu lassen. Und das werden wir nur tun, wenn wir erkennen, dass wir nur ein Teil von etwas viel Größerem sind. Es ist manchmal schwierig, auf einen kurzen Nenner zu bringen, was uns wieder gesund werden und dann auch bleiben lässt. Doch sobald wir erkennen, dass wir Teil eines großen Ganzen sind, ist es, als hätte man uns wieder ans große Stromnetz angeschlossen. Unser Leben ist plötzlich mit neuer Energie und mit Sinn erfüllt. „Spiritualität“ bedeutet für jeden etwas anderes: Für den einen ist es der Kontakt zur Natur, für den anderen stille Versenkung oder die gemeinsame Praxis mit Gleichgesinnten. Doch in jedem Fall ist Spiritualität ein Weg, sich

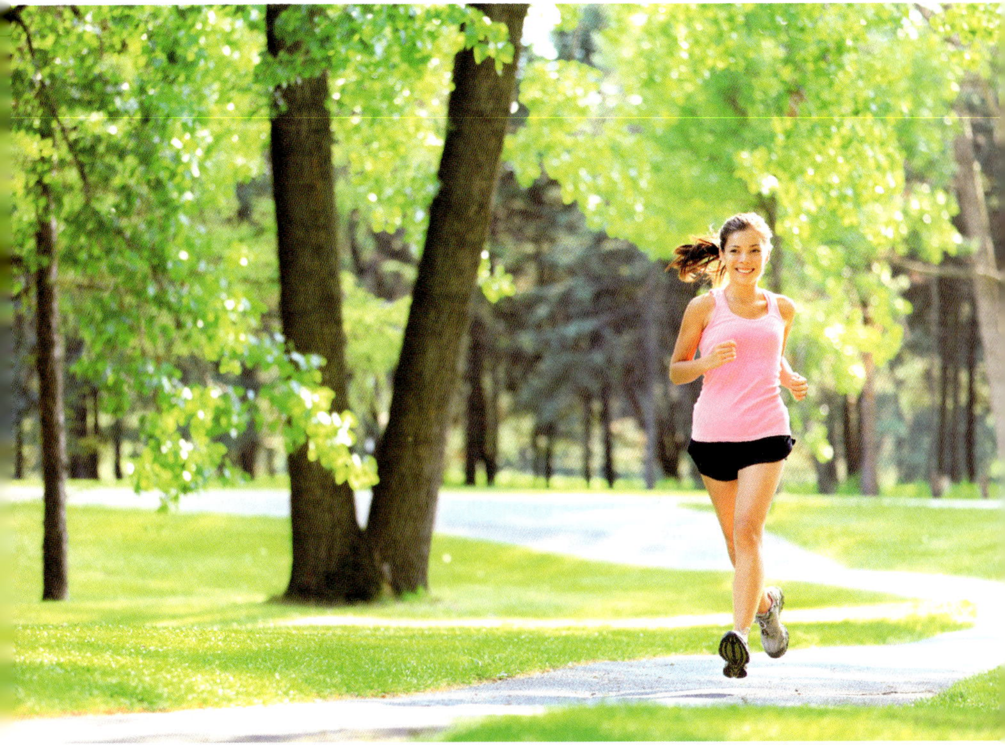

*Regelmäßig Sport zu treiben ist für Ihre Gesundheit unerlässlich: Joggen oder ein anderes Fitnesstraining trägt zur körperlichen Entgiftung bei und Stretching verbessert die Haltung*

## Wieder gesund nach dem Abnehmen

*Als ich ins* Hippocrates Institute *kam, war ich so übergewichtig, dass ich die Halle im Flughafen nicht einfach durchqueren konnte. Ich musste mich immer wieder setzen, um Luft zu bekommen. Außerdem hatte ich qualvolle Schmerzen im ganzen Körper. Zeit meines Lebens war ich übergewichtig gewesen, was schließlich zu Diabetes, erhöhtem Blutdruck und Schlafapnoe [zeitweise Atemstillstände während des Schlafs] geführt hatte. Ich litt unter Gelenkproblemen, sodass ich oft nicht einmal richtig gehen konnte. Bei meiner Ankunft im* Hippocrates Institute *stand ich kurz vor einem Leberversagen, meine Nieren waren geschädigt und meine Hoffnung war fast gleich null.*

*Nachdem ich eine Woche am Hippocrates-Programm teilgenommen hatte, pendelte sich mein Blutzuckerspiegel wieder auf einen Normalwert ein und ich konnte meine Diabetes-Medikamente absetzen. Ich lernte, dass meine Krankheit und die damit verbundenen Schmerzen auch eine emotionale Komponente hatten. Als ich mich dann auf Weizengrassaft und Rohkost einließ, verließ mich der Schmerz, den ich körperlich und seelisch so lange mit mir herumgeschleppt hatte.*

*Eines Morgens, es war Mitte der zweiten Woche, hatte ich einen Termin im Institut und war zu spät dran. Ich sprang aus dem Bett, zog mich rasch an und lief nach draußen. Als ich sah, wie meine Füße den Betonboden berührten, dachte ich, meine Knochen müssten doch eigentlich zerbrechen. Doch zum ersten Mal in meinem Leben trugen mich meine Beine und Füße mühelos. Der körperliche Schmerz, der von Jugend an mein Begleiter gewesen war, war verschwunden. Alles in allem nahm ich mit dem Programm 70 Kilo ab. Ich erkannte, dass ich nicht länger als dicker Mensch durchs Leben gehen musste.*

*Heute sind meine Blutzuckerwerte normal und ich brauche keine Medikamente mehr. Mein Blutdruck ist konstant in Ordnung und ich bin vollkommen schmerzfrei. Leber und Nieren arbeiten einwandfrei. Ich bin jetzt fünfzig Jahre alt und alle Hormontests ergeben normale Werte. All das verdanke ich dem Hippocrates-Programm.*

Susan Ralston, *Trumbull, Connecticut*

den Fragen des Daseins und der Gesundheit auf geistige Weise anzunähern und dadurch auch gesundheitlich zu profitieren.

Unter- beziehungsweise Übergewicht hat immer auch eine psychische Komponente. Wir am *Hippocrates Institute* arbeiten zuerst an der psychischen Ursache, dann erst bauen wir mit gesunder Ernährung den Körper auf. Darum eignet sich unser Programm sowohl für Menschen, die abnehmen müssen, als auch für jene, die ein paar Kilo zulegen müssen, um wieder auf ein gesundes Gewicht zu kommen. Dabei spielt vollwertige naturbelassene Nahrung eine Schlüsselrolle im Organismus, da sie unseren Stoffwechsel wieder ins Gleichgewicht bringt.

Unser Körper kann unser Gefängnis oder das Tor zur Freiheit sein. Der erste Schritt bei jeder Gewichtsregulierung – ob Sie nun zu- oder abnehmen wollen – ist, dass Sie aufhören, Kalorien zu zählen und stattdessen die Bereitschaft entwickeln, sich wirklich zu ändern. Als Nächstes richten Sie Ihr Augenmerk auf die energetische Qualität Ihrer Nahrung. Die lebendige Energie in roher pflanzlicher Nahrung regt Ihren Stoffwechsel dazu an, das für Sie richtige Gewicht zu finden und auch zu halten.

Als Susan zu uns ins *Hippocrates Institute* kam, litt sie an Anorexie. Sie war 1 Meter 78 groß, wog 44 Kilo und sah aus wie ein wandelndes Skelett. Für sie war die Stärkung ihres Selbstwertgefühls der Schlüssel zur Gesundheit. Als Kind hatten ihre Eltern ihr immer wieder gesagt, sie sei nicht so hübsch und klug wie ihre ältere Schwester. Irgendwann hatte Susan begonnen, ihnen zu glauben. Kaum hatte sie sich von diesem negativen Selbstbild befreit, das ihr so im Weg gestanden hatte, nahm sie 15 gesunde Kilo zu und wandte sich dem Leistungssport zu.

Solche Geschichten erleben wir am *Hippocrates Institute* immer wieder. Letztlich ergeben sich diese Veränderungen zwangsläufig. Jeder normale Mensch kann sie erzielen, wenn er unser Programm mit der nötigen Ernsthaftigkeit und der Absicht, gesund zu werden, macht.

## Zehn weit verbreitete Ernährungsmythen

Die meisten Ernährungsmythen gehen auf das Konto der Nahrungsmittelindustrie, die uns bewusst die Wahrheit über die Wirkung ihrer Erzeugnisse auf unsere Gesundheit vorenthält. Andererseits macht sie uns mit viel Marketingaufwand weis, dass bestimmte Nahrungsmittel unverzichtbar seien, wenn wir gesund bleiben wollen. Es folgt die Top Ten der Ernährungsirrtümer, die in den Industrienationen im Umlauf sind.

### *1. Ernährungsirrtum:*
**Menschen brauchen Fleisch**

Fleischerzeuger und Milchindustriebetriebe erzählen uns, dass wir ohne ihre Produkte unmöglich unseren Bedarf an Eiweiß, Vitamin- und Mineralstoffen decken und gesund bleiben könnten. Nun aber hat der Großteil der Menschen in den Ländern Asiens und speziell in China nie Milch oder Milcherzeugnisse verzehrt, und es gibt keinerlei Hinweise darauf, dass dies ihrer Gesundheit abträglich gewesen sein könnte. Tatsächlich haben Untersuchungen zur chinesischen Ernährung (allen voran die *China Study*; siehe auch gleichnamiges Buch) klar gezeigt, dass das Fehlen von Fleisch- und Milchprodukten auf dem Speiseplan sich höchst positiv auf die Gesundheit auswirkt.

Der Großteil der Menschheit lebt überwiegend vegetarisch. In vielen Kulturen isst man überhaupt kein Fleisch oder nur zu seltenen Anlässen. Es gibt auch keine überzeugenden archäologischen Funde, die darauf hindeuten, dass der prähistorische Mensch in erster Linie Fleischesser war.

### *2. Ernährungsirrtum:*
**Nur gekochte Nahrung ist gut verdaulich**

Hier liegt die Vorstellung zugrunde, wir müssten irgendwie spüren, dass unsere Verdauung arbeitet. Diese Vorstellung muss korrigiert werden. Wer sich von Rohkost ernährt und einen gesunden Magen-Darm-Trakt hat, merkt nicht, dass sein Körper mit Verdauen beschäftigt ist. Sind wir allerdings infolge falscher Ernährung und einer ungesunden Lebensweise nicht fit, wird sich auch unser Verdauungstrakt bei der Umstellung auf eine vollwertige Ernährung bemerkbar machen. Fehlt es an Sauerstoff und Enzymen, können die in den Lebensmitteln enthaltenen Nährstoffe nicht richtig aufgenommen werden. Sauerstoff und Enzyme werden aber zerstört, wenn Sie Lebensmittel über 48 °C erwärmen.

*3. Ernährungsirrtum:*
**Nährstoffe bleiben beim Lagern erhalten**
Eine Studie der *University of California* in Davis hat gezeigt, dass Kopfsalat 30 Minuten nach der Ernte bereits 50 Prozent seiner Nährstoffe verloren hat. Lebensmittel sind beim Transport (sei es im Inland oder über Ländergrenzen hinweg) oft eine Woche oder länger unterwegs, bis sie beim Verbraucher ankommen. Daher empfehle ich immer wieder, wenn es möglich ist, auf frisches, regional erzeugtes Obst und Gemüse zurückzugreifen und selbst Sprossen zu ziehen. Diese Keimlinge sind das Lebensmittel mit der höchsten Nährstoffdichte. (Wie Sie dieses Super-Gemüse selbst ziehen können, wird in Kapitel 11 erklärt.)

*4. Ernährungsirrtum:*
**Unsere Ernährung muss so abwechslungsreich wie möglich sein**
Wer wenig isst und Lebensmittel höchster Qualität verzehrt, wird selten krank und erhöht seine Lebenserwartung. Gute Gesundheit ist eine Frage der *Qualität* der Nahrung, nicht ihrer Quantität oder ihrer Vielfalt. Unsere Forschungsergebnisse lassen keinen Zweifel daran, dass frische, lebendige, rohe Nahrung den Körper mit allen Nährstoffen versorgt, die er braucht. Rohkost-Köche haben zahlreiche ebenso leckere wie einfallsreiche Speisen ersonnen, die unser Bedürfnis nach aufregenden neuen Geschmackserlebnissen befriedigen.

*5. Ernährungsirrtum:*
**„Leere" Getränke liefern dem Körper ausreichend Flüssigkeit**
Die meisten Getränke – von Limonaden bis zu alkoholischen Getränken – entwässern den Körper und ziehen Zellflüssigkeit ab.

Nur reines, sauberes Wasser und frische, organische Säfte versorgen unsere Zellen mit ausreichend Flüssigkeit. Unsere Studien zeigen, dass mehr als die Hälfte der Bevölkerung an Dehydration leidet. Folgen dieses Wassermangels im Körper sind gestörte Verdauungs- und sogar Hirnfunktionen.

### *6. Ernährungsirrtum:*
### **Obst ist gesund**

Obst ist aus zwei Gründen für die meisten Menschen eben nicht gesund. Der erste Grund ist, dass bei den meisten Obstsorten seit mehr als tausend Jahren das Zuchtziel ein höherer Zuckergehalt und damit ein süßerer Geschmack ist, der den Gaumen des Verbrauchers eher anspricht. Die heutigen Obstsorten enthalten durchschnittlich 30-mal mehr Zucker als ihre Urformen. Wenn Sie diese modernen Obstsorten verzehren, nehmen Sie ein beträchtliches Quantum Zucker auf, das der menschliche Körper nicht richtig verwerten kann.

Der zweite und vielleicht noch wichtigere Grund ist, dass konventionell erzeugtes Obst unreif geerntet wird. Lässt man eine Frucht natürlich an der Pflanze reifen, so fällt sie ab, sobald der Reifungsprozess abgeschlossen ist. Natürlich gereiftes Obst enthält Nährstoffe, die der Körper aufnehmen und verwerten kann. Unreifes Obst hingegen ist ein Nährstoffräuber. Ein Beispiel: Reife Zitrusfrüchte enthalten viel Calcium und andere Mineralien. Unreif geerntet und verzehrt, entziehen sie dem Körper diese Mineralien.

### *7. Ernährungsirrtum:*
### **Frühstücke wie ein König**

Der Stoffwechsel unseres Körpers funktioniert ähnlich wie ein Aquariumfilter, der Verunreinigungen beseitigt – wobei die Reinigungsphase bei unserem Körper zwischen 23 Uhr und 11 Uhr vormittags liegt. In dieser Zeit werden Abfall- beziehungsweise Giftstoffe ausgeschieden. Mit einem ausgiebigen Frühstück verhindern Sie also diesen natürlichen Ablauf. Idealerweise sollten Sie am Vormittag keine feste Nahrung verzehren. Wenn Sie gesund sind, können Sie leicht verdauliche Dinge wie Frischsäfte, Nahrungsergänzungsmittel, Getreidesprossen oder Obst zu sich nehmen.

*8. Ernährungsirrtum:*

**Wenn man sich vollwertig ernährt, braucht man keine Nahrungsergänzungsmittel**

Im Rahmen unserer langjährigen Arbeit mit Gesunden und Kranken haben wir festgestellt, dass bei den meisten Menschen ein Mangel an dem einen oder anderen wichtigen Nährstoff besteht. Verantwortlich dafür sind in erster Linie Stress und Umweltgifte, die uns unsere moderne Lebensweise bescheren. Daher brauchen wir mehr Unterstützung durch Ernährung, als das je zuvor in der Menschheitsgeschichte der Fall war.

Wir müssen unsere individuellen Nährstoffdefizite ermitteln und dann mit entsprechenden Lebensmitteln und Nahrungsergänzungsmitteln gegensteuern. Diese Doppelstrategie ist ein wesentlicher Bestandteil unseres Programms, um eine ausgeglichene Nährstoffversorgung herzustellen.

*9. Ernährungsirrtum:*

**Bestimmte Blutgruppen brauchen bestimmte Nahrungsmittel**

Hinter der sogenannten Blutgruppendiät steht die Idee, dass Menschen je nach Blutgruppe Lebensmittel unterschiedlich verwerten. Demnach soll beispielsweise jeder, der Blutgruppe 0 hat, einen gewissen Anteil von Nahrungsmitteln tierischer Herkunft benötigen. Wir konnten jedoch bei den Kursteilnehmern, die sich nach den Ernährungsrichtlinien unseres Programms gerichtet haben, keinerlei blutgruppenrelevante Unterschiede in Bezug auf Genesung oder Heilung feststellen.

*10. Ernährungsirrtum:*

**Die „Mittelmeer-Diät" ist die gesündeste Form der Ernährung**

Durch ihren hohen Anteil an pflanzlichen Lebensmitteln scheint es sich bei der „Mittelmeer-Diät" auf den ersten Blick um eine gesunde Form der Ernährung zu handeln. Ganz sicher ist Pasta der Gesundheit zuträglicher als Produkte tierischer Herkunft. Dennoch werden Nudeln und andere kohlehydratreiche Lebensmittel, die Bestandteil der „Mittelmeer-Diät" sind, bei der Verdauung zu Zucker umgebaut. Und Zucker lässt unseren Energiespiegel erst in die Höhe schnellen und dann wieder abstürzen. Zucker in jedweder Form erzeugt ein Verlangen nach noch mehr Zucker. Selbst in kleinen Mengen kann Zucker so schädlich wirken wie eine kleine Dosis Gift. Bestünde die „Mittelmeer-Diät" allein aus Gemüse, Obst, Nüssen und Samen, gliche sie weitgehend der Ernährung, die wir empfehlen.

Tipps aus dem Hippocrates-Programm

## Was die Forschung bestätigt …

- Eine 20-Jahres-Studie mit über 82.000 Frauen in den USA ergab, dass Teilnehmerinnen, die in erster Linie pflanzliches statt tierisches Eiweiß und Fett zu sich nahmen, ein um 30 Prozent geringeres Risiko hatten, ein Herzleiden zu entwickeln.
- Fleischesser, die ihre Ernährung auf eine vegetarische oder vegane umstellten, nahmen innerhalb eines Zeitraums von 5 Jahren weniger an Gewicht zu als eine Kontrollgruppe, die ihre Ernährungsgewohnheiten beibehielt. Eine Studie, an der 22.000 Fleisch- beziehungsweise Fischesser sowie Vegetarier und Veganer aller Altersgruppen teilnahmen, ergab, dass sich im Beobachtungszeitraum von 5 Jahren der Anteil an Übergewichtigen bei den männlichen Fleisch- und Fischessern von 29 auf 35 Prozent erhöhte, bei den weiblichen Fleisch- und Fischessern von 19 auf 24 Prozent.
- Die EPIC-Studie *(European Prospective Investigation into Cancer and Nutrition)*, an der europaweit ½ Million Menschen teilnahm und die der Erforschung des Zusammenhangs zwischen Ernährung und Krebs diente, ergab, dass die Ernährung nach dem Rauchen die zweithäufigste Krebsursache darstellt. Ferner wurde festgestellt, dass Übergewicht der Entstehung von

Brust-, Gebärmutter-, Nieren- und Darmkrebs Vorschub leisten kann, während der Verzehr von rotem Fleisch und Fleischkonserven das Krebsrisiko generell erhöht.

- Bei einer breit angelegten Studie mit unheilbar an Lungenkrebs erkrankten Patienten, denen die Medizin nur noch wenige Wochen zu leben gab, stellte sich heraus, dass alternative Behandlungskonzepte wie zum Beispiel eine Rohkost-Ernährung das Leben dieser Patienten in einigen Fällen verlängerten oder sogar vollständige Remissionen bewirkten, wo Bestrahlungen und Chemotherapie keine Besserung erzielt hatten.

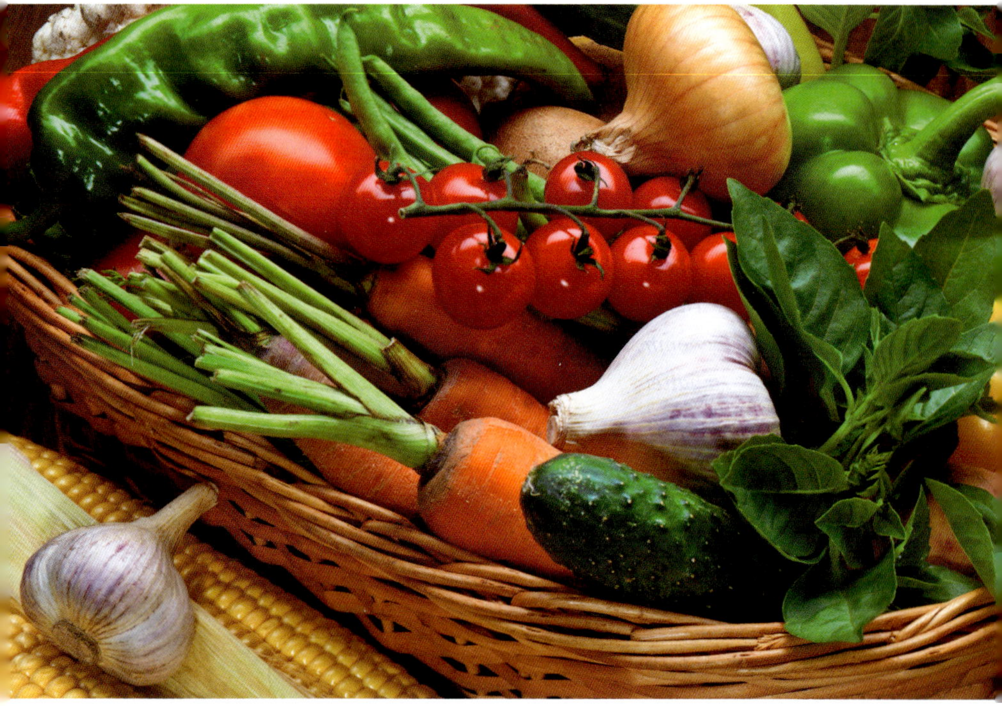

*Wer hauptsächlich all die vegetarischen Leckereien genießt, die die Natur uns schenkt, Fleisch- und Milchprodukte also nur selten (oder noch besser: gar nicht) auf seinem Speiseplan stehen hat, lebt gesund*

## Die Lebensweise radikal umgestellt

*Mein 59. Geburtstag stand vor der Tür und ich fühlte mich alt. Ich wog 20 Kilo zu viel, hatte einen gefährlich hohen Blutdruck sowie zu hohe Cholesterin- und Blutzuckerwerte. Eine Refluxösophagitis [chronisches Sodbrennen] machte mir das Essen zur Qual. Zu allem Überfluss wurden bei einer Mammografie auch noch Verhärtungen in beiden Brüsten entdeckt, bei denen es sich eventuell um Vorstadien von Krebs handeln konnte. Ich versprach mir selbst, dass ich mein Leben nach der Biopsie radikal umstellen würde, egal wie der Befund ausfiele.*

*Glücklicherweise war der Befund negativ, doch mir war klar, dass diese Knötchen ein Warnsignal waren. Unser Körper meldet sich ja, wenn etwas nicht stimmt. Wenn wir das aber missachten, greift er zu härteren Mitteln, bis wir endlich reagieren. Also machte ich einen klaren Schnitt und begab mich an einen Ort, von dem ich wusste, dass ich meinen Körper dort entgiften und meine Ernährung umstellen würde: Ich meldete mich zu einem Kurs beim* Hippocrates Institute *an.*

*Nachdem ich drei Wochen nur lebendige, rohköstliche Nahrung zu mir genommen und die vielfältigen Therapieangebote (einschließlich Hydrocolon-Therapie) genutzt hatte, fühlte ich mich großartig. Das Schönste aber war, dass mein Blutbild wieder normal war. Blutdruck, Cholesterin- und Blutzuckerwerte waren wieder im „grünen Bereich". Außerdem verlor ich kontinuierlich an Gewicht, bis ich schließlich insgesamt 15 Kilo abgenommen hatte. Und das Beste ist: Es gelang mir, mein neues Gewicht zu halten. Noch beeindruckender allerdings fand ich es, mitzuerleben, wie es mit der Gesundheit von anderen Kursteilnehmern, die an viel gravierenderen Erkrankungen – Krebs, Diabetes, Herz-Kreislauf-Problemen – litten, wieder bergauf ging. Mit aschgrauem Gesicht, erschöpft und schmerzgebeugt kamen sie im* Hippocrates Institute *an, doch sie verließen es aufrecht gehend, mit klaren Augen, reiner Haut und erfüllt von neuer Hoffnung.*

Johanna Rucker, *Tallahassee, Florida*

Kapitel 2

# Heilung beginnt in Ihrem Kopf

*Die Medizin ist mit unserem Geist verwoben.*
Hippokrates

*Gute Ernährung und ausreichend Bewegung –*
*das allein reicht noch nicht für eine gesunde Lebensweise aus.*
*Im* Hippocrates Health Institute *weiß man das und setzt auf positives Denken. … Dort wird jahrhundertealte Weisheit praktisch gelebt: ein gesunder Geist in einem gesunden Körper.*
Proffessor Claude Brodeur, *University of Toronto*

Da Heilung und Gesundheit ganz besonders von unserer inneren Einstellung abhängen, diese aber wiederum von unserer Konditionierung, sollten Sie herausfinden, inwieweit Sie überhaupt zu einer Veränderung bereit sind. Ihre Antworten auf die folgenden Fragen werden Ihnen zeigen, wie offen Sie für die notwendigen Veränderungen in Ihrem Leben sind, die Ihnen Gesundheit, Heilung und ein längeres Leben schenken können.

## Wie sieht's denn wirklich in Ihnen aus? – eine Bestandsaufnahme

1. **Wie stehen Sie zu sich selbst?**
   *Die Antwort darauf wird Ihnen zeigen, wie viel noch zu tun ist, bis Sie Ihre selbst auferlegten Grenzen überwunden haben.*
2. **Sind Sie schnell enttäuscht?**
   *Enttäuschung signalisiert häufig ein negatives Selbstbild. Machen Sie sich klar, dass Enttäuschung häufig auf die Meinungen anderer zurückzuführen ist, die wiederum in ihren Grenzen gefangen waren.*
3. **Kritisieren Sie sich selbst schnell und ziemlich harsch?**
   *Diese selbstzerstörerische Neigung verhindert, dass Sie Fortschritte machen. Der Grund dafür liegt häufig in emotionaler Unreife, chronisch negativem Denken und dauernden Schuldgefühlen. Wollen Sie über Ihre Selbstkritik hinauswachsen, brauchen Sie eine starke Motivation.*
4. **Sind Sie neidisch auf andere und eher nachtragend?**
   *Wenn Sie sich klein und unbedeutend fühlen, nehmen Sie die Leistungen anderer als Herausforderung wahr. Nutzen Sie diese Energie, um Ihr Leben nach Ihren Wünschen zu verändern.*
5. **Bewegen Sie sich wenig?**
   *Wer sich bewegen kann, sich aber trotzdem für eine sitzende, träge Lebensweise entscheidet, hat ebenfalls ein geringes Selbstwertgefühl, was häufig in Depressionen mündet.*
6. **Bleiben Sie lieber allein, statt mit anderen etwas zu unternehmen?**
   *Alleinsein kann sehr erstrebenswert und wertvoll sein, doch sich ständig von allen Menschen zurückzuziehen ist möglicherweise ein Indiz für verborgene Gefühle von Angst und Minderwertigkeit.*
7. **Müssen Sie im Mittelpunkt der Aufmerksamkeit stehen?**
   *Wer ständig Aufmerksamkeit von anderen braucht, ist von ihnen abhängig, sein Selbstwertgefühl hat kein sicheres Fundament.*

8. **Sind Ihre Beziehungen zu anderen Menschen von Harmonie oder von Spannungen geprägt?**
   *Harmonische Beziehungen weisen auf einen gewissen inneren Frieden hin. Auch der Umkehrschluss ist richtig. Co-Abhängigkeit in jeder Form zeigt, dass der Betroffene nicht an sich selbst glaubt.*
9. **Erledigen Sie Ihre Aufgaben prompt?**
   *Die Unfähigkeit, seinen Verpflichtungen nachzukommen, lässt einen Mangel an Selbstvertrauen erkennen. Wenn Sie ein verantwortungsbewusster Mensch sein wollen, müssen Sie Termine und Versprechen einhalten und Ihren Wertvorstellungen entsprechend leben.*
10. **Haben Sie viele langjährige Freundschaften?**
    *Langjährige Freundschaften zeugen von Beständigkeit, Loyalität und Charakterstärke.*
11. **Mögen Sie Ihr Zuhause, Ihre Nachbarn, Ihre Stadt, Ihre Umgebung?**
    *Wenn Sie all das wirklich mögen, bedeutet das, dass Sie positive und befriedigende Beziehungen pflegen. Sind Sie hingegen mit all diesen Dingen (oder auch nur einem) unzufrieden, sollten Sie über mögliche Veränderungen nachdenken. Häufig machen wir unsere Umgebung für all das verantwortlich, was in unserem Leben nicht stimmt.*
12. **Sind Sie bereit, sich zu verändern, um ein glücklicheres Leben zu führen?**
    *Diese Frage müssen Sie mit Ja beantworten, wenn Sie die Vorschläge, die Sie in* WunderLebensMittel *finden, gewinnbringend umsetzen wollen.*

## Wie Sie negative Denkmuster durchbrechen

Wenn die Menschen in unser Gesundheitszentrum kommen, sind sie gewöhnlich entweder verängstigt oder voller Hoffnung. Ängstliche Menschen fühlen sich hilflos. Sie scheinen die Kontrolle über ihr Leben verloren zu haben. Mitunter leiden sie unter einer schweren Krankheit, die sie einschränkt, und wissen nicht mehr weiter. Oder ihr Arzt hat ihnen gesagt, sie hätten eine unheilbare Krankheit und nur noch wenige Monate zu leben.

Kommen die Menschen aber voller Hoffnung zu uns, so haben sie einen wichtigen Schritt bereits getan: Sie haben sich informiert und wissen jetzt, dass lebendige Nahrung sie in ihrem Selbstheilungsprozess unterstützen kann. Und sie wissen, dass unser Wohlbefinden nicht nur davon abhängt, was wir essen, sondern auch davon, was wir denken.

Negative Denkmuster können sich genauso zerstörerisch auswirken wie eine Drogensucht. Wenn wir unseren Körper entgiften wollen, müssen wir also auch unseren Geist von solchen „Schädlingen" befreien, denn der Geist kann auch das wissenschaftlich fundierteste Ernährungsprogramm boykottieren und scheitern lassen.

Wir können bei unseren Gästen häufig beobachten, wie sie sich selbst sabotieren. Auch wenn sie alles tun, was zu unserem Programm gehört, so bewertet ihr Geist es doch negativ. Sie glauben, dass diese Ernährung für sie nicht passt, oder äußern sich geringschätzig über den wissenschaftlichen Wert unseres Programms. Dieser diametrale Gegensatz zwischen dem, was man tut, und dem, was man tatsächlich denkt, kann sogar dazu führen, dass die veränderte Ernährung keinerlei positive Auswirkungen zeitigt.

Die Regenerationskräfte des Körpers sind mit denen des Geistes untrennbar verwoben. Es ist wissenschaftlich erwiesen, dass Kummer, Depression, emotionaler Aufruhr, Gewissensbisse und ähnliche seelische Belastungen das Immunsystem beeinträchtigen und die Heilkräfte des Körpers schwächen.

Daher hat es eine tief greifende Auswirkung auf unser Leben, wenn wir unsere innere Einstellung – das Bild, das wir von uns selbst (und unserem Umfeld) haben – ändern. Da der Körper der Spiegel der Seele ist, lässt sich Gesundheit nur mit einer produktiven, positiven Geisteshaltung herstellen. Und da an unseren Denkmustern kein Preisschild hängt, ist es gut möglich, dass diese Veränderung das Kostengünstigste ist, was wir je zur Wiederherstellung von Fitness und Gesundheit in Angriff genommen haben.

Unsere innere Einstellung besteht aus Denkmustern und Glaubenssätzen, das heißt aus all dem, was wir für wahr halten. Wenn wir uns entschließen, an Dinge zu glauben, die für uns schädlich sind, geben wir Krankheiten neue Nahrung. Das bedeutet andersherum auch, dass niemand seine Ernährung und seine Lebensweise zum Positiven verändern kann, wenn er nicht an seiner inneren Einstellung arbeitet. Ohne inneren Wandel gibt es keinen Fortschritt, werden wir unsere guten Vorsätze bald wieder über Bord werfen.

Stellen Sie sich vor, was passieren würde, wenn ein Seiltänzer im Zirkus plötzlich den Glauben daran verlöre, dass er auf seinem Hochseil quer über die Manege laufen kann. Er würde vermutlich vor Angst erstarren. Ohne Glauben an ein Gelingen gibt es nur Stillstand.

Psychologen an der *University of British Columbia* führten von 2003 bis 2006 eine Studie mit 220 Frauen durch, die in vier Gruppen aufgeteilt wurden. Den Probandinnen wurde gesagt, man wolle ihr Textverständnis und ihre Fähigkeit zum Lösen mathematischer Aufgaben testen. Zwei Gruppen bekamen vor dem Test einen Artikel zu lesen, wonach Frauen Männern bei mathematischen Aufgaben – angeblich genetisch bedingt – unterlegen seien. Die beiden anderen Gruppen kannten diesen Artikel nicht. Dreimal dürfen Sie raten, welche Gruppen bei den mathematischen Aufgaben besser abgeschnitten haben ... Die Frauen, denen man keine genetisch bedingte Unterlegenheit suggeriert hatte, lösten doppelt so viele Aufgaben wie die mit negativen Gedanken „infizierte" Kontrollgruppe. Eine Prophezeiung mehr, die sich selbst erfüllte.

Dieses einfache Experiment zeigt, worauf es beim positiven Denken ankommt: Zuallererst müssen wir an uns selbst glauben. Alles wirklich Wichtige wurzelt in diesem Glauben.

Der Begriff „Glaube" war für mich stets angstbesetzt, was sicher auf meine streng religiöse Erziehung zurückging. Allein das Wort schon machte mich nervös und sorgte dafür, dass meine Nackenmuskeln sich verhärteten. Erst spät erkannte ich, dass der Glaube kein bedrohlicher Erzfeind ist, sondern vielmehr unser bester Freund. Heute sehe ich im Glauben einen echten Lebensretter. Wir können ihn nutzen, wenn wir Stille in Körper und Geist einkehren lassen und inneren Frieden spüren wollen.

Das Beste am Glauben aber ist, dass er sich sozusagen vermehren lässt. Je stärker wir an unsere positiven Gedanken glauben, umso leichter fällt es uns, positive Visionen für unsere Zukunft zu entwickeln und uns das Leben zu schaffen, das wir uns wünschen. Wir können so glücklich sein, wie wir es verdienen.

In meiner Arbeit mit kranken Menschen habe ich vor allem eines gelernt: Wer glaubt, dass er Opfer ist und keine Kontrolle über sein Leben hat, wird ständig neue körperliche Probleme und Krankheiten haben, bis er am Ende aufgibt und stirbt. Die Krankheit kann uns wichtige Dinge lehren, sie kann uns weiterbringen. Krankheit ist wie das Mauthäuschen auf der Autobahn. Hier bezahlen wir den Preis für die Fehler, die wir in unserer Lebensweise gemacht haben. Und dann ist es Zeit: Zeit, dass wir diese Fehler loslassen und uns der Freiheit der positiven Wahl stellen.

## Die Macht des negativen Denkens …

Haben Sie nicht auch schon am eigenen Leib erfahren, dass bestimmte Prophezeiungen sich selbst erfüllen? In meiner Arbeit als Gesundheitsberater habe ich häufig mit Menschen zu tun, die in hohem Maße selbstzerstörerische Muster entwickelt haben, über die sie nachgerade „giftiges“ Gedankengut ausagieren. Wenn jemand zu mir sagt: „Aber mein Vater starb schon mit fünfzig und meine Mutter mit sechzig Jahren!“, dann zeigt mir das, dass der Betroffene sich darauf vorbereitet, dasselbe Schicksal zu erleiden. Wenn wir glauben, dass uns ein früher Tod dahinraffen wird, schaffen wir die Bedingungen, damit es auch eintreten kann.

In unserer Jugend hat man uns in irgendeiner Form vermittelt, dass unsere – körperlichen oder geistigen – Fähigkeiten begrenzt sind. Diese negativen Denkmuster haben wir uns zu eigen gemacht. Und als Erwachsene leiden wir nun darunter.

So kam beispielsweise ein zehnjähriges Mädchen mit einer katastrophalen Diagnose zu uns. Ihre Stärke, ihr unglaublicher

Optimismus waren mehr als erstaunlich, und sie schien mehr unter dem Schmerz und der Verzweiflung ihrer Eltern zu leiden als unter ihrer Krankheit selbst. Schließlich holte ich sie in mein Büro, um mit ihr zu sprechen. Das Mädchen war unglaublich offen und reif. Im Gespräch bestätigte sie mir, was ich vermutet hatte.

Sie wusste, dass ihre Eltern sich große Sorgen machten, und wollte sie nicht enttäuschen. Anders als ihre Eltern war sie bereit, zu glauben, dass die Krankheit sie nicht das Leben kosten würde. Sie war sogar überzeugt davon, dass sie die Krankheit besiegen konnte. Doch das mangelnde Vertrauen ihrer Eltern in diese Kraft untergrub ihr Selbstvertrauen und somit auch ihre Selbstheilungskräfte.

In Gesprächen konnte ich den Eltern etwas Zuversicht vermitteln, sodass sie schließlich in der Lage waren, ihre Tochter mit demselben Optimismus zu unterstützen, den das Mädchen selbst besaß. Ihre Eltern hatten sich meine Ratschläge zu Herzen genommen. Ich freue mich, hier sagen zu können, dass der Heilungsprozess bei dem Mädchen immer weiter fortschreitet.

Die Diagnose des Arztes aktiviert bei vielen Menschen die negativen Denkmuster aus ihrer Kindheit. Durchaus wohlmeinende Ärzte verlieren mitunter die Geduld, wenn ihre Therapie nicht anschlägt – sie brechen die Behandlung ab und erklären die Krankheit vorschnell für unheilbar. Das ist der Punkt, an dem viele der Menschen, die in unser Gesundheitszentrum kommen, sich aufgeben und ihr Gesundheitszustand sich meist rapide verschlechtert. Am Ende ereilt sie der Tod, was die Diagnose des Arztes zu bestätigen scheint.

Vor einigen Jahren kam eine junge Dame zu uns ins *Hippocrates Institute*. Ihr Arzt hatte ihr prophezeit, sie würde in wenigen Wochen sterben. Seine Worte waren: „Wir haben bei Ihnen alles versucht, leider hat nichts gewirkt. Wir können nichts mehr für Sie tun, was bedeutet, dass auch Sie nichts mehr für sich tun können." Es war herzerfrischend, zu hören, mit welcher Entschiedenheit die junge Frau das verdammende Urteil des Arztes zurückwies. Ihr junges Gesicht strahlte die ganze uralte Weisheit der Menschheit aus, als sie ihm antwortete: „Dann heile ich mich eben selbst und daran wird nichts mich hindern." In ihrer Hoffnung und ihrem

Glauben an sich selbst ließ sie sich von der begrenzten Sichtweise eines anderen Menschen nicht beeindrucken.

„Die Haltung Ihres Arztes ist für Ihre Heilung ebenso wichtig wie die Medikamente, die er verschreibt", schreibt Frank Vertosick in seinem Buch *When the Air Hits Your Brain*. Leider lassen sich viel zu viele unserer Kursteilnehmer von der Meinung ihres Arztes übermäßig beeindrucken und stellen sie nicht infrage.

Der Zellbiologe Bruce Lipton beschreibt in seinem Buch *Intelligente Zellen*, wie positive und negative Gedanken unsere Zellen beziehungsweise Gene beeinflussen: „Beim Menschen werden die grundlegenden Verhaltensweisen, Überzeugungen und Einstellungen, die wir bei unseren Eltern beobachten, in den synaptischen Verbindungen unseres Unterbewusstseins ‚verdrahtet'. Sobald sie einmal fest in unserem Unterbewusstsein einprogrammiert sind, steuern sie uns für den Rest unseres Lebens – es sei denn, wir finden heraus, wie wir sie umprogrammieren können. ... Vor dem Hintergrund dieses präzisen Aufzeichnungssystems mag man sich gar nicht vorstellen, was in einem kindlichen Bewusstsein ausgelöst wird, wenn Eltern solche Dinge sagen wie ‚dummes Kind', ‚Das hast du gar nicht verdient', ‚Das schaffst du nie' ... In der früheren Entwicklung ist das Bewusstsein des Kindes noch nicht ausreichend entwickelt, um zu erkennen, dass solche elterlichen Aussagen nur verbaler Müll sind ... Wenn sie jedoch erst einmal im Unterbewusstsein einprogrammiert sind, werden solche verbalen Übergriffe zu inneren Wahrheiten, die unbewusst das Verhalten und das Potenzial des Kindes sein ganzes Leben lang beeinflussen."[8]

Negatives Denken verursacht Furcht und Furcht führt wiederum zu negativem Denken. Der Begriff *Nocebo* kommt aus dem Lateinischen. Wörtlich übersetzt heißt er: „Ich werde schaden." Ein Nocebo ist sozusagen der böse Zwillingsbruder des Placebos. Wo der Placebo-Effekt zu positiven Resultaten führt, einfach weil

[8] Lipton, Bruce H.: *Intelligente Zellen*, S. 163 f. (alle Textstellen aus *Intelligente Zellen* zitiert mit freundlicher Genehmigung des Koha Verlags, Burgrain)

der Betroffene daran glaubt, bewirkt der Nocebo-Effekt das gegenteilige Resultat. Negatives, angstbesetztes Denken kann zu Krankheit oder Tod führen. Die Vorstellung, dass Voodoo-Zauber die Macht hat, zu töten, ist in manchen Kulturen so tief verwurzelt, dass oft nur die eigene Angst den „Verfluchten“ umbringt. Negative Gedanken können extreme physische Wirkungen zeitigen. Eine der ersten medizinischen Studien über sich selbst erfüllende Prophezeiungen wurde in Dennis Coons Buch *Essentials of Psychology* beschrieben:

Eine verängstigte junge Frau kam in ein Krankenhaus, wo sie dem diensthabenden Arzt und den Krankenschwestern erklärte, sie müsse bald sterben. Doch die durchgeführten Untersuchungen ergaben keinerlei Anzeichen für eine Erkrankung. Die junge Frau erklärte, bei der Geburt ihrer Schwester habe eine Hebamme vorhergesagt, die Schwestern des Neugeborenen würden im Alter von sechzehn beziehungsweise einundzwanzig Jahren sterben. Und tatsächlich waren die Mädchen in diesem Alter verschieden. Die dritte Schwester, so die Hebamme, würde den anderen in ihrem dreiundzwanzigsten Lebensjahr in den Tod folgen. Einen Tag nach ihrer Einweisung ins Krankenhaus fand man die junge Frau an ihrem dreiundzwanzigsten Geburtstag tot im Bett – ein „natürlicher Tod aus ungeklärten Ursachen“.

Die Wissenschaft hat früh festgestellt, dass die Nebennierenrinde bei chronischem Stress Cortisol ausschüttet. Cortisol verringert die Anzahl der Immunzellen und stört ihre Funktion, wodurch der Mensch anfälliger wird für Krankheiten. Tatsächlich kann ein plötzlicher und hoher Ausstoß des Stresshormons infolge extrem negativen Denkens einen Schock und damit den Tod herbeiführen.

Mit einer Erkrankung zu rechnen kann uns tatsächlich krank machen. Eine Anfang der 1990er-Jahre durchgeführte medizinische Studie zeigt, dass Frauen, die annehmen, dass sie eines Tages einen Herzinfarkt bekommen, 4-mal häufiger einen solchen erleiden als Frauen, die zwar dasselbe Risikoprofil haben, aber nicht so negativ programmiert sind. Pessimismus, Zynismus und Angst können Menschen, die ein angeschlagenes Immunsystem haben, enorm schwächen – ein tödlicher Cocktail. Glücklicherweise hat der Nocebo-Effekt auch einen mächtigen Gegenspieler.

Der Placebo-Effekt nämlich gibt uns eine der stärksten Waffen an die Hand, um unsere Lebenskraft wiederherzustellen. Auch der Begriff *placebo* kommt aus dem Lateinischen und bedeutet wörtlich: „Ich werde gefallen." Der Placebo-Effekt beruht auf positiven Denkmustern. Jedenfalls stellt er eine heilsame Verbindung zwischen Geist und Immunsystem her.

## … und die größere Kraft des positiven Denkens

Eine junge Frau, die nach dem Hippocrates-Programm lebte, erzählte mir, was geschehen war, nachdem die Mitglieder ihrer Kirchengemeinde von ihrer Krebsdiagnose erfahren hatten. In den folgenden Wochen meldeten sich alle 243 Gemeindemitglieder bei ihr, um ihr zu sagen, wie schön es gewesen sei, sie gekannt zu haben. Offensichtlich glaubte niemand, dass sie es schaffen würde … Stellen Sie sich nur einmal vor, welche Wirkung es auf die junge Frau gehabt haben musste, dass so viele Menschen offensichtlich mit ihrem baldigen Tod rechneten.

Glücklicherweise war die fragliche junge Dame sehr intelligent. Ihr wurde schnell klar, wie wenig hilfreich es war, sich mit Menschen zu umgeben, deren Bewusstsein so wenig Hoffnung oder Glaube in ihre Selbstheilungskräfte zuließ. Also beschloss sie, sich vorläufig von ihnen fernzuhalten und ihre eigenen positiven Gedanken zu pflegen, die sie auf den Weg der Heilung führen sollten.

Ann Wigmore, der Begründerin des Hippocrates-Programms, sagten ihre Ärzte am *Massachusetts General Hospital*, dass ihr Darmkrebs sie bald das Leben kosten werde. Doch Ann beschloss, ihnen einfach nicht zu glauben. Sie forschte und suchte, bis sie jene Prinzipien entwickelt hatte, an deren Ende das Hippocrates-Programm stehen sollte. Sie erholte sich und wurde bald wieder vollständig gesund. Dieser einzigartige Akt der Tapferkeit wurde seitdem von Tausenden Menschen wiederholt, denen man ebenfalls einen baldigen Tod prophezeit hatte.

Die Geschichte der Medizin sei weitestgehend die Geschichte des Placebo-Effekts, schreibt Herbert Benson, Professor an der *Harvard Medical School*, in seinem Buch *Heilung durch Glauben*. Trotz alledem, meint Benson weiter, verstünden Ärzte den Placebo-Effekt immer noch nicht so ganz. Seiner Ansicht nach betrachteten sie ihn immer noch als „unwissenschaftlich oder als wissenschaftliche Ausnahmeerscheinung“.

Viele Mediziner halten Gesundheit für ein rein biologisches Phänomen. Doch dieser etwas engstirnige Standpunkt wurde von der neuen Wissenschaft der Psychoneuroimmunologie längst widerlegt. Dieser Wissenschaftszweig untersucht nämlich den Einfluss seelischer Befindlichkeiten auf das Immunsystem, vor allem in Bezug auf den Beginn und das Fortschreiten von Krankheiten.

Folgende wissenschaftlich erwiesenen Tatsachen sollten Sie sich erst einmal auf der Zunge zergehen lassen:

- Die Messung der Gehirnströme von Menschen, die ein Placebo eingenommen hatten, zeigte, dass in dem für Informationsverarbeitung und Verhaltensregulierung zuständigen Gehirnareal deutliche Veränderungen auftraten. Andrew Leuchter, Versuchsleiter und Zweiter Vorsitzender der Fakultät für Psychiatrie und Bio-Verhaltensforschung an der *David Geffen School of Medicine*, *University of California*, schloss aus diesen Ergebnissen, dass offensichtlich jene Patienten, bei denen die Placebo-Gabe einen Heilungsprozess einleitete, auf dieses Scheinmedikament mit Hoffnung, positiven Erwartungen und neuem Mut reagierten. Der Glaube aktivierte neuronale Verschaltungen im Gehirn, die das Immunsystem verbesserten.
- An der Medizinischen Fakultät der Universität Turin wurde mittels bildgebender Verfahren eine Studie an Gehirnzellen von Parkinsonkranken durchgeführt. Diese Untersuchung ergab, dass das Placebo die Abgabe von Dopamin im Gehirn bewirkte, was die Symptome der Patienten linderte. „Die

Studie liefert weitere Beweise dafür, dass der Placebo-Effekt konkrete physiologische Ursachen hat", meinte Jon Stoessl, Professor an der *University of British Columbia*, der eine ähnliche Untersuchung leitete – mit denselben Ergebnissen.
- Das Ergebnis einer wissenschaftlichen Untersuchung, die 2005 in den *Proceedings of the National Academy of Sciences* (Jahrbuch des Nationalen Wissenschaftsrates) publiziert wurde, besagt, dass positives Denken bei der Schmerzbekämpfung ebenso gut wirkt wie Morphin. Alle zehn freiwilligen Versuchsteilnehmer wurden mithilfe von funktioneller Magnetresonanztomografie überwacht. Sie konnten ihr Schmerzempfinden um durchschnittlich 28 Prozent senken, nur weil sie glaubten, dass dies möglich sei. Dieser Wirkungsgrad entspricht dem einer Morphingabe. „Schmerz sollte nicht nur mit Pillen behandelt werden", meint Robert Coghill von der *Wake Forest University*. „Das Gehirn kann das Schmerzempfinden massiv beeinflussen, daher sollten wir seine Funktionen genauer untersuchen."

Diese und andere Placebo-Studien führten zur Rehabilitierung einer vormals nahezu ketzerischen Ansicht: dass Patienten vielleicht generell keinerlei Arzneimittel benötigen. Die naturwissenschaftliche Fachzeitschrift *Nature* war es, die diese These jüngst aufstellte. Anlass dazu war eine 2004 durchgeführte wissenschaftliche Untersuchung an Herzpatienten, die erfolgreich mit Placebos behandelt wurden. Natürlich kosten Placebos nur einen Bruchteil der Summen, die wirksame Herzmedikamente verschlingen. Ein Artikel über Placebos im *Christian Science Monitor* vom Dezember 2005 zitiert Ted Kaptchuk, Professor an der *Harvard Medical School*, der sagte: „Der Großteil der Medikamente tut für die Patienten kaum mehr als ein Placebo."

Bruce Lipton, Zellbiologe und Professor an der Medizinischen Fakultät der *University of Wisconsin*, äußert sich wie folgt über die revolutionäre Rolle, die unser Geist bei der Heilung unseres Körpers spielt: „Die Überzeugung, wir seien störanfällige Maschinen, die durch unsere Gene gesteuert werden, weicht der Erkenntnis, dass wir machtvolle ‚Erschaffer' unseres eigenen Lebens und unserer Welt sind."[9]

Professor Lipton gelangte zu der Auffassung, dass das Alter einer Zelle von ihrer physischen und energetischen Umgebung bestimmt wird, nicht von ihren Genen. Er geht davon aus, dass unsere Gene nur die Blaupause sind, nach der Zellen, Gewebe und Organe geschaffen werden. Diese Ansicht widerspricht natürlich dem unter westlichen Wissenschaftlern so verbreiteten genetischen Determinismus, der in den Genen die Kontrollmechanismen des Lebens sieht. Aufgrund seiner Forschungsarbeit als Zellbiologe entwickelte Lipton die Theorie, dass positive Gedanken eine tief greifende positive Wirkung auf Verhalten und Gene ausüben, wenn sie mit unseren unterbewussten Programmierungen übereinstimmten. Negative Gedanken hätten seinen Arbeiten zufolge einen gegenteiligen Effekt.

Wie aber können wir unser Unterbewusstes so programmieren, dass es die Zellheilung positiv beeinflusst? Lipton nennt hier zwei Wege: Zum einen können wir den Einfluss negativer Konditionierung dämpfen, wenn wir eine Art der Achtsamkeitsmeditation üben, wie die Buddhisten es tun. Doch wir können auch Denkmuster, mit denen wir uns selbst sabotieren, verändern, indem wir auf energetische Programmierung setzen. Er führt eine Technik an, die uns helfen könnte, das Unterbewusstsein neu auszurichten: PSYCH-K. Weitere erprobte Methoden, die hier dienlich sind, wären *BodyTalk* und *Holographic Repatterning*.[10]

Da unser Geist eine so bedeutsame Rolle in unserem Streben nach Gesundheit spielt, ist es wirklich wichtig, dass wir uns nicht in negativen Denkmustern verfangen. Es gibt keine vernünftigen Gründe dafür, Ihrer Gesundheit nicht sofort etwas Gutes zu tun. Es werden einfach keine „bessere Zeit" und keine „günstigeren Umstände" kommen. Wir haben nur die Gegenwart, um uns auf die Zukunft vorzubereiten.

9 Lipton, Bruce H.: *Intelligente Zellen*, S. 15

10 Informationen zu diesen Techniken finden Sie im Internet. Anm. d. Übers.

### Die positiven Erfahrungen des Ehemanns bewirken Gutes

*Vor etwa einem Jahr, als ich vierundfünfzig Jahre alt wurde, tastete ich einen Knoten in meinem Hals. Besorgt suchte ich einen erstklassigen Onkologen in Tel Aviv auf. Der diagnostizierte bei mir ein Lymphom [eine Geschwulst des Lymphgewebes, die gutartig, aber auch bösartig sein kann], was mir einen gehörigen Schrecken einjagte. Mein Mann ist seit mehreren Jahrzehnten Vegetarier und lebt nach dem Hippocrates-Programm. Nun sah er seine Stunde gekommen und meinte, ich solle es doch erst einmal mit Rohkost versuchen, bevor ich drastische medizinische Maßnahmen ergreife. So folgte ich seinem Beispiel und ließ mich auf seinen Glauben ein, dass Rohkost mir helfen könnte.*

*Acht Wochen nach der schockierenden Diagnose hatte ich einen neuen Termin für eine Kontroll-Computertomografie. Als der Arzt die Aufnahmen studiert hatte, sah er mich nur an und meinte: „Was haben Sie denn bloß gemacht?“ Mein Lymphom war ganz und gar verschwunden.*

*Mein Mann und ich benahmen uns wie zwei Kinder auf dem Spielplatz. Heute liegt diese schwierige Zeit gut ein Jahr zurück. Ich lebe noch immer nach dem Hippocrates-Programm. Meine letzte CT war genauso wie die vorige – klar wie ein Sommerhimmel. Ich finde, alle Menschen sollten der Natur, dem Glauben und dem Leben eine Chance geben.*

Jo Olinky, *Israel*

## Acht Grundsätze, die Ihnen nützen werden

Wenn wir aufhören wollen, krank zu sein (oder krank machende Gedanken zu hegen), müssen wir beginnen, positiv zu denken. Heilung setzt voraus, dass wir mentale Disziplin üben und uns weigern, uns weiter auf negative Gedankengänge einzulassen. Denn unser Denken schafft tatsächlich unsere Wirklichkeit oder prägt zumindest unser Erleben der Wirklichkeit.

Aus den vielen Jahren, in denen ich mit Menschen arbeite, die kurz davor standen, sich aufzugeben, habe ich vor allem eines gelernt: Der erste und wichtigste Schritt zur Heilung ist, dass man Verantwortung für sich selbst übernimmt. Wenn wir positive

Absichten formulieren, fließt uns Kraft aus unserem Inneren zu. Wir legen gleichsam die Quelle der heilenden Weisheit frei, um uns eine glücklichere und bessere Zukunft zu schaffen.

Da jeder Heilvorgang im Kopf beginnt, habe ich nachfolgend für Sie die acht Grundsätze in puncto Ernährung aufgelistet, die die Eckpfeiler des Hippocrates-Programms darstellen. Sie sind Frucht unserer jahrelangen Arbeit, die uns durch Versuch und Irrtum zu jenen Ratschlägen kommen ließ, die so vielen Menschen geholfen haben.

Tipps aus dem Hippocrates-Programm

## Die 8 Grundsätze

**1. Grundsatz:** Wir sind quasi Solarzellen. Die Sonne liefert der Pflanze die Grundenergie für die Herstellung einer ganzen Reihe wichtiger Nährstoffe, die wir zum Gesundbleiben brauchen. Direkt oder indirekt versorgt uns also die Sonne mit Vitaminen, Mineralstoffen, Proteinen, Kohlehydraten, Sauerstoff, Chlorophyll, sekundären Pflanzenstoffen, Enzymen und Hormonen – mit allem also, was unserer Gesundheit guttut.

**2. Grundsatz:** Die wichtigsten Lebensmittel für uns sind Sprossen, Meeresgemüse und Süßwasseralgen. Sie sind unter den Nahrungsmitteln mit dem höchsten Anteil an Sonnenenergie diejenigen, die wir am leichtesten verdauen können. In diesen Lebensmitteln finden wir die wichtigsten Bausteine für unsere Gesundheit in einem ausgewogenen Verhältnis.

**3. Grundsatz:** Wenn wir Chlorophyll in roher Form zu uns nehmen, schaffen wir die Grundlage für einen konstanten Energiefluss in unserem Blutkreislauf. Das Chlorophyll sorgt dafür, dass unsere roten Blutkörperchen mehr Sauerstoff transportieren können. Die molekularen Strukturen von pflanzlichem Chlorophyll und Hämoglobin gleichen sich so sehr, dass dieser Austausch möglich wird.

**4. Grundsatz:** Die moderne Ernährungswissenschaft unterschätzt die Wirkung von sekundären Pflanzenstoffen, Sauerstoff, Enzymen, Spurenelementen und Hormonen. Erst allmählich setzt sich weltweit die Erkenntnis durch, welch entscheidende Funktion diese Stoffe in unserem Körper spielen.

**5. Grundsatz:** Ein Hauptgrund für altersbedingte Degenerationserscheinungen und die damit zusammenhängenden Todesfälle ist, dass unsere Ernährung zu viel tierisches Protein enthält. Viele Formen von Krebs, aber auch Herzkrankheiten, Diabetes, Leber- und Nierenversagen gehen auf übermäßigen Proteinkonsum zurück. Zum Vergleich: Muttermilch enthält nur 3 Prozent Protein.

**6. Grundsatz:** Zu viel Fett in der Ernährung senkt die Kapazität des Blutes, Sauerstoff zu transportieren. Außerdem vergessen die meisten Menschen, dass Öl auch nur flüssiges Fett ist.

**7. Grundsatz:** In Reformhäusern und Drogeriemärkten werden nicht nur gesunde Produkte angeboten. Gerade diese Kräutermischungen und Nahrungsergänzungsmittel enthalten oft jede Menge Chemie. Wir vom *Hippocrates Institute* können nur etwa 10 Prozent der dort verkauften Produkte empfehlen.

**8. Grundsatz:** Kochen tötet jede Lebenskraft in der Nahrung ab. Unser Immunsystem reagiert auf die Zuführung von gekochter Nahrung, indem es kurzzeitig und deutlich mehr weiße Blutkörperchen produziert – so, als hätten wir Gift, Viren oder Bakterien im Körper.

Vielleicht wollen Sie diesen Grundsätzen widersprechen ... Und so will ich Sie in *WunderLebensMittel* mit den wissenschaftlichen Grundlagen bekannt machen, auf denen sie beruhen. Sobald Sie diese Zusammenhänge verstanden haben und aus eigener Erfahrung bestätigen können, haben Sie einen wichtigen Meilenstein auf dem Weg zur Gesundheit erreicht.

Kapitel 3

# Die chemische Körperbelastung reduzieren

*Was Krankheiten angeht, gewöhne dich an zwei Dinge:*
*Hilf oder schade wenigstens nicht.*
Hippokrates

Wir Menschen sind heutzutage die am stärksten chemisch verseuchte Art auf diesem Planeten. Je dicker wir werden, desto mehr Möglichkeiten hat unser Körper, all die synthetischen Chemikalien zu speichern, mit denen unsere Umwelt verseucht ist. Dies aber setzt auf Zellebene eine Kettenreaktion in Gang, die uns immer anfälliger für alle möglichen Krankheiten macht.

Unser Fettgewebe ist wie ein Schwamm, der im Laufe unseres Lebens zahlreiche Chemikalien aufsaugt – all die Stoffe, die wir über Nahrung, Medikamente und Atemluft aufnehmen und die unser Körper nicht mehr ausscheiden kann. Seit dem Zweiten Weltkrieg wurden mehr als 75.000 synthetische Chemikalien auf den Markt gebracht. Jahr für Jahr werden mehr als 2000 neue Moleküle „designt" und den Produkten zugesetzt, die wir täglich kaufen. Die Untersuchungsergebnisse amerikanischer Gesundheitsämter zeigen, dass jeder Mensch, der in einem Industrieland lebt, mehrere Hundert Chemikalien im Blut hat, die er aus seiner Umwelt aufnimmt.

Es ist wohl kein Zufall, dass die Anzahl der Krebserkrankungen steigt, seit wir dieser unsichtbaren chemischen Umweltkeule ausgesetzt sind. Hautkrebs zum Beispiel ist um 690 Prozent gestiegen, Lungenkrebs bei Frauen um 685 Prozent, Prostatakrebs um 286 Prozent, Schilddrüsenkrebs um 258 Prozent, Leberkrebs um 182 Prozent, während Tumoren der Gehirns und des Nervensystems um 136 Prozent zunahmen. Andere Anomalien zeigen ähnliche Zuwachsraten: Seit den 1980er-Jahren gibt es 10-mal mehr autistische Kinder und die Fälle von Geburtsfehlern bei männlichen Säuglingen verdoppelten sich. Von Unfruchtbarkeit sind heute schon 12 Prozent der Frauen im gebärfähigen Alter betroffen.

Viele Wissenschaftler führen den rapiden Anstieg der Krebserkrankungen auf Zigaretten- und Alkoholkonsum zurück. Wenn man allerdings berücksichtigt, dass Krebserkrankungen auch bei Kindern rapide zunehmen, wird schnell klar, dass diese Erklärung zu kurz greift. Tatsache ist allerdings, dass Kinder im Verhältnis zu ihrem Körpergewicht mehr Nahrung, Wasser und Luft aufnehmen als Erwachsene.

Und damit nicht genug. Kinder werden schon im Mutterleib mit Chemikalien bombardiert, denn die chemische Belastung im Blut der Mutter wirkt sich auch auf das Ungeborene aus und kann seine Entwicklung hemmen. Im Jahr 2005 untersuchte die *Environmental Working Group*, eine Gruppe von kritischen Wissenschaftlern, das Blut in der Nabelschnur von Frauen, die in Geburtskliniken in den gesamten Vereinigten Staaten entbunden hatten. Man fand dabei insgesamt 287 synthetisch hergestellte, toxisch wirkende Chemikalien. Von 75 dieser Stoffe ist bekannt, dass sie Krebs auslösen.

Im *Hippocrates Institute* haben wir täglich mit schweren Krebserkrankungen zu tun. Noch vor einigen Jahrzehnten kam es nur sehr selten vor, dass Kinder mit Gehirntumoren oder neurologischen Störungen an unserem Programm teilnahmen. Heute sind das beileibe keine Einzelfälle mehr.

In den Anfangszeiten des Instituts hatten wir viele Kursteilnehmer, die ihren Körper und ihr Immunsystem aus Unwissenheit selbst geschädigt hatten. Damals dauerte es Jahrzehnte, bis Autoimmunerkrankungen, Krebs und degenerative Krankheiten ihren Tribut vom Körper forderten. Heute kommt es schon wenige Jahre nach der Kontamination mit entsprechenden Chemikalien zum Ausbruch von schweren Krankheiten.

Dabei sind es keineswegs nur einzelne Chemikalien, die unseren Körper und unsere Gesundheit schädigen, auch wenn einige dieser Stoffe wie zum Beispiel das Pestizid DDT (das im Blut von 99 Prozent aller Menschen weltweit gefunden wurde) letztendlich unzerstörbar sind und ein lebenslanges Risiko für alle Lebewesen darstellen. Eine weit größere Bedrohung indes geht von den Mischungen dieser Chemikalien in der Umwelt oder im Körper aus. Es kommt nicht selten vor, dass zwei oder drei dieser Stoffe in Kombination deutlich schädlicher sind als einer allein. Leber und Nieren – unsere wichtigsten Bastionen gegen die chemische Kontamination – werden mit dieser Belastung ohne Hilfe nicht fertig.

Darüber hinaus können diese Chemikalien sich auch in der Umwelt zu neuen Stoffen verbinden, die unter Umständen Reaktionen auslösen, die nicht mehr steuerbar sind. Und unser Körper verstoffwechselt die Chemikalien: Wir werden damit buchstäblich zu einem lebenden Versuchslabor, für das es keine Gebrauchsanleitung gibt. Unser Leben aber hängt davon ab, ob unser Immunsystem intakt bleibt und wir in der Lage sind, uns regelmäßig zu entgiften.

Im *Hippocrates Institute* hat sich jedenfalls herausgestellt, dass eines der gravierendsten Probleme unserer Gäste in dem Zusammenwirken der verschiedenen Medikamente besteht, die ihnen verschrieben wurden. Manche Menschen nehmen sogar Medikamente, um die Nebenwirkungen anderer Medikamente zu bekämpfen. Diese mischen sich nun in ihrem Körper mit den Hunderten von Chemikalien, die sie aus der Umwelt aufgenommen haben, sodass noch weit gefährlichere Verbindungen entstehen. Wenn wir die Gewöhnung unserer Kursteilnehmer an diese Medikamente lösen wollen, müssen wir uns gewöhnlich zuerst einmal mit ihren Glaubenssystemen beschäftigen. Viele wollen ihre von Sucht geprägte Lebensweise, ihre Abhängigkeit von Ärzten nicht aufgeben. Und Ärzte verschreiben nun einmal die Produkte der Pharmaindustrie.

### Meine innere Einstellung half mir

*Vor mittlerweile neunundzwanzig Jahren wurde bei mir Brustkrebs diagnostiziert. Damals gab es nur konventionelle Behandlungsmethoden, doch ich konnte nicht an das glauben, was mir der Arzt da vorschlug. Ich hatte schon vom* Hippocrates Institute *gehört, in dem Menschen mit Krebsdiagnosen alternativ behandelt wurden. Da diese Form von Therapie meinem Mann und mir mehr zusagte, stiegen wir ins Flugzeug … Im Gesundheitszentrum angekommen, machte ich eine der revolutionärsten Erfahrungen meines Lebens.*

*Ich machte zuerst einen Kurs mit, blieb aber auch später bei dieser Ernährungsweise. Meine Kinder und mein Mann kamen mit dem rohköstlichen Essen nicht so gut zurecht, also kochte ich für sie weiter „normal". Ich fand im* Hippocrates Institute *stets die Unterstützung, die ich brauchte. Wann immer mir danach war, buchte ich dort einen weiteren Kurs.*

*Meine Ärzte haben meine Entwicklung über die Jahre hinweg voller Verwirrung verfolgt. Nicht einer fragte mich, wie ich es angestellt hatte, dass der Krebs verschwunden war. Erst kürzlich meinte einer der Ärzte in der Mayo-Klinik, was ich schon seit Jahrzehnten wusste: „Ich glaube, dass Sie Ihre Lebensweise verändert haben, hat Ihnen das Leben gerettet." Für mich war das völlig klar. Ich fand es nur schade, dass die Menschen, deren Aufgabe es war, sich um meine Gesundheit zu kümmern, es nicht über sich brachten, diesen natürlichen Heilungsprozess anzuerkennen.*

Betty McClellan, *Houston, Texas*

## Chemie, die aus der Umwelt kommt

Die *US Geological Survey*, eine wissenschaftliche Behörde in den USA, die unter anderem die natürlichen Ressourcen untersucht, hat fünf Jahre lang die chemische Belastung von Flüssen, Seen und anderen Gewässern der industrialisierten Welt analysiert. Die USGS und ähnliche Forschungsinstitute in Europa kontrollierten dabei auch die Belastung des Wassers durch Arzneimittel wie *Prozac* und *Ritalin* sowie Chemikalien, die durch unser modernes Leben in unser Trinkwasser gelangen.

In seinem Buch *The Hundred-Year-Lie: How Food and Medicine Are Destroying Your Health* legt Randall Fitzgerald dar, wie die Stoffe aus unserem Körper in die Umwelt kommen. Über das Abwasser finden sie ihren Weg ins Klärwerk, dessen Filtersysteme für solche künstlich hergestellten und häufig enorm stabilen Moleküle nicht geeignet sind, sodass diese Chemikalien wieder ins Wasser abgegeben werden, wo sie zunächst einmal die Fortpflanzung und Vererbung bei Fischen und Amphibien stören und zahlreiche Missbildungen, aber auch Artensterben verursachen. Derart kontaminiertes Wasser wird dann irgendwann wieder in das Wasser mit einfließen, das wir trinken, mit dem wir kochen, uns und unsere Wäsche waschen und in dem wir baden. Welche Auswirkungen dieser chemische Cocktail auf die Menschen hat, wird von der Medizin gerade erst untersucht.

Wenn wir uns dieses weltweite „Recycling von Giftstoffen" in der Umwelt und in unserem Körper vor Augen führen, ist es wohl kein Wunder, dass wir Menschen die am stärksten verseuchte Art auf unserem Planeten sind. Wie aber wurden wir zum Versuchskaninchen in diesem groß angelegten Experiment, das man modernes Leben nennt?

### Gefährliche Rückstände im Essen

Die moderne Zeit, in der immer mehr Gifte in unserer Nahrung landen, begann nach dem Zweiten Weltkrieg, als die Erdölindustrie Pestizide gegen Schädlinge entwickelte – Fungizide gegen Pilze, Insektizide, um tierische Schädlinge zu vernichten, und Herbizide, um der „Unkräuter" Herr zu werden. Seitdem hat sich bei den verschiedensten Untersuchungen immer wieder gezeigt, dass das, was auf unserem Teller landet, mitunter so gefährlich ist, dass ernsthafte gesundheitliche Bedenken angebracht sind. Diese wiederum haben zum Aufblühen der biologisch-organischen Landwirtschaft geführt. Wenn Sie sich nicht schon längst von Bio-Produkten ernähren, dann werden die folgenden Fakten Sie sicherlich überzeugen:

1997 führte das US-Landwirtschaftsministerium eine Studie durch. Dabei zeigte sich, dass 72 Prozent aller Obst- und Gemüsesorten, die in den USA produziert wurden, Pestizide enthielten. Man fand insgesamt 92 verschiedene Chemikalien, darunter auch DDT, obwohl dieses in den USA seit 1972 wegen seiner umweltschädlichen Wirkung verboten ist. 2006 ließ das *Pesticide Action Network* in Großbritannien die im Vereinigten Königreich verkauften Nahrungsmittel auf Pestizide untersuchen und kam zu dem Ergebnis, dass die von der Regierung vorgegebenen Grenzwerte um 100 bis 1600 Prozent überschritten waren. Viele dieser Toxine beeinträchtigen bekanntermaßen das Nervensystem und verursachen Krankheiten.

Auch Unfruchtbarkeit bei Männern kann auf Pestizide zurückgeführt werden. Im Januar 2006 wurde in der medizinischen Fachzeitschrift *Epidemiology* eine Untersuchung veröffentlicht, nach der das als Insektizid verwendete *Chlorpyrifos* bei 90 Prozent der 268 untersuchten Männer im Blut nachweisbar war. All diese Männer befanden sich wegen zu geringer Spermatozoenzahl in Behandlung. Diese Chemikalie wird gewöhnlich auf Golfplätzen eingesetzt, findet sich aber auch in Nahrungsmitteln und in Futtergetreide.

## Chemie, die in unseren Nahrungsmittelbehältern lauert

Der hormonähnliche Stoff Bisphenol A (BPA) ist quasi allgegenwärtig: in Plastikbechern und -flaschen, Babyfläschchen, Schnullern, Wasserleitungen, medizinischen Geräten und in der korrosionsresistenten Beschichtung von Nahrungsmittel- und Getränkedosen. In *Epidemiology* wurde 2005 eine Studie veröffentlicht, die ergeben hatte, dass BPA sich negativ auf das menschliche Gehirn auswirkt.

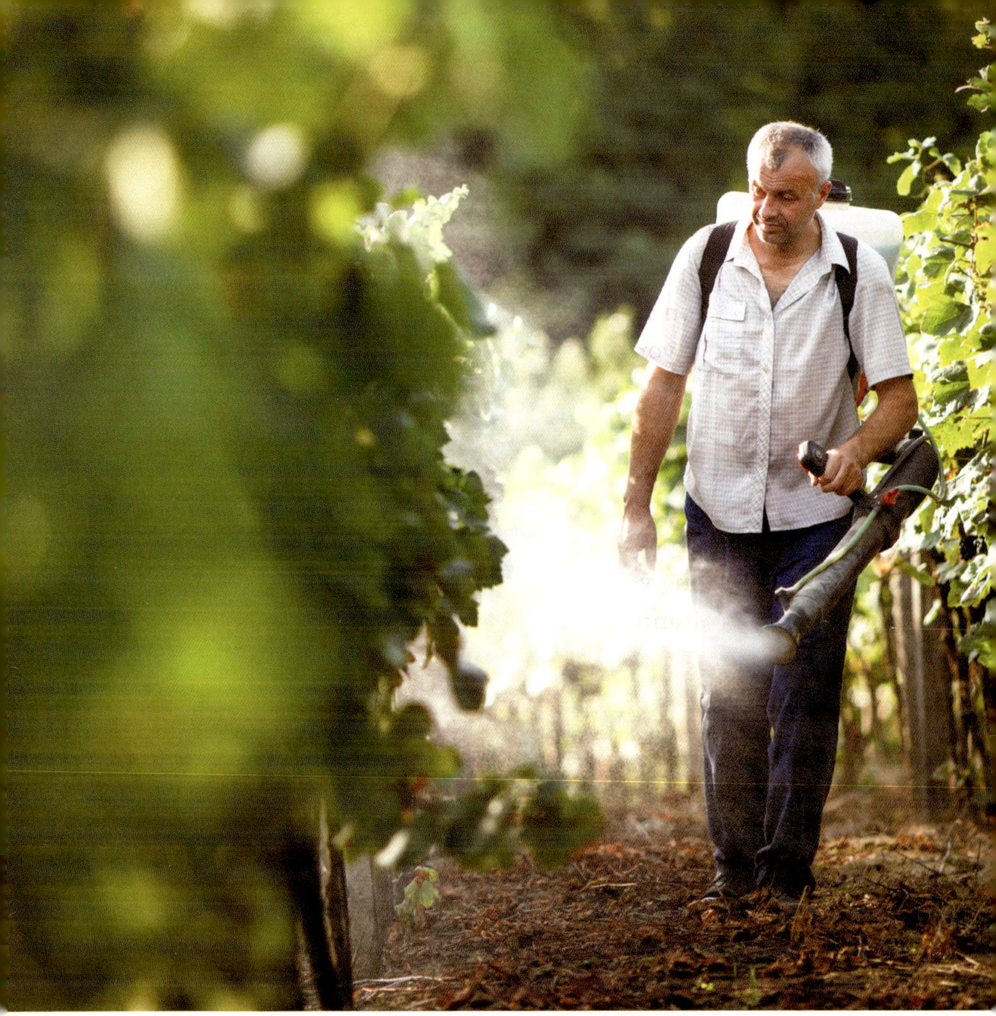

*„Pflanzenschutz"-Mittel, wie sie auch im Weinbau gespritzt werden, sind nicht nur für „Schädlinge", sondern für unzählige nützliche Pilze und Bakterien auf Blättern, Früchten und vor allem im Boden tödlich. Wie können sie da für uns unschädlich sein?*

BPA ist ein östrogenähnliches Molekül, das zahlreiche Einflüsse auf das Hormonsystem und dessen Entwicklung ausüben kann. So kann es bei Männern zu verminderter Fruchtbarkeit und nachlassender Libido führen und bei Kindern die sexuelle Entwicklung stören. Schon früher hatten wissenschaftliche Untersuchungen einen Zusammenhang zwischen BPA und dem Wachstum von Brustkrebszellen gezeigt.

Frederick von Staal, Professor für Biologie an der *University of Missouri*, hat mehrere Studien über die Auswirkungen von BPA durchgeführt. Seiner Ansicht nach gibt es klare Belege dafür, dass diese Substanz schon in geringen Mengen gesundheitsschädlich sein kann. Er stellte vor allem Veränderungen im Hormonspiegel fest. BPA beeinflusst die Funktion von Gehirn, Schilddrüse und Bauchspeicheldrüse und begünstigt Fettsucht, Typ-2-Diabetes und Bluthochdruck.

## Das Gift in der Limonade

Bei der Untersuchung von etwa 230 verschiedenen Softdrinksorten, die in Großbritannien und Frankreich auf dem Markt sind, fanden sich Spuren von Benzolverbindungen, die 8-mal höher waren als die für Trinkwasser zulässigen Grenzwerte. Eine entsprechende Studie wurde 2006 von der britischen Verbraucherschutzbehörde veröffentlicht. Benzol ist ein Nebenprodukt der Erdölverarbeitung und wird vor allem dazu verwendet, die Klopffestigkeit von Kraftstoffen (die Oktanzahl) zu erhöhen.

Benzol wird allerdings auch mit Leukämie und anderen Blutkrebsformen in Verbindung gebracht. Dass Benzol in Limonaden vorkommt, soll laut Aussage von Ernährungswissenschaftlern auf die Kombination zweier den Getränken zugesetzter Stoffe zurückgehen: auf das Konservierungsmittel Kaliumbenzoat (E 212) und auf Ascorbinsäure, die zugegeben wird, um den Vitamin-C-Gehalt zu erhöhen.

## Quecksilber vergiftet nicht nur Fische

Heutzutage ist allgemein bekannt, dass Quecksilber sich in bestimmten Seefischen wie Thunfisch und Schwertfisch anreichert. Schwangere und Kinder werden allenthalben vor einem Verzehr gewarnt. Doch mittlerweile stellte sich heraus, dass es auch Quecksilberquellen gibt, denen wir nicht so leicht aus dem Weg gehen können.

Kohlekraftwerke, Klärwerke und Abfallverbrennungsanlagen haben jahrelang Tonnen von Quecksilber in die Umwelt entlassen.

Diese Art der Umweltverschmutzung führte zu erhöhten Quecksilberwerten bei Wild und Süßwasserfischen. 2006 hieß es in einem Bericht der Umweltschutzorganisation *National Wildlife Federation,* dass in den USA mittlerweile das gesamte Ökosystem – Meere, Wälder, Flüsse und Feuchtgebiete – kontaminiert sei. Die Konzentration von Quecksilber nimmt darüber hinaus im Verlauf der Nahrungsmittelkette immer weiter zu. Und an deren Ende stehen: wir.

## Eine Chemikalie aus der Teflonproduktion verseucht uns alle

Als am *J. Hopkins Hospital* in Baltimore die Nabelschnur von 300 Neugeborenen untersucht wurde, wurde in 298 Proben ein krebserregender Stoff gefunden, der bei der Teflonherstellung verwendet wird. Teflon ist, wir erinnern uns, die Antihaftbeschichtung in unseren Töpfen und Pfannen. Wie dieser Stoff in den Blutkreislauf der Mütter gelangen konnte, ist – laut Frank Witter, dem medizinischen Leiter der Entbindungsstation am *Johns Hopkins Hospital*, in einem im Februar 2006 veröffentlichten Artikel – ein großes Rätsel.

Andere Untersuchungen hatten ergeben, dass dieser Stoff – die Perfluoroctansäure (PFOA) – im Körper der allermeisten Menschen zu finden ist. Es wurde sogar im Fleisch und Blut von Eisbären in der Arktis festgestellt. Wissenschaftler nehmen an, dass PFOA während der Teflonherstellung frei wird und sich an Staubpartikel hängt, die mit Luft und Wasser durch die ganze Welt reisen. Jede Lebensform, die es aufnimmt, ist und bleibt damit kontaminiert. Der Mensch kann PFOA natürlich auch aus den zahlreichen Konsumgütern aufnehmen, die aus Teflon hergestellt werden: Geschirr für die Mikrowelle zum Beispiel. *DuPont*, der einzige PFOA-Produzent in Nordamerika, allerdings behauptet steif und fest, der Stoff sei nicht gesundheitsschädlich. Wissenschaftliche Untersuchungen allerdings haben ergeben, dass PFOA den menschlichen Hormonspiegel beeinflusst und Missbildungen bei Neugeborenen bewirken kann.

Anfang Februar 2006 sprach sich der wissenschaftliche Beirat der US-Umweltschutzbehörde einstimmig dafür aus, PFOA in die Liste der karzinogenen Stoffe aufzunehmen. Das US-Umweltschutzministerium zwang *DuPont* zuzustimmen, den Stoff spätestens ab 2015 nicht mehr zu verwenden. Das bedeutet, wir dürfen uns noch einige Jahre einer ungehinderten PFOA-Produktion erfreuen, bevor das weltweite Experiment an uns und unseren Kindern endlich ein Ende findet.

## Das Gift in Lebensmitteln

Im Jahr 2006 testete der WWF (*World Wide Fund For Nature*) 27 verschiedene Lebensmittel, die in sieben Ländern der Europäischen Union in Supermärkten verkauft wurden, auf ihre chemische Belastung. Man stellte fest, dass jede einzelne der Proben chemische Substanzen enthielt: Fleisch, Fisch, Brot, Olivenöl, Milchprodukte und so weiter. Man suchte dabei nach speziellen Chemikalien wie polychlorierten Biphenylen (PCB), bromierten Flammschutzmitteln, Perfluorcarbonen, Phthalaten, synthetischen Moschusverbindungen und Pestiziden. Jede einzelne Nahrungsmittelprobe enthielt eine oder mehrere dieser Substanzen. „Wir wissen kaum Bescheid über die langfristigen Auswirkungen dieses Chemie-Cocktails im menschlichen Körper“, meint Paul King, Leiter des WWF Großbritannien. Klar ist, dass die Nahrung, die wir zu uns nehmen, auf lange Sicht dazu beiträgt, die chemische Belastung unseres Körpers zu erhöhen, wenn wir uns nicht schützen.

## Synthetische Stoffe führen zu Funktionsstörungen im Gehirn

Schätzungen gehen davon aus, dass heutzutage nahezu jedes 6. Kind, das zur Welt kommt, unter Autismus, Zerebraler Lähmung, Aufmerksamkeitsdefizitsyndrom oder Entwicklungsstörungen leidet. Die Forscher der *Harvard University School of Public Health* machen dafür 202 Chemikalien verantwortlich, die sich auch schon in sehr niedrigen Dosen schädlich auf das menschliche Gehirn auswirken. Diese Chemikalien finden sich reihenweise im Haushalt – vom Styrol in Plastikbehältern bis zum Aluminium im Kochgeschirr oder Aceton im Nagellackentferner. Da diese Stoffe sich im Körper ansammeln, können sie in späteren Jahren zur Parkinsonkrankheit oder anderen neurologischen Störungen führen.

### Positive Ergebnisse lassen nicht lang auf sich warten

*Als ich 1942 zur Welt kam, hatte ich einen Hüftschaden. Die Körperstatik in Beinen, Rücken und Schultern wurde dadurch empfindlich gestört, sodass ich als Heranwachsende ständig Schmerzen hatte. Die Schulmedizin konnte mir nicht helfen. Man sagte mir, irgendwann würde ich im Rollstuhl sitzen müssen. Vor einem Jahr entdeckte ich beim Durchblättern einer Zeitschrift einen Artikel über das* Hippocrates Institute *und beschloss, mich für einen Kurs dort anzumelden.*

*Mein Aufenthalt dort war einfach unglaublich! Nach Jahren der Frustration konnte ich es kaum fassen, dass sich der Hüftschaden – den ich seit zweiundsechzig Jahren hatte – nach nur drei Tagen zurückzubilden begann. In der Folge setzte ich immer mehr Vertrauen in das Programm, vor allem in die Weizengrassaft-Therapie. Ich legte Magnete auf die am stärksten schmerzenden Stellen und machte in der Aqua-Gymnastik drei verschiedene Übungen. (Es war für mich eine echte Herausforderung, überhaupt ins Wasser zu gehen, da ich als Fünfjährige beinahe ertrunken wäre. Man hatte mich für tot erklärt und dann wiederbelebt. Seitdem hatte ich vor Wasser stets eine Todesangst gehabt.)*

*Nach einem Monat im* Hippocrates Institute *hatte ich keine Schmerzen mehr in den Beinen. Ich aß weiterhin lebendige Nahrung, und es dauerte noch einige Wochen, bis auch die Schmerzen im Rücken, in der Hüfte und im Schulterbereich nachließen. Ich weiß jetzt, dass ich keinen Rollstuhl brauchen werde. Ich kann mit meinen Enkeln spielen, Fahrrad fahren und ein aktives, wunderbares Leben führen.*

Florence Gaudette, *Quebec, Kanada*

## Die chemische Belastung wird vererbt

Eine der besorgniserregendsten Entdeckungen der letzten Jahre ist die Tatsache, dass chemische Umweltbelastungen unsere Gene verändern können und wir die potenziellen Gesundheitsprobleme an unsere Kinder und Kindeskinder weitergeben können. Früher glaubte man, Kinder seien nur gefährdet, wenn es bei den Eltern als Reaktion auf Umweltbelastungen zu tatsächlichen genetischen Veränderungen käme. Neuere wissenschaftliche Untersuchungen (zum Beispiel 2005 an der *Washington State University*) aber zeigen, dass eine schwangere Frau, die Umweltgiften wie einem Pestizid ausgesetzt ist, die dadurch verursachte Schädigung auch ohne genetische Veränderung an ihre Kinder, Enkel und den weiteren Nachwuchs weitergeben kann.

Das geschieht nicht über die Änderung des genetischen Codes, sondern über chemische Veränderungen an der DNS, die in das Reich der Epigenetik gehören. Diese Entdeckung hat folgenschwere Konsequenzen. Ein Jahr nach Veröffentlichung dieser Studie der *Washington State University* fanden Wissenschaftler der *Vanderbilt University* Hinweise, dass die Veränderung der Genexpression[11], wie sie durch Einwirken eines Umweltgiftes auf den Organismus der Mutter ausgelöst werden kann, möglicherweise zu Autismus beim Kind führt. Offensichtlich wird der menschliche Fötus mit Informationen programmiert, die in zahlreichen künftigen Generationen weiterwirken können.

## Giftstoffe loswerden, die unsere Lebenskraft schwächen

Wir bitten jeden Kursteilnehmer an unserem Gesundheitszentrum, ohne Chemie im Handgepäck zu uns zu kommen. Das gilt vor allem für Körperpflegeartikel und Nahrungsmittel. Der erste Schritt im Heilungsprozess ist die Entgiftung, damit Organe und Immunsystem wieder effizient arbeiten können. Sehr häufig lagern sich Umweltgifte in die Zellstruktur des Körpers ein. Wir müssen den Körper also von Grund auf erneuern – neue, gesunde Zellen schaffen, wenn wir auf Regeneration setzen wollen. Das heißt, der Körper muss die Gifte zuerst einmal loswerden.

11 Im weiteren Sinne bezeichnet der Begriff „Genexpression" die Ausprägung des Genotyps – also der genetischen Information (Gen, DNA) – zum Phänotyp – Erscheinungsbild eines Organismus oder einer Zelle. Im engeren Sinne bezeichnet Genexpression die Biosynthese von RNA und Proteinen aus den genetischen Informationen. Anm. d. dt. Hrsg.

Regelmäßige körperliche Entgiftungs- , heute auch Detoxkuren genannt, tragen ganz wesentlich dazu bei, dass Sie gesund bleiben. Und so ist es gut, wenn Sie einmal pro Woche einen Saftfastentag einlegen. Sport, Darmreinigung und reine, natürliche, biologisch angebaute Nahrung sind ebenso wichtig. Über die verschiedenen Möglichkeiten der Entgiftung Bescheid zu wissen kann Ihnen und Ihren Lieben ein längeres Leben schenken.

Dabei ist eine entgiftende Maßnahme so wichtig wie die andere. Leiden Sie öfter unter Verstopfung, sollten Sie mit der Darmreinigung beginnen. Ist Ihre Verdauung eher schwach und leiden Sie häufig unter Erkältungen, ist möglicherweise Fasten der bessere Einstieg. Sport ist, wenn er schweißtreibend ausfällt, eine der besten Entgiftungsformen, da mit dem Schweiß allerhand Toxine ausgeschwemmt werden.

Was Nahrungsergänzungsmittel angeht, so ist für einen gesunden Entgiftungsprozess *Chlorella* am allerwichtigsten. Von allen Mikroalgen ist sie am besten zur Ausleitung von Schwermetallen geeignet. Auch die negativen Auswirkungen von Strahlung können so aufgefangen werden. Der Mineralkomplex von *Chlorella* saugt die Toxine förmlich auf. Als meine Frau und ich in Russland waren, setzten wir diese Mikroalge und Chlorophyll ein, um den Menschen zu helfen, die während der Tschernobyl-Katastrophe radioaktiver Strahlung ausgesetzt waren. Russische Wissenschaftler, die die Effektivität dieser Methode untersuchten, ließen uns nach unserer Rückkehr wissen, dass diese Form der Entgiftung sich als hochwirksam erwiesen hatte.

Gleich nach *Chlorella* folgt auf der Liste der besten Detox-Wirkstoffe *Capsicum*, ein Extrakt aus Cayennepfeffer. Dieser wärmt den Körper und verbessert den Blutkreislauf, sodass man schwitzt. *Capsicum* wirkt sich positiv bei allen Herz-Kreislauf-Erkrankungen aus.

Der nächste Punkt auf unserer Liste ist Knoblauch – er ist der effektivste Mikrobenkiller überhaupt und hilft darüber hinaus, den Körper von Pilzen zu befreien. Auch grüne Mineralerde trägt dazu bei, Gifte aus dem Körper auszuleiten. Auf unserem Speiseplan sollten nach Möglichkeit viele Kreuzblütengewächse (Kohlsorten, Senfrauke, Rettich, Hirtentäschel) stehen, da sie reichlich Schwefel enthalten, der Giftstoffe und genverändernd wirkende Stoffe bindet.

## Fasten

In vielen Kulturen wird das Fasten als regelmäßiger Entgiftungsprozess kultisch gefeiert. Von nicht wenigen Personen wird in der Bibel berichtet, dass sie sich zum Fasten in die Wüste zurückzogen. Auch Gandhi, Martin Luther King jr. und Mutter Teresa fasteten regelmäßig.

Was das Fasten angeht, gibt es sozusagen zwei „Schulen": Bei der einen heißt es, beim Fasten dürfe nur Wasser aufgenommen werden. Die andere hingegen vertritt ein Saftfasten, bei dem organische Pflanzensäfte konsumiert werden dürfen. Wir vom *Hippocrates Institute* führen Saftfastentage durch.

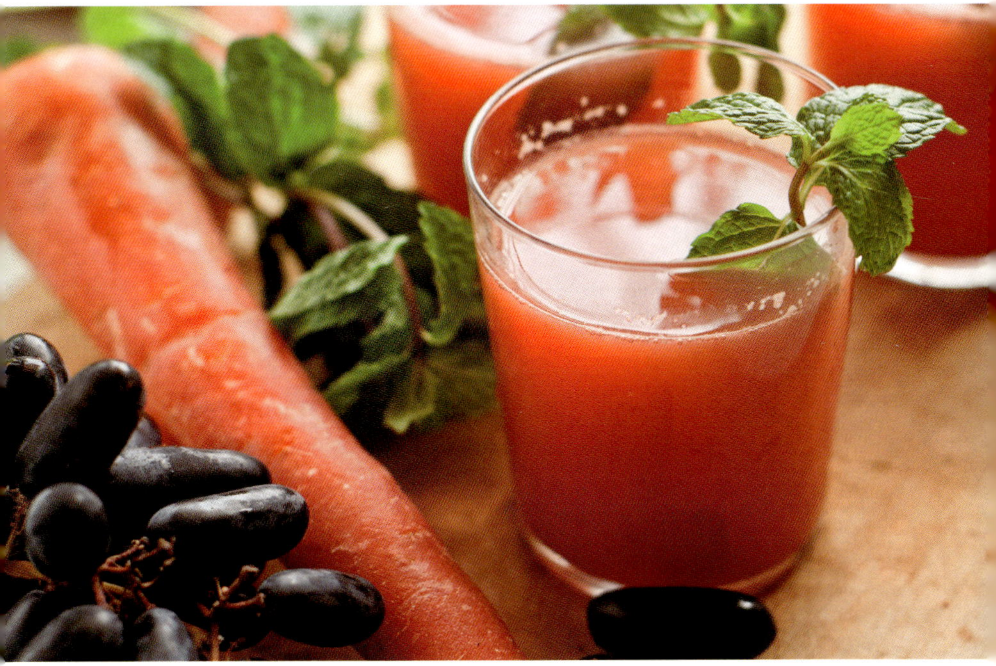

*Saftfasten ist nicht nur gesund, sondern schmeckt auch lecker: Es gibt unzählige köstliche Saftmischungen, die Sie sich zubereiten können*

Reines Wasser hilft zwar, die Giftstoffe auszuschwemmen, doch reines Wasserfasten kann die Ausscheidungsorgane zu sehr belasten. Saftfasten erweist sich meist als ebenso effektiv wie Wasserfasten, wobei die Säfte gleichzeitig nähren, sodass der Körper nicht allzu sehr geschwächt wird.

**Tabelle 1: Ein Fastenplan**

| Tageszeit | Säfte |
|---|---|
| *vor dem Frühstück* | 60 ml Weizengrassaft |
| *zum Frühstück* | 480 ml grüner Pflanzensaft (aus Gurke, Kürbis, Petersilie, Stangensellerie, Wasserkresse und Klee- und/oder Bockshornkleesprossen, Mungbohnen-, Sonnenblumen-, Zuckererbsensprossen) |
| *mittags* | 480 ml Sprossensaft, grüner Gemüsesaft oder eine Mischung aus grünem Saft, frischem Fruchtsaft und/oder reinem Wasser |
| *abends* | 60 ml Weizengrassaft |
| *zwischendurch* | 480 ml grüne Säfte, stark verdünnter frischer Fruchtsaft (für alle jene, die sich um Zucker keine Sorgen machen müssen) oder mit Stevia gesüßter Zitronensaft |

Grüne Säfte und Weizengrassaft sind die Nährstofflieferanten während des Fastens im Hippocrates-Programm. Diese Säfte versorgen den Körper mit allen notwendigen Proteinen und halten den Blutzuckerspiegel stabil. Außerdem erhält der Fastende so auch Enzyme, die in den Körper eingedrungene Schadstoffe ausscheiden helfen. Sie verbessern die Versorgung unseres Körpers mit Sauerstoff, der antiseptisch wirkt und den Stoffwechsel

### Entschlackung als Jungbrunnen

*Lange Jahre litt ich unter einem* Candida albicans-*Pilz. Die sogenannte* Candidose *verursacht nur verschwommene Symptome und wird daher meist nicht erkannt. Ich hatte Ausschlag an Händen, Armen und Beinen. Mein Bauch war ständig aufgebläht. Ich sah aus, als sei ich im siebten Monat schwanger. Ich wurde gegen Asthma behandelt, weil der Pilz meine Lungen befallen hatte und mir Atemprobleme bereitete.*

*Da der* Candida-*Pilz das Immunsystem enorm schwächt, war ich ständig krank. Ich bekam Poliomyelitis und Leukämie. Meine Suche nach Hilfe führte mich ins* Hippocrates Institute. *Drei Wochen lang dauerte mein Detox-Programm. Nach diesen drei Wochen war der Ausschlag weg und mein Bauchumfang hatte um ein Viertel abgenommen. Ich fühlte mich, als sei eine schwere Last von mir abgefallen. Man sagte mir, das liege daran, dass mein Körper sich von allerhand Giftstoffen befreit habe. Sogar mein weißes Haar wuchs an den Wurzeln wieder braun nach. Ich bin endlich wieder gesund, daher werde ich die Grundsätze des Programms weiter beherzigen.*

Patricia Williams, *Florida*

reguliert. Mit grünen Säften zu fasten entgiftet wirksamer und belastet den Körper weniger als reines Wasserfasten.

Grundsätzlich ist Fasten jedem zu empfehlen. Ein paar Ausnahmen allerdings gibt es: Fasten Sie nicht, wenn Sie Probleme mit dem Blutzuckerspiegel haben oder wenn Sie sehr mager beziehungsweise körperlich oder seelisch geschwächt sind. Sollten Sie fasten wollen, besprechen Sie das zuerst mit Ihrem Arzt, einem Ernährungsberater oder einem Heilpraktiker. Achten Sie darauf, dass Ihr Ansprechpartner natürlichen Heilweisen wie dem Fasten aufgeschlossen gegenübersteht und ausreichend qualifiziert ist.

Wir empfehlen, 1-mal in der Woche 24 Stunden lang zu fasten. In Tabelle 1 (linke Seite) finden Sie einen Fastenplan für solch einen Tag. Bitte achten Sie darauf, dass das Wasser, das

Sie zu sich nehmen, rein ist, also die Qualität von Quellwasser hat. Wichtig ist außerdem, dass die Rohstoffe, aus denen Sie Ihre Säfte zubereiten, biologisch-organisch angebaut sind. Weizengrassaft fördert die Entgiftung, reinigt das Blut und verbessert seine Zusammensetzung. Er ist reich an Chlorophyll, essenziellen Aminosäuren, Vitamin A und C, Schwefel, Phosphor sowie den Mineralstoffen Calcium, Eisen und Zink.

## Kolon-Hydrotherapie

Über den langen Darm scheidet unser Körper feste Rückstände unserer Nahrung aus. Die Belastung durch Chemikalien sowie enzymarme Ernährung von minderer Qualität aber führen dazu, dass der Darm immer schwächer wird. Rückstände können nicht mehr vollständig ausgeschieden werden, was zur Vermehrung unerwünschter Bakterien führt. So wird der Darm krank und der Körper zeigt Symptome von Vergiftung.

Im *Hippocrates Institute* gehen wir dieses Problem mit regelmäßigen Darmspülungen und Einläufen in Form von Weizengrassaft- oder Algen-Einpflanzungen[12] an. Unsere jahrelange Erfahrung zeigt, dass diese Vorgehensweise nicht nur hilft, Giftstoffe auszuschwemmen, sondern auch den Elektrolyt- und Mineralstoffhaushalt des Körpers positiv beeinflusst.

Früher reinigte man den Darm ausschließlich mit Wasser. In einigen Krankenhäusern der westlichen Welt wurde diese Praxis bis in die 1940er-Jahre hinein angewandt. Ältere Ärzte berichten heute noch von den positiven gesundheitlichen Auswirkungen der Darmspülung bei ihren Patienten. In manchen Fällen konnte diese Maßnahme anscheinend sogar nötige Operationen oder andere gravierende Eingriffe abwenden.

12 Bei einer Einpflanzung wird die Flüssigkeit über einen Kolon- oder Einlaufschlauch in den Darm eingeführt, etwa 30 Minuten dort belassen und dann ausgeschieden. Anm. d. dt. Hrsg.

## Das Immunsystem von Grund auf erneuern

*Im Jahre 1998 hob ich im Büro eine schwere Kiste und holte mir so einen Bandscheibenvorfall. Ein paar Monate später stellte man bei mir Fibromyalgie und chronisches Erschöpfungssyndrom fest. Ich wurde krankgeschrieben und musste meine Stelle als Geprüfte Bilanzbuchhalterin in einem großen Wirtschaftsprüfungsinstitut aufgeben. Ein Jahr nach dem Bandscheibenvorfall ging mein Immunsystem dann völlig in die Knie: Ich hatte ständig Infekte. Hefepilze befielen meinen ganzen Körper. Ich konnte nicht mehr schlafen und hatte unentwegt Schmerzen. Meine Verdauung war hoffnungslos überlastet. Ich hatte ständig Blähungen und nahm innerhalb von einem Jahr ganze 40 Kilo zu. Irgendwann stellte der Immunologe fest, dass ich zu wenige T-Zellen hatte. Er meinte, ich lebte quasi wie eine AIDS-Kranke, nur ohne das Virus.*

*Zunächst wurde ich mit Gammaglobulinen behandelt, doch diese konnten mein Immunsystem auch nicht in Schwung bringen. Und so wurde ich Jahr für Jahr kränker: Reizdarmsyndrom, gutartige Fettgeschwulste, erhöhter Cholesterinspiegel, erhöhter Blutzuckerspiegel, Hormonstörungen, chronische Nebenhöhlenentzündung und Allergien gegen diverse Stoffe.*

*Im Sommer 2004 setzte ein Heilpraktiker mich auf Diät: Ich aß nur noch lebendige, rohköstliche Nahrung, die den Körper entsäuern sollte. Damit begann ein radikaler Wandel in meinem Leben. In den ersten Monaten, als mein Körper sich langsam entgiftete, ging es mir zunächst zunehmend schlechter. Ich war immer müde. Doch nach drei oder vier Monaten mit dieser basischen Ernährung erholte ich mich zusehends. Mein Blutdruck normalisierte sich und meine Krankheiten verschwanden, eine nach der anderen.*

*Nach etwa sechs Monaten konnte ich wieder ohne den Stock gehen. Im Mai 2006 nahm ich an einem dreiwöchigen Kurs im* Hippocrates Institute *teil und meine Gesundheit verbesserte sich weiter.*

*Ich begann mit Krafttraining und baute allmählich immer mehr Ausdauertrainingseinheiten ein. Die Monate gehen ins Land und ich werde zusehends gesünder mit Rohkost und Sport. Mein Mann Pierre und ich genießen dieses neue Leben auch zu zweit.*

Denise Sasiain, *Miami*

Moderne Darmspülungen sind eine sichere und sanfte Therapie, die sich zum Lösen der Schlackstoffe an der Darmwand als sehr effektiv erwiesen hat. Werden diese nicht regelmäßig ausgeleitet, geben sie unerwünschten Bakterien Nahrung, die wiederum dafür sorgen, dass der Darm träge wird und seine Funktion nicht mehr erfüllen kann.

## Lymphdrainagen

Diese Massagetechnik regt den Lymphfluss in den Lymphbahnen an. Ziel ist, die Stauung der Lymphe zu verhindern, den Abtransport der Schlackstoffe zu stimulieren und das Immunsystem zu stärken.

Der Lymphfluss kann durch Infektionen beeinträchtigt sein, aber auch durch Mangelernährung, Stress, flache Atmung und/oder zu wenig Bewegung. Die Lymphdrainage hat sich hier als sehr wirksam bei allen Störungen erwiesen. Aber auch immer dann, wenn dem Immunsystem viel abverlangt wird, ist die Lymphdrainage als unterstützende Therapie sinnvoll.

1981 führten wir am *Hippocrates Institute* eine eigene Studie durch: Die 78 Menschen, die an unserem Programm teilnahmen, erhielten 2-mal wöchentlich eine Lymphdrainage. Nach einem Monat verglichen wir deren Leber- und Gallenwerte mit denen von 78 Gästen, die keine zusätzliche Körperbehandlung erhalten hatten. Die Gruppe, die Lymphdrainagen erhalten hatte, wies eine um 35 Prozent verbesserte Enyzmregulation auf. Das war für uns eine sehr wichtige Erkenntnis, denn wenn Menschen mit Schadstoffen belastet sind, zeigt sich das gewöhnlich in niedrigeren Enzymspiegeln in Leber und Galle. Therapeutische Massagen helfen also, den Enzymspiegel in unserem Körper besser einzustellen, wodurch der Körper Giftstoffe leichter ausscheiden kann.

Eine zweite Untersuchung wurde 1982 durchgeführt. 90 unserer Gäste erhielten zusätzlich zur üblichen Behandlung Verdauungsenzyme. Wir stellten fest, dass bei diesen Gästen der Cholesterinspiegel gesenkt werden konnte. Als wir die Enzymgaben erhöhten, war offensichtlich, dass sehr viel weniger Schadstoffe im Körperfett gespeichert wurden.

### Das Detox-Programm heilte mich vom Asthma

*Innerhalb von zweieinhalb Jahren wurde ich immer kränker und kränker. Mein Blutdruck stieg an, mein Cholesterinspiegel ebenfalls. 1990 hieß es dann, ich hätte Asthma und so nahm ich eine ganze Reihe von Medikamenten ein. Die Asthmaanfälle waren schon schlimm genug. Meine große Angst aber war, dass ich eines Tages nur noch mit Sauerstoffmaske würde atmen können – so war das nämlich bei meiner Mutter gewesen.*

*Ich hatte schon mehr als zehn Ärzte abgeklappert, denn ich hatte außerdem noch ständig Schmerzen in Nacken, Schultern und Beinen. Jeder Arzt hatte für diese Schmerzen in den Gelenken eine andere Diagnose parat. Ich hörte so viele unterschiedliche Meinungen, dass ich das Vertrauen vollkommen verlor und allmählich depressiv wurde.*

*Jemand hatte meinem Mann einmal das Buch China Study von T. Colin Campbell in die Hand gedrückt. Ich las es mit großem Interesse und versuchte drei Monate lang, die Ratschläge des Autors umzusetzen. Meine Gelenkschmerzen ließen nach, mein Asthma allerdings blieb. Dann hörte ich vom Hippocrates-Programm und beschloss, es auszuprobieren.*

*Schon in den ersten Tagen war ich erstaunt, wie leicht es mir fiel, meine Lebensweise dem Programm entsprechend umzustellen. Ich wusste sofort, dass ich hier am richtigen Platz war. Nach drei Wochen Detox-Programm und entsprechender Ernährung mit lebendiger Nahrung hatte ich fast 9 Kilo abgenommen. Mein Blutdruck blieb nun auch normal – ganz ohne Medikamente! Mein Gesamtcholesterinwert sank von 256 auf 192! Das war vor sieben Monaten. Ich brauche bis heute keine Medikamente mehr für mein Asthma oder andere Krankheiten. Ich bin glücklich, energiegeladen und meine Tage und Nächte sind frei von Schmerzen.*

Vicky Anthony, *South Carolina*

## Körperliche Bewegung

Im Kampf gegen Toxine ist Bewegung einer der wichtigsten Verbündeten des Körpers. Wenn wir uns bewegen, scheiden wir über unser Lymphsystem, unsere Atmung und über die Haut mit dem Schweiß (wobei die Haut unser größtes Organ ist) einen Großteil der Schadstoffe aus, die wir täglich aufnehmen.

Wenn wir uns nicht bewegen, weil wir träge sind, zu dick, Depressionen haben oder es einfach nicht gewöhnt sind, speichert unser Körper die aufgenommenen Schadstoffe. Heutzutage haben gerade Kinder und Jugendliche viel weniger Bewegung als noch vor dreißig Jahren. Dabei ist unser Körper der 10-fachen Menge an synthetischen Stoffen und Umweltgiften ausgesetzt.

Blut transportiert Nährstoffe zu jeder Zelle unseres Körpers. Wenn wir uns bewegen, wird das Blut mit Sauerstoff angereichert. Außerdem wird der Transport der Nährstoffe im Blut erleichtert, da die Skelettmuskeln beim Rücktransport des Blutes über die Venen zum Herzen mithelfen, und beschleunigt, da die Pulsfrequenz steigt. Sauerstoffreiches Blut sorgt dafür, dass die Nährstoffe besser oxidiert werden. Auf diese Weise nährt Bewegung unseren Körper.

Außerdem transportiert unser Blut die Rückstände ab, die im Körper durch den Stoffwechsel entstehen. Das geschieht mit einem durch Bewegung angeregten Blutkreislauf ebenfalls schneller. Dass das Blut dabei schnell durch die Gefäße gepumpt wird, bewirkt darüber hinaus, dass diese offen bleiben und nicht von Ablagerungen verklebt werden.

## Die Ferninfrarot-Sauna

Seit einiger Zeit haben wir am *Hippocrates Institute* auch die Ferninfrarot-Sauna (FIR) in unser Programm aufgenommen. Eine solche Infrarot-Sauna stellt nicht wie die gewöhnliche Sauna Hitze zur Verfügung, sondern eine hohe Energie. Diese Ferninfrarot-Wärmestrahlen dringen mindestens 4 Zentimeter tief in den Körper ein und lösen so Schlackstoffe weitaus effektiver als die klassische Sauna.[13]

[13] Die Ferninfrarot-Sauna hat im Vergleich zur herkömmlichen Dampfsauna, bei der man 97 Prozent Wasser und 3 Prozent Fett ausschwitzt, den Vorteil, dass man nur 80 Prozent Wasser ausschwitzt, und dafür 20 Prozent Fett. Über das ausgeschwitzte Fett kann es zu einer starken Entgiftung der in Fett gelösten Toxine kommen. Anm. d. dt. Hrsg.

### Eine Entgiftungskur hat unerwartet positive Nebenwirkungen

*In meiner Jugend war ich Turnerin und hatte an den Olympischen Spielen teilgenommen. Später wurde ich zur begeisterten Freizeitsportlerin. Daher habe ich seit jeher auf meine Gesundheit geachtet. In den letzten zwanzig Jahren habe ich des Öfteren mal einen „Gesundheitsurlaub" gemacht. Das* Hippocrates Institute *allerdings hat mir mehr geholfen als jedes andere Wellness-Center. Was ich hier erlebte, übertraf all meine Erwartungen.*

*Ich nahm hier an einem Kurs teil, weil ich meinen Körper ebenso wie meinen Geist gründlich entgiften wollte, um meine Lebensqualität zu verbessern. Anfangs war mir alles fast zu viel. Die Umstellung auf das Hippocrates-Programm fiel mir enorm schwer. Doch bald begann ich, mich mit dem Weizengrassaft und dem Saftfasten anzufreunden. Die gesunde Ernährung bekam mir ebenso gut wie die Darmreinigung, die Infrarot-Sauna, der Sport und die entgiftenden Therapien. Schnell wurde alles leichter.*

*Am Ende der drei Wochen hatte ich mehr Energie, mehr Tatkraft. Ich fühlte mich regelrecht verwandelt. Vor allem aber sehe ich seitdem besser. Und es fällt mir viel leichter, mein Gewicht zu halten. Das Hippocrates-Programm bescherte mir eine der wertvollsten Erfahrungen meines Lebens – vergleichbar der Teilnahme an den XIV. Olympischen Spielen in London 1948.*

Rose Voisk, *New York*

Im Jahr 2005 nahm Randall Fitzgerald, Journalist und Autor des Buches *The Hundred-Year Lie*, an unserem Programm teil. Er nutzte es, um herauszufinden, wie schnell sich eine Schadstoffbelastung des Körpers abbauen lassen würde. Seine Blutproben wurden regelmäßig von einem Labor in Dallas untersucht. Zu Anfang des Programms zeigte sein Blutbild die übliche Belastung mit mehreren Hundert chemischen Stoffen. Vor allem der DDE- (ein Abbauprodukt von DDT) und der *Mirex*-Gehalt (ein Insektizid, das gegen Ameisen eingesetzt wird) waren bei ihm hoch.

Fitzgerald unterzog sich demselben Entgiftungsprogramm wie unsere anderen Kursteilnehmer: Weizengrassaft, lebendige Nahrung, 1 Fastentag und 1 Darmspülung pro Woche. Fitzgerald machte täglich Ausdauertraining, danach verbrachte er 15 Minuten in der Ferninfrarot-Sauna. Außerdem nahm er *Chlorella*-Tabletten ein, die die Ausleitung von Giftstoffen unterstützen.

Nach drei Wochen ließ er sein Blut erneut im selben Labor untersuchen. Sowohl das Labor als auch Fitzgerald waren von den Ergebnissen erstaunt. Der Laborleiter und Toxikologe John Laseter gab an, dass der DDE- und der *Mirex*-Spiegel in Fitzgeralds Blut um zwei Drittel gesunken waren. Auch die anderen Schadstoffe im Blut waren deutlich zurückgegangen. Das bedeutet, dass die im Körperfett und den Organen gespeicherten Chemikalien erfolgreich abgebaut worden waren. Dies wäre ohne das Programm entweder deutlich langsamer oder gar nicht erfolgt.

Giftstoffe auszuschwitzen ist in vielen Kulturen Tradition. Die Indianer Nordamerikas hatten ihre Schwitzhütten, die skandinavischen Länder die Sauna, in der Türkei und in der arabischen Welt gibt es Dampfbäder. Und allmählich beginnt sich auch in der westlichen Schuldmedizin die Erkenntnis durchzusetzen, dass es den Körper entgiftet, wenn er schwitzt.

## Naturreines Wasser

Ihre Körperzellen sind wie die Batterie Ihres Autos. Sie schenken Ihnen Energie und Vitalität. Wenn Sie sich abgeschlafft und müde fühlen, stimmt etwas mit Ihrer Batterie nicht. Glücklicherweise lässt sich der Körper leicht wieder aufladen. Sie müssen nur den richtigen Kraftstoff nachfüllen und den Körper richtig pflegen. Das zweitwichtigste Element des Lebens – nach Sauerstoff – ist Wasser. Reines, unbelastetes Wasser.

Es fungiert in unserem Körper unter anderem als Lösungsmittel für elektrisch geladene Moleküle und Ionen. Unsere Zellen brauchen reines Wasser. Wasser, das verschmutzt ist und Arzneimittelrückstände, Schwermetalle und andere Chemikalien enthält, legt die Funktionen unseres Körpers lahm und lässt Prozesse zu, die potenziell krebserregend sind.

Reines Wasser ist für Ihren Körper wie eine freie Autobahn, auf der alle interzellulären Abläufe frei geschehen können, der Austausch zwischen den Zellen kann also ungehindert stattfinden. Auf diese Weise bleiben die Meridiane, die Energieleitungsbahnen im Körper, stets funktionsfähig und wirken wie ein Schutzschild gegen freie Radikale (besonders reaktionsfreudige Atome, die Zellen, Proteine und DNS angreifen und deren chemische Struktur verändern können). Freie Radikale sind verantwortlich für zahlreiche Krankheiten, vorzeitiges Altern und andere körperliche Probleme.

Während der natürlichen Stoffwechselprozesse – einschließlich Verdauung und Atmung – fallen im Körper toxische Rückstände an. Das ist völlig normal und auch bei den Teilnehmern des Hippocrates-Programms nicht anders. Körperliche Bewegung verstärkt die Atmung und den Blutfluss, sodass Atmungsorgane und Blutkreislauf von Schadstoffen befreit und die Schwachströme im Lymphgefäßystem weiterhin ungehindert fließen können. Das wiederum verbessert die Nährstoffaufnahme, sodass die Körperfunktionen ungehindert ablaufen.

### Tipps aus dem Hippocrates-Programm

## Gesund ist reines Wasser in Quellwasser-Qualität

- Trinken Sie kein ungefiltertes Wasser aus dem Wasserhahn. Das Leitungswasser ist zwar nicht, wie in Amerika, mit Chlor oder Fluor versetzt, kann aber trotzdem eine Menge Verunreinigungen enthalten. Reste von Medikamenten oder Putzchemikalien werden auch im Klärwerk nicht beseitigt und das Wasser aus dem Klärwerk gelangt über einen Vorfluter in Fließgewässer und von dort zum Teil ins Grundwasser …
- Achten Sie darauf, welches Mineralwasser Sie trinken. Untersuchungen durch Umweltschutzorganisationen haben ergeben, dass einige der Mineralwässer unter anderem Schwermetalle

enthalten und dass unser Trinkwasser besser ist als manches gekaufte Mineralwasser. Wenn Sie Mineral- oder Quellwasser trinken wollen, informieren Sie sich beim Verbraucherschutz oder im Internet über dessen Qualität.

- Kaufen Sie sich einen Aktivkohle-Wasserfilter und filtern Sie alles Wasser, das Sie trinken. Achten Sie darauf, den Filter regelmäßig auszuwechseln.

## Weizengrassaft

Wissenschaftliche Untersuchungen zeigen, dass Weizengrassaft einen hohen Prozentsatz an Chlorophyll enthält. Und das Molekül des Chlorophylls ähnelt von seinem Aufbau her dem des Hämoglobins. Die Bestandteile des Chlorophylls helfen uns, Schadstoffe aus dem Körper auszuschwemmen. Gleichzeitig stimulieren sie das Knochenmark zur Bildung neuer Zellen.

Weizengrassaft ist eines der Geheimnisse des Hippocrates-Programms. Er hilft, den Körper zu regenerieren. Die Pflanzen mit dem höchsten Chlorophyllgehalt enthalten auch die meisten sekundären Pflanzenstoffe – und diese schützen uns vor Krankheiten. Weizensprossen aber sind allen anderen Pflanzen überlegen, wenn es um den Gehalt an Chlorophyll und sekundären Pflanzenstoffen geht.

Zwei Wissenschaftler des physiologischen Instituts an der *University of Liverpool* erzeugten bei zwei Gruppen Kaninchen eine Anämie, um die Fähigkeit des Chlorophylls zu testen, das Blut der erkrankten Tiere zu regenerieren. Die erste Gruppe erhielt täglich Chlorophyll über die Nahrung, die zweite Gruppe nicht. Die Tiere der ersten Gruppe nutzten die Bestandteile des Chlorophylls zum Aufbau (des Hämoglobins) neuer roter Blutkörperchen und erholten sich von der Anämie. Die zweite Gruppe hingegen blieb dauerhaft anämisch.

Die vollkommene Entgiftung des Körpers kann sieben Jahre dauern. So lange braucht unser Körper, um alle Zellen zu erneuern. Trotzdem wird in den ersten sieben Tagen des Detox-Programms mehr als die Hälfte der Schadstoffe aus dem Körper ausgeschieden. Letztlich aber findet die Heilung in zwei verschiedenen Phasen statt:

| Tabelle 2: Die Phasen der Entgiftung | |
|---|---|
| Die Zeit nach dem Detox-Programm | Auswirkungen |
| *in den ersten 1½ Jahren* | Reinigung des Verdauungstrakts, Auflösung von Fettdepots und Kalkablagerungen |
| *nach 1½ bis 2 Jahren* | Reinigung des tiefer gelegenen Gewebes und der Gelenke |
| *nach 2 bis 5 Jahren* | Reinigung des Knochengewebes, der Sehnen und Bänder, weitere Reinigung der Gelenke |
| *nach 5½ bis 6 Jahren* | Organe richten sich neu aus und werden erneuert |
| *6 bis 7 Jahre* | Reinigung des Gehirngewebes und der Nervenzellen |

Je mehr Giftstoffe ausgeschieden werden, desto besser wird es Ihnen gehen. Mit der Zeit wird nicht nur Ihre Gesundheit sich verbessern, sondern auch Ihr Lebensgefühl. Die Intelligenz Ihres Körpers sorgt dafür, dass jeder Teil des Ganzen gleichermaßen mit einbezogen wird. Wenn ein Teil von Ihnen erneuert wird, profitiert Ihr gesamter Körper von der wieder einkehrenden Harmonie.

Kapitel 4

# Was die Natur Ihrem Körper schenkt

*Die wirksamste Medizin ist die natürliche Heilkraft, die in jedem von uns liegt.*
Hippokrates

Jeder von uns besitzt außerordentliche Selbstheilungskräfte. Sie liegen in den hochspezialisierten Zellen unseres Immunsystems, die uns helfen, Krankheiten zu bekämpfen. Und das Abwehrsystem lässt sich durch die Lebenskraft der Natur immer wieder regenerieren.

Wenn das Immunsystem richtig funktioniert, stürzen sich gut zwei Milliarden Abwehrzellen auf verdächtige Eindringlinge, die unsere Gesundheit und unser Leben bedrohen könnten. H-Zellen, T-Zellen und andere weiße Blutkörperchen sind dabei die Hauptakteure. Sie spielen bei der Entgiftung des Körpers eine entscheidende Rolle.

Ein fünfjähriges Kind, das vom Spielplatz schlammverschmiert nach Hause kommt, war wohl allen möglichen Mikroorganismen ausgesetzt: Viren, Bakterien, Einzellern, Pilzen und so weiter. Viele dieser Mikroben werden schon durch den Schutzschild der Haut abgewehrt. Die Augen werden durch unser schnelles, unwillkürliches Blinzeln sauber gehalten, das eine antiseptische Flüssigkeit aus den Tränendrüsen über dem Augapfel verteilt. Der Schleim in der Nase stoppt weitere Eindringlinge. Die Magensäure und die Mikroben des Darmtrakts bekämpfen jene Mikroorganismen, die das Kind durch den Mund aufgenommen hat. Und das Immunsystem entsorgt entartete Zellen, die zu Krebszellen werden können.

Wenn im Körper ein Eindringling gesichtet wird, setzen die Immunzellen chemische Stoffe (Cytokine wie Interferon und Interleukin) frei. Diese mobilisieren andere Zellen des Immunsystems, die unterschiedliche Aufgaben erfüllen. Immunglobuline werden sozusagen als Kundschafter vorgeschickt. Wenn sie feststellen, dass der Körper von Viren, Bakterien oder Krebszellen bedroht wird, geben sie den T-Zellen Bescheid, die ihrerseits T-Killerzellen und B-Zellen aktivieren, die unwillkommene Eindringlinge erledigen und befallene Körperzellen zerstören.

Unser Immunsystem war nie zuvor in der Geschichte der Menschheit einem solchen Ansturm potenziell gesundheitsschädigender Stoffe ausgesetzt wie heute. Synthetische Chemikalien in Luft, Wasser, Nahrung, Medikamenten und Produkten des täglichen Konsums sind neue Bedrohungen, die sich zu den Mikroben (Bakterien, Viren und Ähnlichem) gesellen, mit denen unser Körper schon seit jeher zu kämpfen hat. Allein dadurch ist unser Immunsystem schon erheblich geschwächt. Wenn wir zu diesem giftigen Cocktail noch die Kraft unserer negativen Gedanken hinzurechnen, wird uns schnell klar, dass unser Immunsystem heute überlastet ist.

Stellen Sie sich vor, Sie müssten vierundzwanzig Stunden pro Tag, sieben Tage pro Woche arbeiten. Und genau das muss unser Immunsystem tun und nun auch noch zusätzlich mit all den Belastungen des heutigen Lebens fertig werden. Und was ist das Resultat? Erschöpfung, vorzeitiges Altern, Krankheit.

Ein klares Indiz dafür, dass das Immunsystem des heutigen Menschen ständig überfordert wird, ist die Tatsache, dass die Infektionen mit *Candida albicans*, einem hefeähnlichen Pilz, stetig ansteigen. Diese opportunistische Mikrobe schleicht sich überall dort ein, wo das Immunsystem geschwächt ist. Wenn ein Mensch unter Krebs, Diabetes, Herz-Kreislauf-Erkrankungen und so weiter leidet, erschwert die Infektion mit dem *Candida*-Pilz die Heilung zusätzlich.

*Candida albicans* ist vor allem bei Diabeteserkrankten zu finden, da er sich von Blutzucker ernährt. Wenn Sie unter einem erhöhten Blutzuckerspiegel leiden, sollten Sie nicht vergessen, dass Sie jetzt für diesen Pilz besonders anfällig sind. Eine leichte *Candida*-Infektion zeigt sich beispielsweise in einer juckenden Nase, brennenden oder juckenden Augen, häufigem Nasenfluss, häufigem Räuspern, Müdigkeit und verminderter geistiger Klarheit.

Es gibt mehrere Medikamente zur Behandlung der *Candida*-Infektion, doch unserer Erfahrung nach schwächen sie das Immunsystem nur weiter. Einige Ärzte empfehlen gar den Verzehr von mehr tierischem Eiweiß, was unserer Ansicht nach die schlechteste aller Behandlungsmöglichkeiten ist. Unsere Forschungsarbeit am *Hippocrates Institute* zeigt vielmehr, dass sich die Symptome auf diese Weise nur verschlimmern. Sie müssen sich den mit *Candida* infizierten Körper vorstellen wie eine große, feuchte Höhle, in der das Wasser von den Wänden tropft. So erhalten Sie ein recht genaues Bild von dem, was bei einer *Candida*-Infektion im Körper vorgeht.

Mit einer enzymarmen Ernährung – verbunden mit einer schlechten Sauerstoffversorgung des Körpers – haben Sie unwissentlich eine ideale Umgebung geschaffen, in der sich der Pilz unglaublich wohlfühlt und prima vermehren kann. Die effektivsten Waffen gegen den Pilz aber sind Sonnenlicht und Sauerstoff. Das bedeutet: Verzehren Sie rohe naturbelassene Gemüse und Salate sowie Sprossen von Gemüsen, Getreiden, Hülsenfrüchten und eingeweichte, angekeimte Nüsse. Sie bringen Sonnenenergie, das heißt Lebenskraft in den Körper zurück, mit deren Hilfe wir die Zellen reinigen können. Dazu noch regelmäßige Bewegung, nach Möglichkeit in der freien Natur ... und das *Candida*-Problem wird bald gelöst sein.

## Das Immunsystem regeneriert sich auf wundervolle Weise nach dem Zusammenbruch

*Als ich zweiundvierzig Jahre alt war, wurde bei mir ein* multiples Myelom *im Anfangsstadium festgestellt. Ein* Myelom *ist eine Krebserkrankung des Knochenmarks, bei der sich Plasmazellen bösartig vermehren. Plasmazellen sind ein wichtiger Teil des Immunsystems, da sie Antikörper produzieren, die Infektionen bekämpfen. Ein* multiples Myelom *bedeutet auch immer ein geschwächtes Immunsystem.*

*Früher war das eine Krankheit, die nur ältere Menschen bekamen. Heute werden* multiple Myelome *immer öfter auch bei jüngeren Menschen diagnostiziert. Wissenschaftler nehmen an, dass dies auf eine Kombination aus genetischen Faktoren sowie der Belastung des Körpers durch Schwermetall, Pestizide und andere Toxine zurückgeht. Es gibt bislang keine Therapie gegen* multiple Myelome.

*Meine Ärztin meinte, wir müssten die Entwicklung der Krankheit sorgfältig überwachen. Irgendwann würde ich eine Chemotherapie und eine Knochenmarkstransplantation brauchen. Sie riet mir, mich so zu ernähren wie bisher. Doch ich wollte nicht einfach vollkommen passiv abwarten, was mit mir geschah. Ich begann, nach Alternativen zu suchen. Ich wollte mein Schicksal selbst in die Hand nehmen.*

*Eines Tages, als ich gerade auf dem Weg zum Naturkostladen war, rammte eine Dame auf dem Parkplatz mein Auto, als sie mit ihrem Auto aus ihrer Parklücke fuhr. Ihre ersten Worte waren: „Ich bin sicher, dass wir uns nicht ohne Grund begegnet sind." Als sie mir ihre Karte gab, sah ich, dass sie für das* Hippocrates Institute *arbeitete. So lernte ich die Rohkost-Klinik kennen. Kurz darauf nahm ich an einem der Kurse teil und begann, mich entsprechend zu ernähren.*

*2002 ließ ich auf Anraten meines Hämatologen eine Knochenmarksbiopsie vornehmen. Im schriftlichen Befund stand Folgendes: „Die Untersuchung des Knochenmarks zeigte keine Anzeichen eines* multiplen Myeloms *und keinerlei immunspezifische Beeinträchtigungen." Für Normalsterbliche übersetzt hieß das: kein Krebs mehr! Das ist jetzt sieben Jahre her. Und ich fühle mich gesünder und lebendiger als je zuvor.*

Juanita Gonzales, *West Palm Beach, Florida*

Ob jedoch unsere Nahrung unser Immunsystem stärken kann, das hängt ganz davon ab, auf welchem Boden sie gewachsen ist. Böden, die arm an Mineralstoffen und Spurenelementen sind, aber stark mit Kunstdünger und Pestiziden belastet, können uns nicht das liefern, was unser Abwehrsystem braucht.

Meiner Erfahrung nach sterben Menschen selten an der Krankheit, die als lebensbedrohlich diagnostiziert wurde. Schwerkranke sind meist ausgetrocknet und können nicht mehr richtig schlafen. Beides schwächt das Immunsystem und setzt eine Kettenreaktion in Gang, die immer mehr Systeme versagen lässt – und das ist meist die eigentliche Todesursache.

Im *Hippocrates Institute* haben wir ein Wellness-Programm für das Immunsystem entwickelt, das auf einem ganzheitlichen, integrativen Ansatz beruht. Wir kombinieren Detox-Methoden mit der Lebenskraft frischer, naturbelassener, biologisch-organisch angebauter roher pflanzlicher Nahrungsmittel, mit ausgewählten Nahrungsergänzungsmitteln, einem ausgewogenen Verhältnis von Ruhe und Bewegung und einer ordentlichen Dosis positiven Denkens. Das Zusammenspiel der einzelnen Maßnahmen regt die Selbstheilungskräfte des Körpers an.

## Die Ernährung

Wenn wir gegarte Nahrungsmittel essen, reagiert unser Immunsystem, als würde gerade ein Heer von Mikroben unseren Körper überfallen. Weiße Blutkörperchen in großer Zahl werden mobili-siert und stürzen sich auf den vermeintlichen Eindringling. Je mehr gegarte Nahrung wir zu uns nehmen, desto häufiger muss unser Immunsystem reagieren. Auf diese Weise verliert es Energie. Es kann deutlich weniger effektiv sein im Kampf gegen die wirklich gefährlichen Mikroorganismen, die es bekämpfen muss, damit wir gesund bleiben.

Über die immundämpfenden Auswirkungen gegarter Nahrung berichtete bereits Paul Kouchakoff auf dem Ersten Internationalen Kongress für Mikrobiologie 1930 in Paris. Der Schweizer Arzt hatte entdeckt, dass der Verzehr von gegarter Nahrung zu *Leukozytose* führt, zu einer enormen Vermehrung weißer Blutkörperchen im Blut. Beim Verzehr von Rohkost bleibt diese körperliche Reaktion aus.

Am Institut für Klinische Chemie am Universitätsspital in Lausanne/Schweiz führte Dr. Paul Kouchakoff mehr als 300 Versuche über den Zusammenhang zwischen weißen Blutkörperchen und Rohkost beziehungsweise gegarter Kost durch. Er kam zu dem Schluss, dass der Körper auf Nahrung, die hohen Temperaturen ausgesetzt war, mit Krankheitsanzeichen reagiert. Vor Kouchakoff war die Medizin davon ausgegangen, dass diese vorübergehende *Leukozytose* ein natürliches physiologisches Phänomen ist. Kouchakoff fand außerdem heraus, dass das Immunsystem am stärksten auf gegartes oder geräuchertes Fleisch reagierte. Der Anstieg der weißen Blutkörperchen beim Verzehr solcher Nahrungsmittel ließ sich nur mit dem Kampf des Körpers gegen Giftstoffe oder andere krank machende Einflüsse vergleichen.

Am *Hippocrates Institute* führten wir in den Jahren 1982 und 1983 eine vergleichbare Studie durch und kamen zu denselben Ergebnissen. Dass zwischen einer rohen, veganen Ernährung, der Stärkung des Immunsystems und der Heilung lebensgefährlicher Erkrankungen ein Zusammenhang besteht, konnte dabei zweifelsfrei nachgewiesen werden. Bei dieser Studie, an der 275 Menschen teilnahmen, untersuchten wir die Immunantwort der Probanden im Verhältnis zum Anteil gegarter Lebensmittel in ihrer Gesamternährung.

Und das sind die Ergebnisse: Besteht die Ernährung zu 25 bis 30 Prozent aus gegarter Nahrung (gemessen am Gewicht der verzehrten Lebensmittel), arbeitet das Immunsystem um 17,6 Prozent weniger. Liegt der Anteil gegarter Lebensmittel im Verhältnis zu den Gesamtnahrungsmitteln über 30 Prozent, wird die körperliche Abwehr um 48 Prozent und mehr reduziert. Daher empfehlen wir jedem, der ernsthaft krank ist, sich zwei Jahre lang ausschließlich von veganen rohköstlichen Lebensmitteln zu ernähren. Auf diese Weise kann das Immunsystem sich ganz auf den Kampf gegen die Krankheit konzentrieren.

Unserer Erfahrung nach erholt sich das Immunsystem vollständig, wenn man zwei Jahre lang ausschließlich vegane Rohkost zu sich nimmt. Damit öffnet sich das Tor der Körpers zur natürlichen Lebenskraft, die endlich jene Aufgabe erledigen kann, die die Natur ihr zugedacht hat.

Unsere Beobachtungen über die Auswirkungen rohköstlicher Ernährung auf das Immunsystem werden von zahlreichen wissenschaftlichen Untersuchungen gestützt. 1990 beispielsweise wurde in Deutschland eine Studie durchgeführt, die belegt, dass Rohkost das Immunsystem positiv beeinflusst, sodass es seine antibiotische, antiallergische, entzündungshemmende und tumorschützende Funktionen wieder ausüben kann.

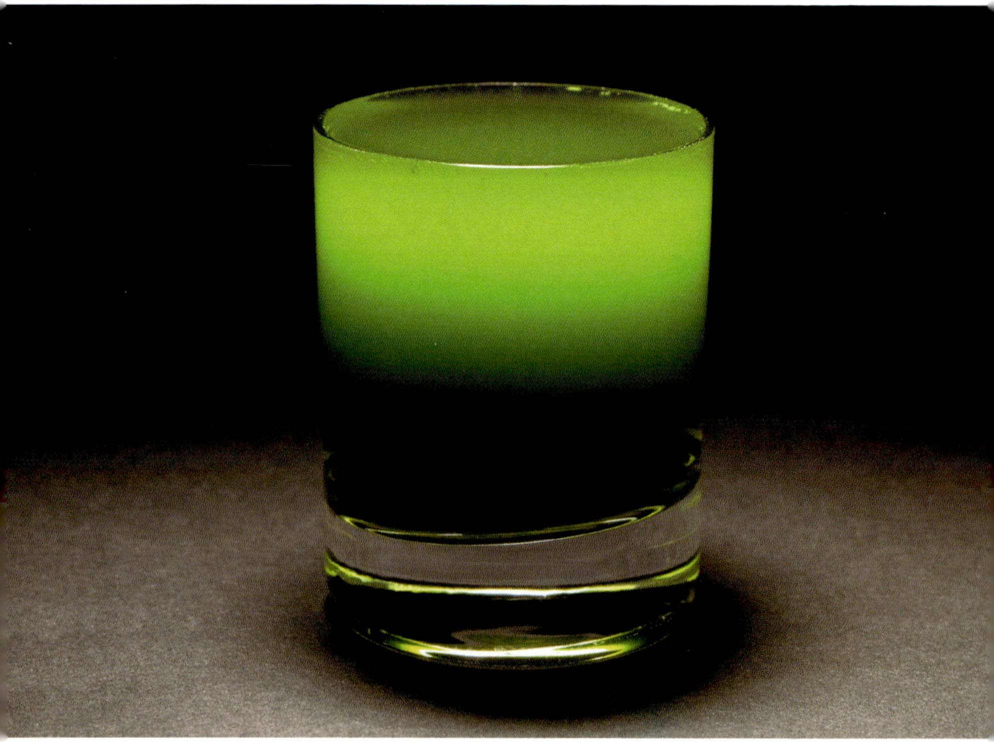

*Weizengrassaft ist hochwertiges Lebensmittel und Therapeutikum zugleich: Er ist Lebenskraft pur!*

An der *Oregon Health and Science University* untersuchte man über 42 Monate lang das Immunsystem von 42 Affen. Die Hälfte der Tiere bekam eine ausgewogene, aber kalorienreduzierte Ernährung, die andere Hälfte bekam das, was Affen gewöhnlich so fressen. Die Affen mit der kalorienreduzierten, ausgewogenen Ernährung hatten eindeutig bessere T-Zellen-Werte. Diese Studie wurde im Dezember 2006 in den *Proceedings of the National Academies of Science* veröffentlicht.

Mehr als 70 wissenschaftliche Untersuchungen belegen den außergewöhnlichen Wert des Betacarotins, das in hohem Maß zum Beispiel in keimenden Sonnenblumen- oder Alfalfasprossen, aber auch in anderen Keimlingen enthalten ist. Der sekundäre Pflanzenstoff neutralisiert freie Radikale, die zu Zellschäden und damit zu Krebs führen, und stärkt das Immunsystem, sodass es uns besser vor Tumoren schützen kann, vor allem vor Lungen- und Hautkrebs.

## Und noch einmal: der Weizengrassaft

Weizengrassaft ist das Lebensmittel mit dem höchsten Anteil an Chlorophyll überhaupt. Und dieser Pflanzenfarbstoff ist ein Schlüsselmolekül, wenn es um die Lebenskraft geht. Zahlreiche Laborexperimente und Studien am Menschen zeigen, dass Chlorophyll bei einer ganzen Reihe von Störungen therapeutisch angewandt werden kann.

- Der therapeutische Wert des Chlorophylls bei Blutarmut, Tuberkulose, Arteriosklerose und anderen Krankheiten wird in einem Artikel im *Journal of Biological Chemistry* beschrieben. Ein weiterer Artikel in derselben Zeitschrift sowie ein Forschungsbericht im *American Journal of Surgery* weisen darauf hin, dass Chlorophyll die Neubildung von Gewebe anregt und bei Geschwüren eine heilende Wirkung entfaltet.
- Eine Studie, die in der Fachzeitschrift *Gastroenterology* veröffentlicht wurde, weist auf die positive Wirkung von Chlorophyll bei Magen-, Darm- und Zwölffingerdarmgeschwüren

sowie anderen Störungen des Verdauungstrakts hin. Bei dieser Langzeitstudie wurden 79 Patienten mit Magengeschwüren mit Chlorophyll behandelt. 58 davon konnten innerhalb von 2 bis 7 Wochen vollständig geheilt werden. Keiner der Patienten erlitt einen Rückfall.

- Chlorophyll unterbindet effektiv den Fäulnisprozess bei der Verdauung von Proteinen durch Bakterien, der im Darm von Fleischessern gewöhnlich stattfindet.
- Mindestens vier Studien aus den 1950er-Jahren wiesen nach, dass Versuchstiere eine Strahlentherapie besser überstanden, wenn sie chlorophyllreich (mit Grünkohl) ernährt wurden.

## Nahrungsergänzungsmittel

Wir nehmen Nahrungsergänzungsmittel ein, um unser Immunsystem fit zu halten, doch mehr als 90 Prozent der heute verkauften Nahrungsergänzungsmittel werden nicht aus Pflanzen gewonnen, sondern von Pharmafirmen aus synthetischen Chemikalien zusammengemixt.

Daher empfehlen wir ausschließlich vollwertige Nahrungsergänzungsmittel, die aus naturbelassenen Lebensmitteln, Kräutern, Enzymen und anderen pflanzlichen Wirkstoffen hergestellt werden. Nur sie enthalten alle Bestandteile, die als Cofaktoren wirken – verschiedene Moleküle und Molekülgruppen also, die für die Arbeit der Enzyme unerlässlich sind. Synthetisch hergestellte Nahrungsergänzungsmittel haben diesen synergetischen Effekt auf unseren Organismus nicht, der durch die in der Natur vorkommende Kombination von Wirk- und Nährstoffen entsteht.

Bei einer Langzeitstudie im *Hippocrates Institute*, die sich über 2 Jahre erstreckte, überprüften wir die Wirkung von Nahrungsergänzungsmitteln auf das Immunsystem. Wir teilten 284 Personen nach der Stärke ihres Immunsystems in zwei Gruppen ein. Zuerst wurden Blutproben entnommen und die Konzentration von T-Zellen, H-Zellen und anderen Immunzellen wurde ermittelt. An der Studie nahmen Männer und Frauen teil. Was Alter, Beruf, sportliche Aktivitäten und sozialen Hintergrund anbelangte, waren die Probanden bunt gemischt.

Menschen mit einem starken Abwehrsystem gehörten zur „gesunden“ Gruppe, die sich bester Gesundheit erfreuten. Die Gruppe der „Kranken“ umfasste Menschen, die weniger gute Blutwerte hatten, und solche, deren Immunsystem schlecht oder gar nicht arbeitete. Jeder Teilnehmer erhielt eine individuell zusammengestellte Kombination von Nahrungsergänzungsmitteln.

Die Resultate aus dem Jahr 1994 zeigten, dass die zum Aufbau des Immunsystems gegebenen Nahrungsergänzungsmittel bei den Probanden der „kranken“ Gruppe zu einer Zunahme der Immunzellen von durchschnittlich 26 Prozent führte. Das ist für so manchen lebensrettend. Bei den Teilnehmern, die zur „gesunden“ Gruppe gehörten, erholte sich das Immunsystem zwar auch, doch im Durchschnitt nur um etwa 7 Prozent. Das ist zwar nicht viel, für Menschen aber, die täglich ein hohes Maß an Energie brauchen wie Sportler, Schwangere oder Leute, die häufig auf Reisen sind, kann das entscheidend sein.

Die Teilnehmer beider Gruppen meinten, sie fühlten sich energiegeladener, kraftvoller, klarer im Kopf und wohler in ihrem Körper. Die Studie zeigte außerdem, dass die meisten Teilnehmer Nahrungsergänzungsmittel brauchten, damit sich das Abwehrsystem innerhalb von zwei Jahren regenerieren konnte und ihre Immunzellen sich entsprechend zu vermehren vermochten. Die meisten Probanden nehmen diese Nahrungsergänzungs-mittel bis heute, weil sie auch gegen die Auswirkungen vorzei-tigen Alterns helfen.

Eines der besten Nahrungsergänzungsmittel überhaupt sind Blau- und Grünalgen. Algen sind Einzeller, in denen unglaublich viel Chlorophyll steckt. Daher stärken sie das Immunsystem. Eine Gruppe von Wissenschaftlern im *Royal Victoria Hospital* in Montreal/Kanada untersuchte, wie das Nahrungsergänzungsmittel *Super Blue-Green Algae* auf das menschliche Immunsystem wirkt. Die Ergebnisse der Doppelblindstudie, die mit 50 Patienten durchgeführt wurde, wurden 1998 veröffentlicht. Hier wurde offensichtlich, dass der Verzehr von 1,5 Gramm dieses Algenpräparats pro Tag die Aktivität der natürlichen Killerzellen bei den Patienten enorm verbesserte. Offensichtlich bewirkten die Algen, dass die Killerzellen entartete Zellen vermehrt auch in den Geweben absterben ließen. Andere Studien zur Wirkung von Grün- und Blaualgen zeigen, dass sie auch den Cholesterinspiegel senken können.

Blau- und Grünalgen waren die ersten Lebensformen auf dem Planeten, die Sauerstoff produzierten und so die Entwicklung des Lebens auf der Erde ermöglichten. Algen sind also tatsächlich „Urnahrung", die den Körper auf der Ebene der Zellen und der DNS unterstützt. Daher geben wir sie allen unseren Gästen sowohl als Tabletten als auch in flüssiger Form. Diese außerordentlichen Einzeller sind darüber hinaus eine fantastische „Gehirnnahrung". Sie unterstützen das Gehirn beim Aufbau neuer Strukturen und schützen vor Aufmerksamkeitsdefizitstörungen (ADS) und Gedächtnisverlust.

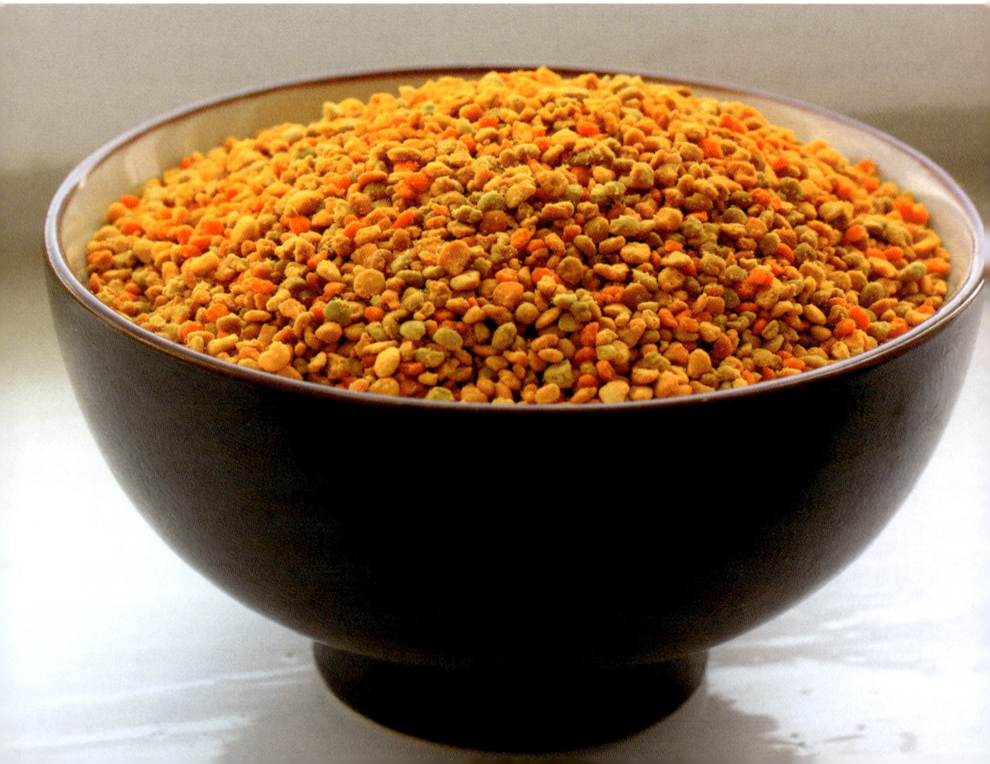

Tipps aus dem Hippocrates-Programm

## Nahrungsergänzungen

Im Folgenden finden Sie einige Nahrungsergänzungsmittel, die wir in unserem Gesundheitszentrum einsetzen, damit unsere Gäste Gesundheit und Heilung finden:

- **Grünalgen und Blaualgen:** Diese chlorophyllreichen Einzeller liefern ungeheuer viel Protein. Sie stärken unsere roten Blutkörperchen und tragen zu ihrer Vermehrung bei. Außerdem schützen sie die DNS und unterstützen die Neubildung von Zellen.
- **Blütenpollen:** Pollen lindern Allergien, liefern Vitamine, Mineralstoffe und Proteine für Muskeln, Gehirnzellen und Gewebe.
- **Vollwertige Nahrungsergänzungsmittel aus Pflanzen:** Nahrungsergänzungsmittel, die auf schonende Weise aus biologisch-organisch gezogenen Pflanzen gewonnen werden, enthalten alle Cofaktoren, die die Effizienz biochemischer Prozesse fördern, also auch die Verwertbarkeit der Nahrungsergänzungsmittel durch den Körper sicherstellen.
- **Flüssige ionisierte Mineralstoffe:** Die meisten Mineralstoffpräparate kann der Körper nur schlecht verwerten. Ihre Einnahme führt häufig sogar zur weiteren Entmineralisierung des Körpers, vor allem wenn die Mineralstoffe in großen Molekülen vorliegen. Ionisierte Mineralstoffe können aber leichter aufgenommen werden. Mineralstoffmangel macht sich im Körper schneller bemerkbar als andere Nährstoffdefizite.
- **Meeresgemüse:** Meeresalgen sind protein- und chlorophyllreich, enthalten unzählige Mineralstoffe und Spurenelemente und tragen zum Zellwachstum und zur gesunden Entwicklung der Drüsen bei.

*Nutzen Sie die pure pflanzliche Heilkraft der süßlich schmeckenden Blütenpollen, denn sie sind reich an essentiellen Aminosäuren, Vitaminen, Mineralstoffen, Enzymen, pflanzlichen Hormonen, Abwehrstoffen …*

## Schlaf und Erholung

Erholsamer Schlaf ist der Königsweg zur Erholung des Körpers, obwohl gerade dieser Punkt häufig übersehen wird. Schlaf schützt, erneuert und regeneriert jede einzelne Zelle. Ist Ihnen je aufgefallen, wie schnell Sie sich bei einer Erkältung gesünder fühlen, wenn Sie ausreichend schlafen? Sind Sie hingegen krank und schlafen nur ein paar Stunden jede Nacht, erholen Sie sich weitaus langsamer.

An der *University of Chicago* wurde mit männlichen und weiblichen Athleten Anfang zwanzig eine Studie zum Thema „Schlafentzug" durchgeführt, die im *Journal of the American Medical Association* veröffentlicht wurde. Die Probanden durften 7 Tage lang nur 4 Stunden pro Nacht schlafen. Nach nur 48 Stunden ohne Normalschlaf begannen sie bereits, Symptome zu zeigen, wie sie sonst bei 75-Jährigen üblich sind. Alle Körperfunktionen, vor allem aber das Immunsystem, litten erheblich unter dem Schlafentzug.

Die *American Cancer Society* untersuchte über 6 Jahre lang an 1 Million Menschen, welche ihrer Gewohnheiten sich gesundheitsfördernd und welche gesundheitsschädlich auswirkten. Die Untersuchung zeigte, dass der Kreis von Menschen, die nur 4 Stunden oder weniger oder mehr als 9 Stunden pro Nacht schliefen, über alle Altersgruppen hinweg die höchste Sterblichkeitsrate aufwies. Die niedrigste Sterblichkeitsrate zeigte sich bei der Gruppe, die 8 Stunden am Stück durchschlafen konnte.

Am *Hippocrates Institute* betrachten wir ausreichenden Schlaf – neben einer positiven Lebenseinstellung, rohköstlicher Ernährung und Sport – als wichtigen Grundpfeiler, um zur Lebenskraft zurückzufinden. Daher haben wir auch unsere Meinung im Hinblick auf natürliche Schlafmittel geändert. Wenn Sie es mit Meditation, Entspannungstechniken, Gebet, Kontemplation wirklich versucht haben und trotzdem nicht schlafen können, sollten Sie vielleicht einige der chinesischen Heilkräuter ausprobieren, die auf dem Markt sind. Sollten auch diese nicht wirken, können Sie auch für kurze Zeit auf verschreibungspflichtige Schlafmittel zurückgreifen. Diese haben trotz ihrer unbestreitbaren Nebenwirkungen weniger gravierende Auswirkungen auf das Immunsystem als dauerhafter Schlafentzug.

Der ideale Schlafrhythmus ist: Zubettgehen kurz nach Sonnenuntergang, Aufstehen bei Sonnenaufgang. Ein kurzer Mittagsschlaf, die altbekannte Siesta, kann das Immunsystem zusätzlich stärken. Zu den bekennenden Siesta-Anhängern zählten unter anderen Thomas Edison, Buckminster Fuller, Mahatma Gandhi und Albert Einstein. Leider kommen wir bei unserer hektischen Lebensweise kaum noch dazu, mittags ein Schläfchen zu halten – ausgenommen am Wochenende oder an anderen freien Tagen.

## Sport

Sich mit vollwertigen pflanzlichen Lebensmitteln zu ernähren ist also ein wichtiger Punkt auf unserem Weg zu einer gesunden Lebensweise. Doch es gibt noch mehr Puzzleteile, die uns helfen, das Immunsystem zu stützen. Eines davon ist körperliche Bewegung. Dazu gibt es eine hochinteressante Studie von der *Loma Linda University* in Kalifornien. Sie zeigt, dass Sie nicht einmal intensiv Sport treiben müssen, um Ihr Immunsystem zu stärken und die Wahrscheinlichkeit einer Erkrankung entsprechend zu senken.

50 Frauen, die normalerweise keinerlei Sport betrieben, wurden in zwei Gruppen aufgeteilt. Die erste Gruppe machte 5 Tage pro Woche einen flotten Spaziergang von 45 Minuten, die andere Gruppe lebte so „bewegungsfrei" weiter wie bisher. Während der 15 Wochen dauernden Studie waren die Nicht-Spaziergängerinnen im Durchschnitt 10 Tage krank, die Spaziergängerinnen hingegen nur 5 Tage. Bei den Spaziergängerinnen wurden mehr Immunzellen produziert, bei der anderen Gruppe nicht.

David Nieman, Vorstand des *Health Science Department* in Loma Linda, hat dazu eine Theorie entwickelt. Seiner Ansicht nach entwickeln bewegungsfreudige Menschen mehr Antikörper, die Viren oder Bakterien unschädlich machen. Er meint: „Flotte Spaziergänge oder Walking scheinen das Immunsystem zu aktivieren, sodass es schneller reagieren kann."

Bei mäßiger körperlicher Anstrengung setzt das Gehirn Endorphine frei, die uns ein natürliches Hochgefühl verschaffen. Es gibt erste Anzeichen dafür, dass diese Endorphine auch das Immunsystem anregen. Denn ein Training im aeroben Bereich (bei dem der Körper genügend Sauerstoff bekommt) erhöht die Körpertemperatur, wodurch das Immunsystem schneller arbeitet.

Eine 2006 in der Fachzeitschrift *Cell Biochemistry and Function* veröffentlichte Studie zeigt, dass mäßige, aber regelmäßige körperliche Bewegung das Abwehrsystem stärkt, sodass es wirksam vor Infektionen und Tumorwachstum schützt. Dies liegt offensichtlich daran, dass die Immunzellen sich nicht nur vermehren, sondern sich durch den angeregten Stoffwechsel auch schneller durch den Körper bewegen können. „Doch wie genau körperliche Bewegung das Immunsystem besser auf seine Herausforderungen vorbereitet, ist nach wie vor größtenteils unbekannt", meint das Forscherteam. Andere Studien allerdings zeigen, dass aktive Muskelzellen mehr Glutamin (eine Aminosäure) produzieren und dass körperliche Bewegung die Zahl der Fresszellen (Makrophagen; zerstören die Fremdkörper) im Blut fast aufs Doppelte ansteigen lässt.

Gemäßigtes Training ist also gut für den Körper. Mittlerweile allerdings gibt es auch Hinweise, dass übermäßiges Training den gegenteiligen Effekt hat. Langfristige Belastung am oberen Limit schwächt die Immunantwort. Das Forscherteam von der *Loma Linda University* in Kalifornien beobachtete unter anderem Marathonläufer und stellte fest, dass die Läufer noch Stunden nach dem Lauf eine geringere Immunreaktion zeigten. Offensichtlich gibt es ein Zeitfenster von 3 bis 12 Stunden nach der langen Ausdauerbelastung, in der das Immunsystem deutlich geschwächt ist. Und das liegt wohl daran, dass bei einer solchen körperlichen Belastung hohe Mengen der Stresshormone Cortisol und Adrenalin ausgeschüttet werden.

Ein geschwächtes Immunsystem kann auf Mangelernährung, Erschöpfung, Schlafmangel, Stress und eine ungesunde Lebensweise zurückzuführen sein. Unter Medizinern ist ja seit Längerem bekannt, dass Stress, wie er zum Beispiel nach dem Tod des Lebenspartners oder nach anderen psychischen Traumata erlebt wird, das Immunsystem so sehr schädigen kann, dass der Betreffende krank wird oder gar stirbt.

## Ein regeneriertes Immunsystem heilt

*Meine ganz persönliche Hölle begann mit den Worten: „Sie haben einen inoperablen Tumor. Sie werden entweder Ihr Bein verlieren oder Ihr Leben!“ Ausgesprochen hat sie mein Onkologe, der erfolglos versucht hatte, den Tumor in meinem linken Knie zu entfernen. „Ich kann nicht garantieren, dass Sie nach der Amputation weiterleben werden“, fuhr er fort. „Aber zumindest haben Sie eine kleine Chance.“*

*Kurz darauf bat das Krankenhaus meinen Mann zu einem Gespräch. Offenkundig fiel die Prognose für mich nicht gerade optimistisch aus. Mein Mann und ich waren am Boden zerstört. Ich konnte einfach nicht glauben, dass ich mein Bein verlieren sollte oder gar beide. Ich entschloss mich zu einer hyperthermen isolierten Zytostatikaperfusion, einer Art lokaler und besonders starker Chemotherapie. Die Behandlung selbst war schon aufreibend, doch am schlimmsten war, dass der operierende Onkologe ohne zu fragen alle Lymphknoten in der linken Leiste entfernt hatte. Ich hatte einen wichtigen Teil meines Immunsystems verloren, völlig sinnlos im Übrigen, denn in den Lymphknoten waren keine Krebszellen gefunden worden.*

*Und damit war mein Leidensweg noch nicht zu Ende. Durch eine schlecht gelegte Drainage in meinem Bein bekam ich auch noch eine lebensbedrohliche Infektion. Wieder musste ich ins Krankenhaus. Mein Zustand verschlechterte sich. Ich glaube, ich war dem Tode nahe. Schließlich entschied ich mich dazu, alle Medikamente abzusetzen. Mir schien, dass sie mir mehr schadeten als nützten. Nun suchten mein Mann und ich einen Ort, an dem ich mich erholen konnte – ohne weiter vergiftet zu werden. Da entdeckten wir das* Hippocrates Institute. *Wir meldeten uns für einen der Kurse an, und ich hielt mich an das Programm – peinlich genau. Auch nachdem wir das* Hippocrates Institute *verlassen hatten, ernährten wir uns weiter rohköstlich und vegan. Nach einem Jahr ergab die Magnetresonanztomografie, dass das Sarkom in meinem Knie von 42 auf 27 Millimeter geschrumpft war. Vor allem aber hatte es sich von den Blutgefäßen, Nerven und Geweben der Umgebung vollkommen abgekapselt. Der Arzt reichte meinem Mann die Aufnahme, drehte sich zu mir um und sagte: „Gratuliere!“ Und wir weinten ein weiteres Mal, doch diesmal vor Freude.*

*Meine letzte MRT machte ich im November 2011. Der Tumor war um 90 Prozent geschrumpft. Mein Immunsystem, das sich so gut erholt hatte, wurde nun offensichtlich mit ihm fertig. Der Radiologe, der 1996 die erste Aufnahme gemacht hatte und sie mit der letzten verglich, meinte, er habe so etwas in seiner fünfundzwanzigjährigen Laufbahn noch nicht erlebt. Auch der Chefarzt der Onkologie war mehr als erstaunt. Nicht nur darüber, dass ich mein Bein behalten hatte, sondern auch darüber, dass sich der Tumor so weit zurückgebildet hatte. Ich fragte ihn, ob er denn nicht wissen wolle, was mir geholfen hatte. Zu meinem unendlichen Erstaunen meinte er: „Ich habe leider keine Zeit dafür."*
*Heute kann ich sagen, dass mein wunderbares Immunsystem sogar ohne die entfernten Lymphknoten den Schaden beseitigte, sodass neues Gewebe heranwachsen konnte. Mein ehemals krankes Bein sieht großartig aus. Es fühlt sich fast genauso stark an wie das andere. Ich fühle mich energiegeladen und gesund. Mein Mann und ich haben begonnen, Standardtänze zu lernen. Wir sind mittlerweile richtig gut darin …*
Alice Stern, *West Palm Beach, Florida*

## Vorstellungskraft und Emotionen

Vor einigen Jahren kam ein Gast des *Hippocrates Institute* plötzlich in mein Büro. Er hatte einen dicken Stapel medizinischer Berichte unter dem Arm. Nachdem ich alles aufmerksam durchgelesen hatte, bat er mich um meine Meinung zu seinem Krebs, der bereits zahlreiche Metastasen im ganzen Körper gestreut hatte, die sowohl in lebenswichtigen Organen saßen als auch in den Knochen. Als ich antwortete, es sei sehr unwahrscheinlich, dass drei Onkologen sich irrten, fegte er die Berichte von meinem Tisch, warf mir ein paar Schimpfworte an den Kopf und stürmte, die Tür hinter sich zuschlagend, hinaus.

Ein Jahr später kam er wieder. Er trat in mein Büro, beschimpfte mich und warf mir an den Kopf, dass alle Ärzte, mich eingeschlossen, sich im Hinblick auf seinen Gesundheitszustand getäuscht hätten. Ich wollte mich gerade verteidigen, als es mir plötzlich wie Schuppen von den Augen fiel: Der Glaube dieses Mannes war stärker gewesen als seine Krankheit ... Noch viele Jahre später, er war schon weit über achtzig, erfreute er sich bester Gesundheit.

Die westliche Medizin war immer schon recht stur in ihren Ansichten. Zu ihren beharrlich gepflegten Dogmen gehörte unter anderem, dass das menschliche Immunsystem von anderen körperlichen Systemen unabhängig arbeitet. Diese Vorstellung leitete man von der Tatsache ab, dass man eine T-Zelle in ein Reagenzglas stecken kann und sie dort weiter eine ganze Zeit lang Giftstoffe unschädlich macht. Und so war man auch lange Zeit der Meinung, Gedanken und Gefühle hätten nichts mit dem Körper zu tun.

Dann aber kam die Psychoneuroimmunologie und lehrte uns, dass unsere Emotionen und Denkmuster einen enorm großen Einfluss auf unser Wohlbefinden ausüben. Gedanken und Gefühle beeinflussen Chemie und „Elektrik" des Körpers. Und beide haben eine Wirkung auf das Immunsystem. Dieser Prozess beginnt bereits im limbischen System. Von dort gelangt „emotionale Information" zu den Rezeptoren unseres endokrinen Systems. Verantwortlich dafür sind aus Aminosäuren aufgebaute Neuropeptide, die als Botenstoff zwischen Nervenzellen fungieren.

Monozyten, wichtige Zellen in unserem Immunsystem, besitzen Rezeptoren für eben diese Neuropeptide. Wissenschaftliche Untersuchungen zeigten, dass die Nervenstränge, die jedes Organ durchziehen, über die Monozyten mit dem Immunsystem in Verbindung stehen. Wenn wir Emotionen unterdrücken, zirkulieren die von ihnen „geprägten" Neuropeptide, ohne Rezeptoren zu finden. Wir müssen uns das vorstellen wie einen Fehler in einem Computerprogramm, der dazu führt, dass immer dieselbe Schleife ausgeführt wird.

Der Zellbiologe Bruce Lipton, dem Sie schon in Kapitel 2 begegnet sind, hat sein Leben damit verbracht, nach den Mechanismen zu suchen, die dafür sorgen, dass positives Denken sich auf unser Immunsystem auswirkt. „Das Gehirn kontrolliert das Verhalten der Körperzellen“[14], schreibt er in *Intelligente Zellen.* Und weiter: „Es ist eine Tatsache, dass die Kraft des Geistes effektiver sein kann als die Medikamente, von denen Ihnen beigebracht wurde, dass Sie sie brauchen.“[15]

Einzelne Zellen in unserem Körper besäßen eine ihnen eigene Intelligenz, meint Lipton, dem es gelang, dies im Labor nachzuweisen. „Wenn sich die Zellen zu mehrzelligen Gemeinschaften zusammenschließen, folgen sie der ‚kollektiven Stimme‘ des Organismus, selbst wenn diese Stimme ein selbstzerstörerisches Verhalten verlangt.“[16] Diese „kollektive Stimme“ im Menschen ist der Zusammenklang von bewusstem Geist und dem Unbewussten, die sich gemeinsam auf Heilung ausrichten.

Wissenschaftler, die das Zusammenspiel von Körper und Geist erforschen, konnten einen direkten Zusammenhang zwischen Stress – der die Aktivität des Immunsystems hemmt – und Hormonstörungen beziehungsweise Herzkrankheiten feststellen. Emotionaler Stress führt zu Hormonstörungen und fördert die Produktion entarteter Zellen. Im Normalfall fegt unser Immunsystem diese Zellen weg wie ein Kehrbesen. Doch wenn Putzmann oder Putzfrau von Stress ermüdet ist oder sich zu viel Staub ansammelt, dann schaffen es die Zellen der Körperabwehr nicht mehr, damit fertig zu werden.

Am kalifornischen *Institute of HeartMath*, an dem man die Zusammenhänge zwischen Emotionen und Herzerkrankungen erforscht, wurden Studien durchgeführt, die eindeutig zeigen, wie Stress das Risiko für Herzerkrankungen erhöht. Negative Emotionen setzen im Körper eine Kettenreaktion in Gang, die zuerst den Stresshormonspiegel im Blut erhöht. Dann verengen sich die Blutgefäße, der Blutdruck steigt und das Immunsystem zeigt erste Ermüdungs-

14 Lipton, Bruce H.: *Intelligente Zellen*, S. 129

15 Lipton, Bruce H.: *Intelligente Zellen*, S. 123

16 Lipton, Bruce H.: *Intelligente Zellen*, S. 165

## Gesünder als je zuvor

*Als ich acht Jahre alt war, hatte ich einen Milzriss. Die Ärzte mussten die Milz vollständig entfernen. Dabei schnitten sie auch einen Teil des Darms heraus. In meiner Kindheit hatte ich daher immer wieder mit schweren Erkältungen und grippalen Infekten zu kämpfen. Später verlor ich dann auch mein Hörvermögen auf dem linken Ohr.*

*Als Erwachsener hatte ich ebenfalls immer mit Infektionen zu kämpfen. Kurz nach meiner Hochzeit zum Beispiel erkrankte ich an* spinaler Meningitis *und starb fast daran. Überall am Körper hatte ich wunde Stellen. Ich litt unter hohem Blutdruck, einem zu hohen Cholesterinspiegel und* Osteo-Arthritis. *Nacken, Schultern und Arme schmerzten ständig.*

*Im März 2003 hatte ich einen* Grand Mal, *einen schweren epileptischen Anfall. Als ich daraufhin eine Computertomografie machen ließ, entdeckte man einen großen Tumor in meinem Gehirn, an einer Stelle, an der man nicht operieren konnte. Der Tumor war mit dem Gehirngewebe verwachsen. Mein Arzt meinte, man müsse ihn weiterwachsen lassen, bis man sichergehen könne, dass bei einer Operation mindestens 70 Prozent des Tumors entfernt werden könnten. Wenn ich das überleben würde, würde ich Strahlen- und Chemotherapie benötigen.*

*Ich konnte nicht mehr arbeiten und nicht mehr mit meinen Kindern spielen. Tag für Tag schlief ich achtzehn bis zwanzig Stunden lang. Dann erzählte mir ein Freund vom* Hippocrates Institute, *das ihm und seiner Mutter sehr geholfen hatte. Also schickten meine Eltern mich dorthin. Obwohl es mir schwerfiel, hielt ich mich an das Programm und blieb auch später dabei. Es veränderte mein Leben von Grund auf. All das Chaos, das mein Leben bestimmt hatte – der hohe Blutdruck, das Cholesterin, die Schmerzen, mein Tumor –, verschwand entweder ganz oder ließ doch merklich nach. Meine letzte Magnetresonanztomografie zeigte, dass sich im Inneren meines Tumors zwei tote Stellen gebildet hatten und die Schwellung ganz zurückgegangen war. Ich bin heute gesünder, als ich es je war.*

Brian Touw, *Bloomingdale (New Jersey)*

erscheinungen. Bleibt der Stresspegel schließlich unvermindert hoch, wird das Herz durch unregelmäßigen Herzschlag noch weiter belastet.

Umgekehrt zeigen die Untersuchungen des *Institute of HeartMath*, dass positive Emotionen wie Liebe, Mitgefühl und Wertschätzung unser Herz kräftig und gleichmäßig schlagen lassen. Und das erhöht die Effizienz des Herz-Kreislauf-Systems enorm. Wenn wir uns an etwas erinnern, das in uns positive Gefühle auslöst, stärken wir gleichzeitig unser Herz und unser Immunsystem. „Dabei dürfen wir nicht vergessen", meint Rollin McCraty, Forschungsleiter bei *HeartMath*, „dass es nicht das Erinnerungsbild ist, das den Herzschlag gleichmäßiger schlagen lässt, sondern die damit verbundenen Emotionen. Wenn jemand sich auf ein positives Gefühl konzentriert, hat das klar nachweisbare Auswirkungen."

Candace B. Pert, die Autorin von *Moleküle der Gefühle*, konnte zeigen, dass Peptide, die von starken Emotionen aktiviert wurden, den Transport von Tumorzellen steuern können. Ihre Daten belegen, dass Tumorwachstum und Rückbildung von Tumoren mit der Einstellung der Betroffenen zum Leben in Zusammenhang steht.

Zwei Pioniere in der Tumorforschung, der Onkologe Oscar Carl Simonton und die Psychologin Stephanie Simonton, entwickelten, nachdem O. C. Simonton festgestellt hatte, dass Spontanremissionen sich immer bei Menschen einstellten, die von sich selbst sagten: „Ich habe mir immer vorgestellt, wie es mir wieder gut geht", ein Visualisierungsprogramm für Krebspatienten. Die Simontons arbeiteten mit 159 Krebspatienten, denen man nur noch 1 Jahr zu leben gegeben hatte. Sie hielten ihre Patienten an, zu visualisieren, wie die weißen Blutkörperchen in ihrem Blut sich vermehrten, sich auf die Krebszellen stürzten und sie zerstörten.

Die Patienten der Simontons kamen mit dieser Visualisierung unterschiedlich gut zurecht, doch nach gut 2 Jahren war fast die Hälfte der angeblich „Unheilbaren" immer noch am Leben und bei 22 Prozent gab es überhaupt keine Anzeichen mehr für einen Tumor.

Tipps aus dem Hippocrates-Programm

## So geben Sie Ihrem Immunsystem Power!

- Gehen Sie vor die Tür! Gehen Sie in die Sonne! 20 bis 30 Minuten täglich sollten Sie direkt oder indirekt Sonnenlicht tanken. Die beste Zeit dafür ist vor 9 Uhr morgens und nach 15 Uhr nachmittags im Winter beziehungsweise nach 18 Uhr abends im Sommer. Sonnenlicht belebt Ihre Augen, lassen Sie also die Sonnenbrille zu Hause. Die Sonne ist der beste Treibstoff fürs Immunsystem.
- Sorgen Sie für ausreichend Sauerstoff. Verbringen Sie möglichst viel Zeit in sauerstoffreichen Gegenden, am Meer, im Wald, am Fluss, im Gewächshaus. Lernen Sie, tief ein- und auszuatmen. Essen Sie viel sauerstoffreiches „Grünzeug". Wenn Sie viel Zeit im Haus verbringen, sollten Sie sich einen Luftreiniger zulegen, der auch Sauerstoff produziert.
- Trinken Sie reines Wasser. Am besten in Quellwasser-Qualität. Trinken Sie in kleinen Schlucken so viel Wasser, dass Sie die Hälfte Ihres Körpergewichts in Kilogramm mal 30 Milliliter zu sich nehmen. Bei 80 Kilogramm also 1200 Milliliter oder 1,2 Liter. (Verwirbeltes Wasser ist sauerstoffreicher.)
- Ernähren Sie sich vegan und mindestens zu 75 Prozent rohköstlich (nach Volumen berechnet). Sprossen und grünes Gemüse bieten den ausgewogensten Nährstoffgehalt.
- Trinken Sie 2-mal täglich frische Mixgetränke aus Keimlingen grüner Gemüse.
- Nehmen Sie Grün- oder Blaualgen zu sich. Chlorella und Spirulina bringen Ihr Immunsystem von null auf hundert.
- Lassen Sie alles weg, was Ihr Immunsystem schwächt. Dazu gehören beispielsweise Salz, raffinierter Zucker, Auszugsmehle, Milchprodukte, Essig, erhitzte Öle, Nahrungsmittel mit Konservierungsstoffen, Farbstoffen und anderen Lebensmittelzusätzen.
- Nehmen Sie niemals Mahlzeiten zu sich, die Gebratenes enthalten oder in der Mikrowelle zubereitet wurden. Diese schaden

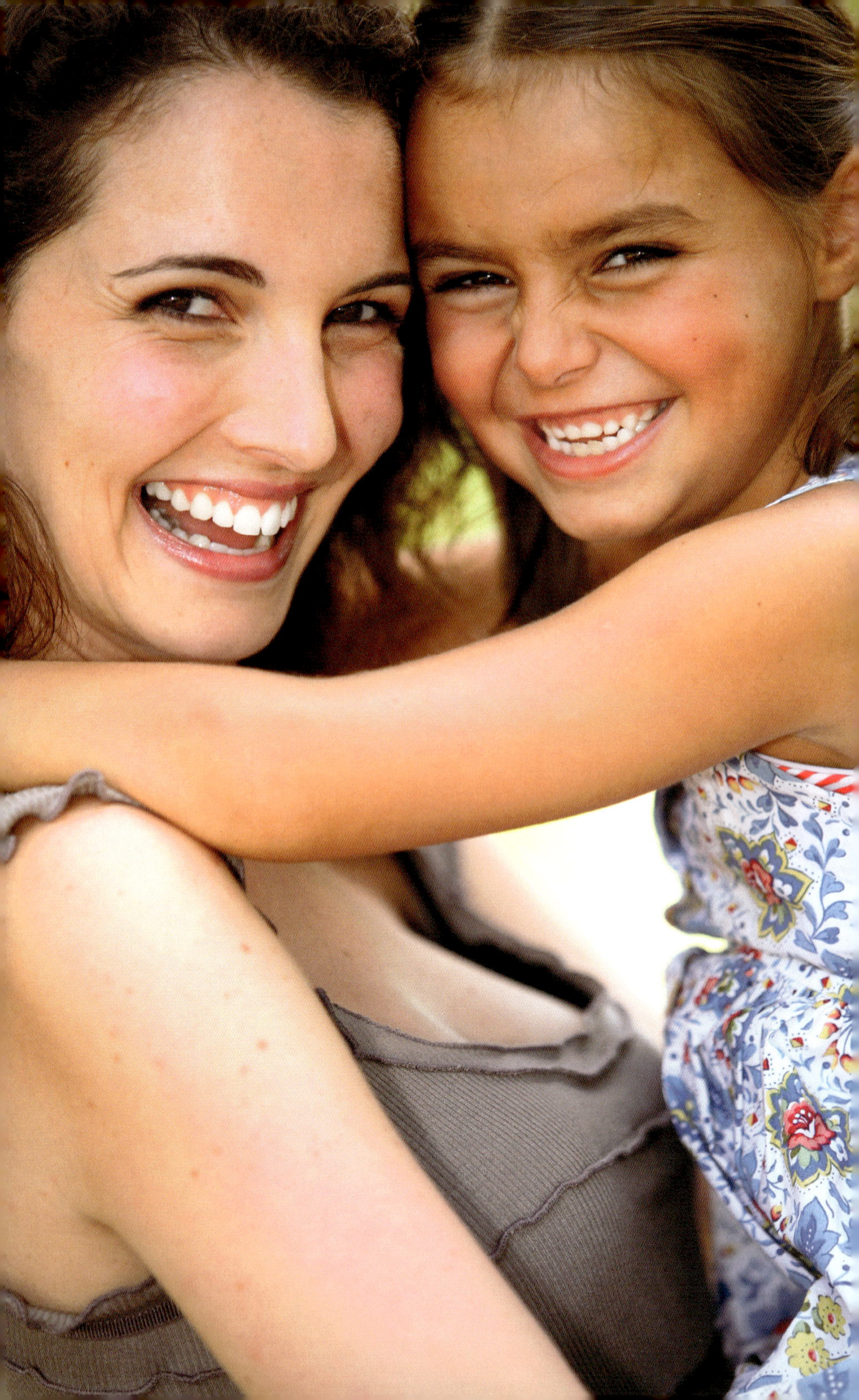

Ihrem Immunsystem und können Herz und Kreislauf schädigen beziehungsweise zur Entstehung von Krebszellen führen.

- Lassen Sie Alkohol und Drogen weg. Nehmen Sie Medikamente nur, wenn Sie diese wirklich brauchen. Alles andere sollten Sie weglassen, da es nur Ihr Immunsystem schädigt.
- Verschaffen Sie sich angemessene körperliche Bewegung: Stretching, Aerobic und Ausdauertraining – etwa 5-mal die Woche 30 bis 60 Minuten lang.
- Sorgen Sie für ausreichend Ruhe und Schlaf. Beides hilft Ihrem Immunsystem, sich zu regenerieren. Teil des Hippocrates-Programms ist ein Fastentag pro Woche, bei dem Sie Ihren Organismus mit Saft und reinem Wasser entlasten. So kann sich das Immunsystem einen Tag lang erholen.
- Lächeln Sie! Eine positive Lebenseinstellung ist der Schlüssel zu einem stabilen Immunsystem. Lesen Sie Der Arzt in uns selbst von Norman Cousins. Er zeigt sehr schön, dass Lachen und Humor das Immunsystem stärken. Auch die Natur, schöne Farben, gute Musik können Ihrem Abwehrsystem helfen.

*Schenken Sie anderen ruhig öfters einmal ein Lächeln, denn das erfreut nicht nur ihr Gegenüber: Ihrem Lächeln wohnt eine heilende Kraft inne, die ihr Immunsystem stärkt*

Kapitel 5

# Wie Nahrung zum Heilmittel wird

*Unsere Nahrung sollte unser Heilmittel sein.*
*Unser Heilmittel sollte unsere Nahrung sein.*
Hippokrates

Als der große griechische Arzt Hippokrates vor mehr als 2300 Jahren verkündete, dass Nahrung Arznei ist, sprach er aus einer Erkenntnis heraus, die sowohl aus der Beobachtung als auch aus Intuition geboren war. Hippokrates wusste, dass die Ernährung positiven Einfluss auf die Gesundheit hat. Er ahnte, dass es so etwas wie ein Immunsystem gab, ein Heilpotenzial des Körpers, eine wirkende Lebenskraft, die sich durch richtige Ernährung stärken ließ.

Jüngere wissenschaftliche Untersuchungen haben hierzu die Beweise geliefert. Hippokrates' Wissen ist heute also keineswegs überholt. Das britische *Institute of Food Research* führte im Jahr 2002 eine Meta-Studie durch, in der die Resultate aller bis dahin durchgeführten wissenschaftlichen Untersuchungen zum Thema „Nutrigenomik" zusammengefasst wurden. (Nutrigenomik ist ein neuer Forschungszweig, der herauszufinden versucht, inwieweit unsere Ernährung dazu beitragen kann, dass sich aus einer bestimmten genetischen Disposition eine Krankheit entwickelt.) Die Meta-Studie kam zu folgendem Schluss: Es gibt Belege, dass unsere Ernährung einer der wichtigsten Umweltfaktoren ist, die bestimmen, ob wir chronische Krankheiten entwickeln. Unsere Nahrung enthält Tausende von bioaktiven Substanzen, von denen sich viele potenziell positiv auf unsere Gesundheit auswirken können.

Wie mittlerweile jedem denkenden Menschen klar sein sollte, kann unsere Ernährung uns vor Krankheiten schützen oder solche verursachen. Sie kann uns die lebendige Energie schenken, die uns vor Krankheiten bewahrt. Welchen Weg unser Körper geht, das hängt entscheidend von der Qualität und Quantität der Lebensmittel ab, die wir zu uns nehmen. Sieben Stoffe sind für den menschlichen Körper lebenswichtig und damit unverzichtbar. Wenn wir sie ihm nicht regelmäßig zuführen, werden sowohl unser Körper als auch unser Geist geschwächt (siehe Tabelle 3 auf der folgenden Seite).

Eine weitere wichtige Stoffgruppe sind die sekundären Pflanzenstoffe (darunter Alkaloide, Flavonoide und Steroide), deren Bedeutung erst in den letzten Jahrzehnten erkannt wurde. Pflanzen entwickeln sie zum Schutz vor Schädlingen oder Krankheiten und auch in unserem Körper spielen sie eine bedeutende Rolle. Sekundäre Pflanzenstoffe interagieren mit anderen Nährstoffen, sodass diese synergistischen Effekte uns vor Krankheiten schützen oder diese gar heilen können: Krebs, Diabetes, Herz-Kreislauf-Erkrankungen und Bluthochdruck.

Die englischsprachige Wikipedia-Enzyklopädie im Internet fasst die Bedeutung der sekundären Pflanzenstoffe wie folgt zusammen: „Unzweifelhaft spielen sekundäre Pflanzenstoffe eine wichtige Rolle bei der Gesunderhaltung unseres Körpers. Sie können das Immunsystem stärken, Viren und Bakterien bekämpfen und Entzündungen reduzieren. Sie werden zur Behandlung oder zur Vorbeugung von Krebskrankheiten, Herz-Kreislauf-Erkrankungen und anderen Störungen eingesetzt.“

**Tabelle 3:
Die 7 essenziellen Bau- und Nährstoffe**

| Nährstoff | Quellen und/oder Zweck |
|---|---|
| *Fette* | enthalten essenzielle Fettsäuren, die zum Aufbau aller Körperorgane wichtig sind, vor allem für das Gehirn. |
| *Mineralstoffe und Spurenelemente* | stellen die elektrische Leitfähigkeit im Körper sicher. |
| *Sauerstoff* | ist das wichtigste Element von allen. Wir nehmen ihn mit der Atemluft und mit unserer Nahrung auf. |
| *Probiotika* | sind nützliche Bakterien, die von der Verdauung bis zur Ausscheidung alle Körperfunktionen unterstützen. Auch die Entwicklung und die Aufrechterhaltung der Immunfunktion hängen von ihnen ab. (Mehr Informationen über Probiotika finden Sie in Kapitel 12.) |
| *Proteine/Eiweiße* | bestehen aus Aminosäuren und haben in unserem Körper sowohl eine strukturelle als auch eine funktionale Rolle. Viele Aminosäuren kann der Körper selbst herstellen, andere müssen wir mit der Nahrung aufnehmen. |
| *Vitamine* | sind die einzigen Nährstoffe, die wir dem Körper ständig zuführen müssen. |
| *Wasser (rein)* | ist lebenswichtig. Wir nehmen Wasser direkt auf, indem wir es trinken, oder indirekt, denn unsere Nahrung besteht zu einem großen Teil aus Wasser. |

Sekundäre Pflanzenstoffe schützen die Knorpel in unseren Gelenken, sie verhindern Gelenkschmerzen und lindern Rheuma-Symptome. Forscher der *Johns Hopkins University* veröffentlichten

2005 eine Untersuchung in den *Proceedings of the National Academy of Sciences* (Jahrbuch des Nationalen Wissenschaftsrates), die belegt, dass diese pflanzlichen Stoffe ein Enzym blockieren, das Gelenkentzündungen auslöst. In einer Pressemitteilung der *Johns Hopkins University* hieß es: „Sekundäre Pflanzenstoffe machen bestimmte krebserregende Stoffe ebenso unschädlich wie freie Radikale im Gewebe. Sie können Zellen auflösen, die sich an den Wänden der Blutgefäße ablagern. Diese Stoffe finden sich beispielsweise in Brokkoli und anderen Kreuzblütengewächsen."

Mittlerweile wurden mehr als tausend sekundäre Pflanzenstoffe wie Flavonoide in Früchten und Lykopin in Tomaten ermittelt. Wo jedoch Pestizide und Herbizide eingesetzt werden, enthalten die Pflanzen weniger von diesen Stoffen. Die Menge an sekundären Pflanzenstoffen hängt außerdem entscheidend davon ab, wann die Früchte und das Gemüse geerntet werden. Der Gehalt an Nährstoffen, Enzymen und sekundären Pflanzenstoffen in den einzelnen Pflanzen ist je nach Reifestadium unterschiedlich hoch. Eine frühe Ernte mindert also den gesundheitlichen Wert der Nahrungspflanzen. Wenn man dazu noch die schädlichen Prozesse bei der Nahrungsmittelverarbeitung hinzurechnet, ist es kein Wunder, dass die Ernährung vieler Menschen heutzutage nicht mehr genügend sekundäre Pflanzenstoffe enthält.

Eine wissenschaftliche Untersuchung, die 2002 im *European Journal of Nutrition* veröffentlicht wurde, zeigt sehr schön, wie groß der Unterschied zwischen Lebensmitteln aus biologisch-organischem Anbau und solchen aus konventionellem Anbau ist. Pflanzen aus biologisch-organischem Anbau enthalten fast 6-mal mehr Salicylsäure als solche aus herkömmlicher Landwirtschaft. Das erklärt, weshalb Nahrung aus biologisch-organischem Anbau vor Herz-Kreislauf-Erkrankungen schützt. Salicylsäure wirkt entzündungshemmend und verdünnt darüber hinaus das Blut. Sie verhindert die Verkalkung von Arterien ebenso effektiv wie Darmkrebs. Pflanzen stellen Salicylsäure zum Schutz vor Krankheiten her, so heißt es in der Studie, der höhere Gehalt bei biologisch Angebautem sei vermutlich darauf zurückzuführen, dass dieser

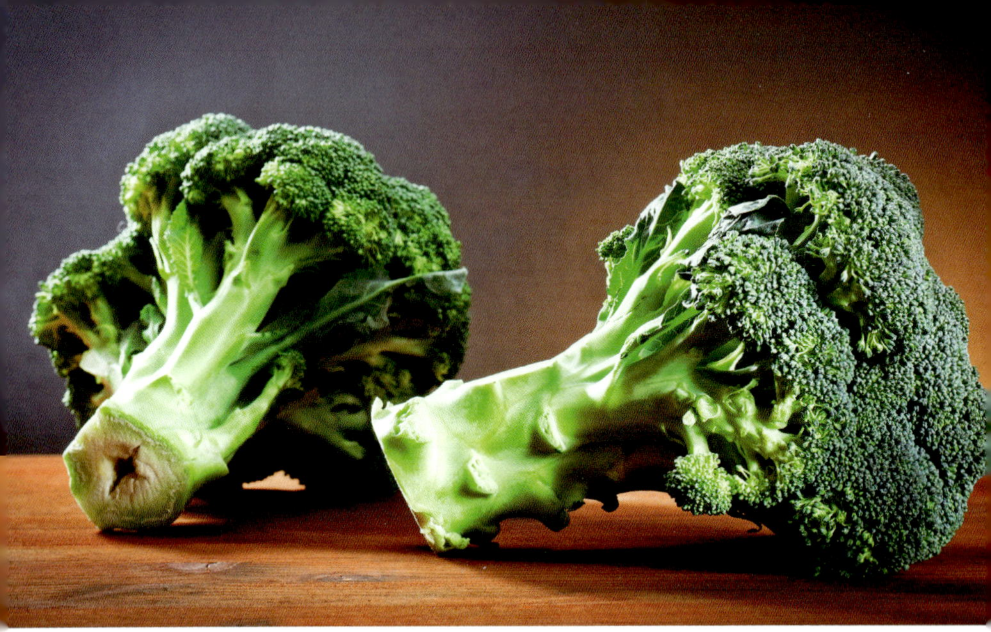

*Brokkoli ist ein leckeres Heilmittel direkt aus der Natur: Er enthält eine Fülle sekundärer Pflanzenstoffe, die krebserregende Substanzen und freie Radikale bekämpfen und Arteriosklerose verhindern können*

natürliche Prozess durch die im herkömmlichen Landbau verwendeten Pestizide unterbrochen wird.

Pharma- und Nahrungsmittelkonzerne versuchen, sich die neuen Forschungsergebnisse über sekundäre Pflanzenstoffe zunutze zu machen. Sie werfen massenhaft synthetische Versionen dieser Stoffe auf den Markt und deklarieren sie als „Nahrungsergänzungsmittel". Andere reichern ihre Nahrungsmittelprodukte damit an. Doch die synthetisch hergestellten Stoffe haben nicht dieselben Eigenschaften wie das Naturprodukt. Daher können sie auch nicht dieselbe synergetische Wirkung haben wie die Substanzen, die im natürlichen Verbund der anderen Pflanzenstoffe vorliegen.

„Nahrungsmittel repräsentieren die Kombination aller Wirkungen der unzähligen Inhaltstoffe. Das Ganze ist mehr als die Summe seiner Einzelteile", schreibt T. Colin Campbell in seiner *China Study*. „Die chemischen Inhaltstoffe, die wir aus den konsumierten Nahrungsmitteln bekommen, sind in eine Reihe von Reaktionen verwickelt, die alle zusammenwirken, um unsere

Gesundheit zu fördern.“[17] Weiter meint er: „Je mehr wir glauben, dass ein einzelner Bestandteil ein ganzes Nahrungsmittel ausmacht, desto mehr verirren wir uns in Schwachsinn.“[18] Mehr zu diesem Thema finden Sie in Kapitel 12.

## Die Symphonie der Natur heilt – das können synthetisch hergestellte Stoffe nicht

Für jedes Medikament, das uns verschrieben wird, zahlen wir einen hohen Preis: zum einen, weil wir es kaufen müssen, zum anderen, weil wir immer mit Nebenwirkungen rechnen müssen. Nehmen wir einmal die drei meistverschriebenen Medikamente für Typ-2-Diabetes, unter der weltweit mehr als 200 Millionen Menschen leiden. Im *New England Journal of Medicine* war im Dezember 2006 zu lesen, dass das neue Diabetes-Medikament *Avandia* nicht nur teurer sei als seine Vorgänger *Metformin* und *Glibenclamid*, sondern dass es auch die Wahrscheinlichkeit erhöhe, dass die betreffenden Patienten Herz-Kreislauf-Erkrankungen und Übergewicht entwickelten beziehungsweise Knochenbrüche erlitten. Die beiden Autoren der Studie meinten, dass auch die beiden älteren Medikamente zu ernsthaften Nebenwirkungen führen könnten. Man hatte also letztlich nur die Wahl zwischen Pest und Cholera.

Was aber passiert, wenn man diese teuren und risikoreichen Diabetes-Medikamente durch eine naturbelassene, vegane Rohkost-Ernährung ersetzt? Die Symphonie der Wirkstoffe aus der Natur ist nicht nur billiger und effektiver, ihre einzige Nebenwirkung ist: eine verbesserte Gesundheit.

In *Diabetes Care* vom August 2006 stellen die *National Institutes of Health*, die amerikanische Behörde für biomedizinische Forschung, die Ergebnisse einer wissenschaftlichen Untersuchung

17 Campbell, T. Colin; Campbell, Thomas M.: *China Study*, S. 244 f.

18 Campbell, T. Colin; Campbell, Thomas M.: *China Study*, S. 107

vor, bei der Diabetiker sich über 22 Wochen lang streng fettarm und vegan ernährten. Die randomisierte kontrollierte Studie an Menschen mit Diabetes Typ 2 wurde an 99 Personen durchgeführt, von denen die Hälfte sich wie oben erläutert ernährte. Die andere Hälfte erhielt eine kalorien- und mengenreduzierte Normalkost mit wenig Fleisch- und Milchprodukten. Die Probanden, die sich vegan ernährten, konnten sich über deutlich bessere Blutzucker- und Cholesterinwerte freuen sowie über einen höheren Gewichtsverlust als die der anderen Gruppe.

„Die [vegane] Ernährungsweise scheint unglaublich effektiv zu sein. Ihre Nebenwirkungen sind durchweg positiv zu werten: Gewichtsverlust und niedrige Cholesterinwerte“, meint Dr. Neal Barnard, Assistenzprofessor für Medizin an der *George Washington University* und Ko-Autor der Studie. „Ich hoffe, diese Studie wird Ärzte dazu ermutigen, ihren Diabetes-Typ-2-Patienten zunächst einmal eine grundlegende Ernährungsumstellung zu empfehlen, statt ihnen gleich Medikamente zu verschreiben.“ Barnard hatte bereits zuvor eine Studie durchgeführt, in deren Rahmen er die Wirkung einer veganen Ernährung bei übergewichtigen, aber noch nicht unter Diabetes Typ 2 leidenden Frauen untersuchte. Die 2005 im *American Journal of Medicine* veröffentlichten Ergebnisse zeigen, dass vegane Ernährung die Insulinsensibilität erhöht und das Körpergewicht senkt. Und das bedeutet, dass die vegane Ernährungsweise Menschen, die entsprechende Risikofaktoren aufweisen, vor Diabetes schützen kann.

Auch Krebs ist eine der modernen Erkrankungen, die viele Menschen in aller Welt betrifft. Das ist so, obwohl wissenschaftliche Untersuchungen seit Langem zeigen, dass pflanzliche Rohkost vor Krebs schützen beziehungsweise ihn heilen kann. Umgekehrt zeigen diese Studien, dass eine fleisch- und milchproduktreiche Ernährung viele Krebsarten fördert.

Das *Institute of Food Research*, Großbritanniens führendes Non-Profit-Forschungszentrum zum Thema „Ernährung und Gesundheit“, meint über den Zusammenhang von Krebsentwicklung und Ernährung: „Die Ernährung scheint die Entwicklung von

Krebs auf vielen Ebenen zu beeinflussen. Zum Beispiel kommt es bei reichlichem Verzehr von rotem Fleisch eher zur Entstehung von Darmkrebs. Der erhöhte Verzehr von geräuchertem Fleisch oder Fisch sowie exzessiver Alkoholkonsum können zu erhöhtem Risiko von Mundhöhlenkrebs oder Tumoren des Verdauungssystems führen. Andere Nahrungsmittel wie Früchte und Gemüse scheinen umgekehrt die Ausbildung von bestimmten Krebsarten zu verhindern. So scheint der Verzehr eines hohen Anteils von grünem Blattgemüse vor Lungen- und Magenkrebs zu schützen, möglicherweise auch vor Mundhöhlen- und Kehlkopfkrebs. Andere Gemüsesorten wie Brokkoli, Blumenkohl und Rosenkohl schützen möglicherweise vor Darm- und Schilddrüsenkrebs. Alle Alliumsorten (wie Zwiebel und Knoblauch), Zitrusfrüchte und Tomaten entwickeln anscheinend eine gewisse Schutzwirkung gegen Lungen-, Magen- und Blasenkrebs."

Auf seiner Webseite schreibt das Institut klipp und klar: „Es gibt verschiedene mögliche Erklärungen für die Beziehung zwischen einzelnen Nahrungsmittelgruppen und Krebs. Nahrungsmittel, wie geräucherte Speisen oder Alkohol, die Krebs zu fördern scheinen, enthalten bestimmte Chemikalien, von denen man weiß, dass sie krebserregend (karzinogen) wirken. Früchte und Gemüse hingegen enthalten eine Reihe sogenannter ‚bioaktiver' Stoffe, die – wie wir wissen – die Pflanze sozusagen als natürliches selbst hergestelltes Pestizid schützen. Diese Stoffe machen häufig auch Karzinogene unschädlich. Andere Stoffe wie zum Beispiel Antioxidantien tragen dazu bei, die negativen Auswirkungen von freien Radikalen zu reduzieren, die bei ganz normalen Stoffwechselvorgängen entstehen und Zellen beziehungsweise die DNS des Körpers schädigen. Diese Schäden führen dann zu dem für Tumorzellen charakteristischen ungehemmten Wachstum. Wir wissen noch nicht, wie viel von diesen Stoffen täglich nötig ist, um eine ausreichende Schutzwirkung entfalten zu können. Es ist jedoch anzunehmen, dass eine hauptsächlich pflanzliche Kost die richtige Auswahl und Menge dieser Stoffe liefert."

Wissenschaftliche Studien, die den Zusammenhang zwischen pflanzlicher Kost und Gesundheit belegen, sind mittlerweile so zahlreich, dass es über dieses Thema eigentlich keinerlei Debatten mehr geben sollte. Es handelt sich bei der angeblichen „Debatte" ohnehin meist eher um das Säbelgerassel bestimmter Interessengruppen (wie zum Beispiel der Fleisch- und der Milchproduzenten oder der Nahrungsmittelkonzerne), die sich um ihre Profite sorgen. Auf individueller Ebene verbergen sich dahinter gewöhnlich Widerstände gegen die Aufgabe einer schädlichen, ja süchtig machenden Lebensweise.

Für all jene, die jetzt immer noch daran zweifeln, dass eine pflanzliche Kost sich heilsam auf ihre Gesundheit auswirkt und der Konsum von Fleisch- und Milchprodukten zu Krankheiten führen kann, werden im Folgenden die wichtigsten unabhängigen Studien zum Thema genannt.

## Das betrifft alle Arten von Krebs

Ein Teil der wissenschaftlichen Untersuchungen war wie folgt aufgebaut: Natürliche, nicht verarbeitete Lebensmittel sowie industriell verarbeitete, vitamin- und mineralstoffarme Nahrungsmittel wurden mit karzinogen wirkenden Stoffen angereichert und an zwei Gruppen von Versuchstieren verfüttert. Ziel war es, herauszufinden, welche Gruppe eher Krebs entwickeln würde. Nach 22 Wochen zeigte sich, der Fachzeitschrift *Cancer Research* zufolge, dass keines der Tiere mit der natürlichen Ernährung Krebs bekommen hatte, während von den mit industriell verarbeiteten Nahrungsmitteln ernährten Tieren 90 Prozent Tumoren an Leber und Brust bekommen hatten.

Japanische Forscher untersuchten die krebshemmende Wirkung von Meeresgemüse (Algen), wie es in Asien häufig verzehrt wird. In Traditioneller Chinesischer Medizin (TCM) ausgebildete Ärzte verschreiben diese häufig bei Tumorerkrankungen. Die japanischen Forscher fanden heraus, dass Algen das Tumorwachstum bei Versuchstieren hemmten. „Bei mehr als der Hälfte der behandelten Mäuse bildeten sich die Tumoren vollkommen zurück", meinten die Wissenschaftler 1974 in ihrem Artikel im *Japanese Journal of Experimental Medicine*.

Das *Linus Pauling Institute* an der *Oregon State University* veröffentlichte 2006 in der Fachzeitschrift *Carcinogenesis* einen Artikel zu dem sekundären Pflanzenstoff Indol-3-Carbinol. Darin wird beschrieben, wie dieser – vor allem in Brokkoli und anderen Kreuzblütengewächsen vorkommende – Stoff schwangere Mäuse und ihre Nachkommen vor Leukämie, Lungenkrebs und Lymphomen schützen kann. Offensichtlich regt Indol-3-Carbinol Enzyme dazu an, karzinogen wirkende Stoffe im Körper unschädlich zu machen. Anscheinend ist er auch in der Lage, bereits mutierte Zellen absterben zu lassen, bevor sie im Körper Schaden anrichten können.

In einem Artikel, der 1992 in der Fachzeitschrift *Nutrition and Cancer* erschienen war, führt eine Forschergruppe insgesamt 128 wissenschaftliche Untersuchungen an, die die vor Krebs schützende Wirkung pflanzlicher Kost belegen. Offensichtlich war das Risiko, an Krebs zu erkranken, für Menschen, die sich hauptsächlich pflanzlich ernähren, 2-mal geringer als für andere. Die Forscher hatten für ihre Meta-Studie mehrere Hundert Studien ausgewertet.

## Darmkrebs

Eine 2004 in der medizinischen Fachzeitschrift *Carcinogenesis* publizierte Untersuchung zeigt, dass der Pflanzeninhaltsstoff Allylisothiocyanat (AITC) die unkontrollierte Teilung von Krebszellen verhindert. AITC findet sich vorzugsweise in Senf, Kohl, Meerrettich, Rosenkohl, Grünkohl und Wasabi. Die Autoren der Studie nehmen an, dass AITC auf Tumorzellen spezialisiert ist, anders als die Medikamente zur Chemotherapie, die auch gesunde Zellen mit zerstören.

1992 hieß es in einem Artikel des *Journal of Nutrition*, dass eine rohe, streng vegane Ernährungsweise bakterielle Enzyme und Giftstoffe unschädlich macht, die bei der Entwicklung von Darmkrebs eine Rolle spielen. Wissenschaftler des *Fox Chase Cancer Center* in Philadelphia nahmen 37 medizinische Studien, die an mehr als 10.000 Menschen in 15 Ländern durchgeführt wurden, als Grundlage und kamen zu dem Ergebnis, dass Menschen, die sich hauptsächlich pflanzlich ernähren, ihr Risiko, an einem kolorektalen Tumor zu erkranken, um gut 40 Prozent senkten.

## Brustkrebs

Frauen, die zwischen ihrem 20. und ihrem 49. Lebensjahr rotes Fleisch zu sich genommen haben, haben ein deutlich höheres Risiko, an Brustkrebs zu erkranken. Dies zeigt eine Studie der *Harvard University* mit 90.000 Frauen, die 2006 in den *Archives of Internal Medicine* publiziert wurde. Die Wissenschaftler gehen davon aus, dass Substanz en, die sich im Garprozess bilden, und solche, die im Fleisch selbst vorhanden sind, den weiblichen Hormonspiegel durcheinanderbringen und so die Entstehung von Brustkrebs fördern.

## Blasenkrebs

Bestimmte natürliche Inhaltstoffe von Brokkoli und Brokkolisprossen wirken sich hemmend auf das Wachstum von Blasenkrebszellen aus. Das zeigt eine 2005 veröffentlichte Studie eines Forscherteams an der *Ohio State University*. Brokkolikeimlinge zerstören Krebszellen sogar noch effektiver als Brokkoli, Grünkohl, Rosenkohl und andere Kreuzblütengewächse. Sie enthalten hohe Mengen Isothiocyanat, das als bioaktiver Schutzstoff wirkt.

## Lungenkrebs

Wissenschaftler des *University College* in London veröffentlichten 2005 in der Fachzeitschrift *Cancer Research*, dass ein natürlicher Inhaltstoff von Hülsenfrüchten und Nüssen ein Schlüsselenzym für das Wachstum von Tumorzellen blockiert. Als man diesen Stoff an Mäusen mit Eierstock- und Lungenkrebs testete, stellte sich heraus, dass er das Tumorwachstum hemmte. Anders als viele Chemotherapeutika hatte dieser in der Natur vorkommende Stoff keinerlei Nebenwirkungen.

Wissenschaftliche Untersuchungen an 18.000 Männern zeigten, dass bestimmte Inhaltstoffe von Brokkoli, Kohl und anderen

Kreuzblütengewächsen eine starke Schutzwirkung gegen Lungenkrebs entfalten. Die Resultate dieser Studie wurden im Jahr 2000 in der medizinischen Fachzeitschrift *The Lancet* publiziert.

Männer, die täglich 500 Milligramm oder mehr natürliches Cholesterin mit der Ernährung aufnehmen, zum Beispiel durch den Verzehr von Eiern, haben ein doppelt so hohes Risiko, an Lungenkrebs zu erkranken, wie Männer, die weniger Cholesterin zu sich nahmen. (Die Probanden stammten hier durchweg aus Chicago.) Dies belegte eine Untersuchung, die 1992 im *American Journal of Epidemiology* veröffentlicht wurde.

## Bauchspeicheldrüsenkrebs

Wer täglich mindestens 5 Portionen bestimmter Gemüse isst, reduziert sein Risiko, an Bauchspeicheldrüsenkrebs zu erkranken, um mindestens 50 Prozent. Das belegt eine Studie, die 2005 in der medizinischen Fachzeitschrift *Cancer, Epidemiology, Biomarkers & Prevention* veröffentlicht wurde. Rohes Gemüse entfaltete dabei eine höhere Schutzwirkung als gekochtes. Zu den wichtigsten „Schutzmitteln“ gehörten: Zwiebeln, Knoblauch, Karotten und dunkelgrüne Blattgemüse. „Diese schreckliche Krankheit lässt sich durch ein paar einfache Änderungen in der Lebensweise wirksam bekämpfen“, meinte Elizabeth Holly, Ko-Autorin der Studie und Epidemiologin an der *University of California* in San Francisco.

1993 wurde in *Cancer Causes and Control* eine wissenschaftliche Untersuchung veröffentlicht, nach der ein hoher Fleischverzehr zu den Hauptrisikofaktoren bei der Entwicklung dieser Krebsart zählt.

## Leukämie

In einer Ausgabe des *Lancet* aus dem Jahr 1965 hieß es, dass bei der Bekämpfung von Leukämie bei Kindern sehr schnell einschneidende positive Wirkungen erzielt werden können, wenn sie eine proteinarme, hauptsächlich pflanzliche Kost erhalten.

## Bauchspeicheldrüsenkrebs – und noch einmal mit dem Leben davongekommen

*In den späten 1990er-Jahren litt ich ständig unter Müdigkeit, Übelkeit und Schlaflosigkeit. Ich hatte arge Magenschmerzen. Meine Ärztin ließ ein Blutbild machen, das aber völlig normal erschien. Nur im Ultraschall zeigte sich ein zehn Zentimeter langes Etwas an meiner Bauchspeicheldrüse.*
*Die Ärztin meinte, wenn ich älter wäre, wäre die Geschwulst vermutlich gutartig, doch weil ich noch so jung sei, könnte es auch Krebs sein. Allein der Begriff „Krebs" jagte mir schon Todesangst ein. In diesem Fall, meinte die Ärztin, müsse ich operiert werden und mich einer Chemo- und einer anschließenden Strahlentherapie unterziehen.*
*Zu meiner unendlichen Erschöpfung kamen nun auch noch Depressionen. Meine Gedanken drehten sich nur noch um den Krebs. Pläne für die Zukunft hatte ich nicht mehr. Schon drei Monate schienen mir eine Ewigkeit. Fünf Jahre – kein Drandenken! Sollte ich meine Wohnung überhaupt behalten? Würde ich nächste Woche noch leben?*
*Glücklicherweise hatte ich meine fünf Töchter, die sich in dieser traurigen Zeit meines Lebens abwechselnd um mich kümmerten. Meine Töchter beschrieben meine Gesichtsfarbe als „grau-grün". Die Ärzte ließen mich irgendwann nebenbei wissen, dass weder Chemo- noch Strahlentherapie etwas an meinem Zustand ändern würden. Sie könnten mein Leben nicht einmal mehr verlängern. „Es tut mir Leid, Samantha", sagte man mir. „Am besten ist es, Sie kümmern sich jetzt um alles, was noch zu regeln ist."*
*Diese schrecklichen Worte machten mir klar, dass sie mich abgeschrieben hatten. Doch meine Kinder und ich gaben nicht auf. In der medizinischen Fachliteratur hieß es, ich könne höchstens auf weitere zwölf Monate Leben hoffen. Wir erkundigten uns nach Therapien aus der alternativen Medizin, aber es schien keine zu geben. Glücklicherweise hatten wir alle jahrelang Meditation praktiziert, daher hatten wir eine gewisse Affinität zu natürlichen Heilmethoden. Allmählich gewann ich wieder ein wenig Zuversicht. Ich krempelte mein Leben vollständig um, was mir mehr Energie schenkte. Und ich sah mich nach einem Ort um, an dem ich geheilt werden könnte.*
*So kam ich zum* Hippocrates Health Institute. *Dass man dort mehr als fünfzig Jahre Erfahrung hatte, beruhigte mich irgendwie. Man berichtete mir in der Rohkost-Klinik von unzähligen Menschen, die die Schulmedizin*

*bereits aufgegeben hatte, die aber dennoch von einer angeblich tödlichen Krankheit geheilt worden waren. Der Glaube dieser Menschen half mir, an das zu glauben, was ich selbst spürte: dass wir lernen müssen, unserem Körper und seinen Selbstheilungskräften zu vertrauen.*

*Ich fühlte mich im Institut sofort zu Hause. Die Menschen dort gaben mir Hoffnung – zum ersten Mal seit meiner Diagnose. Ich erinnere mich noch, wie anders alles hier war, verglichen mit der Odyssee durch die Krankenhäuser, die ich hinter mir hatte. Ich gewöhnte mich nur widerstrebend an das Programm, für das ich mich entschieden hatte. Bis ich eines Tages unter dem Mikroskop sah, wie Krebszellen munter auf gekochter Nahrung gediehen, auf roher aber nicht. Das überzeugte mich ein für alle Mal von den Vorteilen rohköstlicher Ernährung. Langsam, aber sicher änderte sich auch meine Gesichtsfarbe wieder.*

*Ich erhielt Infrarot-Sauna-Behandlungen, die meinen Körper entsprechend erhitzten, Reflexzonenbehandlungen und andere Massagen. Ich meditierte weiter, machte weiterhin meine Visualisierungsübungen und trank literweise Weizengrassaft.*

*Nach zwei Jahren waren die Tumoren um die Hälfte geschrumpft. Der Krebs bildete sich zurück, noch bevor ich wusste, wie mir geschieht. Nun war mir klar, dass ich die Krankheit besiegen konnte. Ich merkte, dass es mir auch deshalb gut ging, weil ich so viel um die Ohren hatte. Täglich war ich auf dem Golfplatz oder beim Schwimmen. Und ich verbrachte viel, viel Zeit mit meinen fünf wundervollen Töchtern.*

*Dass ich so ins Leben zurückkehren konnte, hat mich wachgerüttelt und mir geholfen, meine Ängste weitgehend zu überwinden. Dass ich nun ein wandelndes Beispiel für die Intelligenz des Körpers war, gab mir die Kraft, diese Erfahrung mit meiner Familie und meinen Freunden zu teilen. Heute, sieben Jahre später, weiß ich, dass diese Lebensweise eine bestimmte Konzentration, Hingabe und Beharrlichkeit verlangt.*

*Ich habe die volle Verantwortung für meine Gesundheit übernommen und sieben Jahre lang überlebt. Das hat mir gezeigt, dass ich mein Leben selbst gestalte. Jeder von uns hat die Verantwortung und die Kraft, vorwärtszugehen und die Hürden zu überwinden, vor die er gestellt wird – wie ich.*

Samantha Young, *Toronto, Kanada*

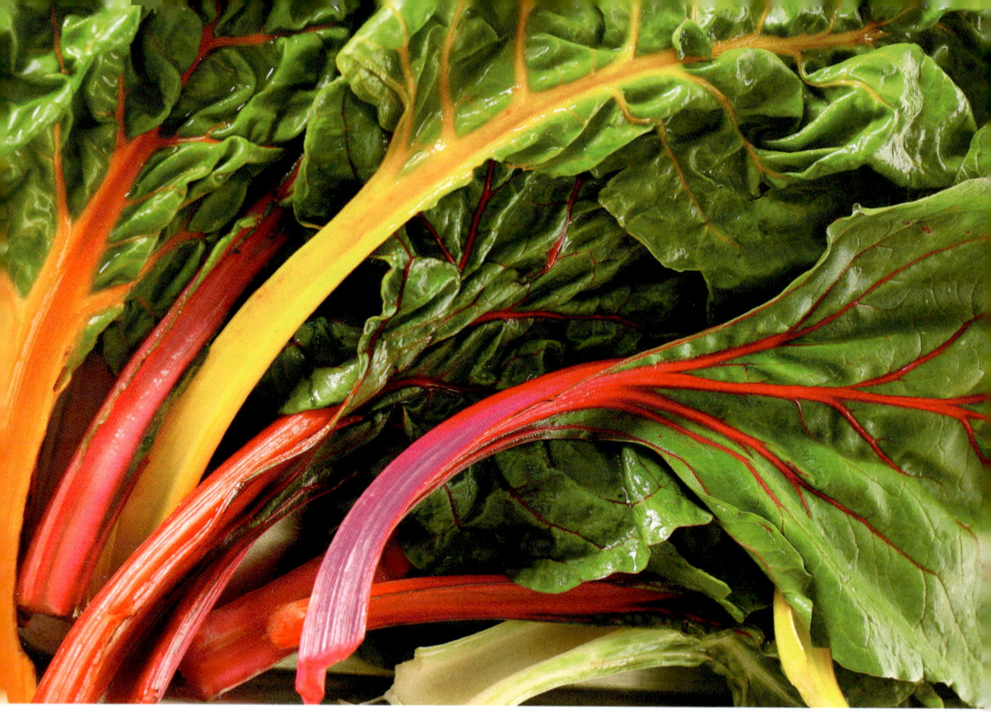

*Senken Sie Ihr Krebsrisiko: Schreiben Sie grünes Blattgemüse – wie beispielsweise Mangold, der außerordentlich viel Vitamin K, Vitamin A und Vitamin E sowie Natrium, Magnesium, Kalium und Eisen enthält – ganz oben auf Ihren Speisezettel*

## Herz-Kreislauf-Erkrankungen

In einer 1958 im *Lancet* veröffentlichen Studie hieß es, schon eine vierwöchige Kur mit frischer pflanzlicher Rohkost könne sich positiv auf Arteriosklerose auswirken. Eine andere britische Studie von 1959 zeigt, dass weniger Herzkrankheiten auftreten, je mehr Gemüse verzehrt wird. 1960 beschrieb ein Artikel im *Journal of Nutrition*, dass pflanzliche Proteine den Cholesterinspiegel senken können.

Der Verzehr von Brokkoli senkt nach einer 1999 im *American Journal of Epidemiology* veröffentlichten, breit angelegten Studie das Risiko von Herzerkrankungen bei Frauen nach der Menopause.

Im *Journal of Nutrition* wurde 2006 ein weiterer Artikel veröffentlicht, der belegt, dass Brokkoli, Gartenbohnen, Erbsen, Mais und Karotten die Entwicklung von Arteriosklerose (das Verkleben der Arterienwände durch Plaques) verringern. Eine Gruppe von Mäusen erhielt rein pflanzliche Nahrung, die andere Normalkost.

Nach 16 Wochen wurden die Arterien beider Gruppen untersucht. Die pflanzlich ernährten Mäuse zeigten eine um 38 Prozent geringer ausgebildete Arteriosklerose.

Andererseits ergab eine 10-jährige Langzeitstudie, die 1964 im *Journal of the Royal College of General Practitioners* publiziert wurde, dass erhitzte tierische Produkte eine der Hauptursachen für alle Formen von Herz-Kreislauf-Erkrankungen sind.

## Rheumatoide Arthritis

1997 wurde ein Artikel im britischen *Journal of Rheumatology* veröffentlicht, der von einem Experiment mit 43 Rheuma-Patienten berichtet. Man teilte die Probanden in zwei Gruppen ein: Eine ernährte sich weiter wie gewohnt, die andere erhielt streng vegane Rohkost. Vor der Untersuchung und 1 Monat nach Beginn wurden Stuhlproben untersucht. Die Resultate zeigten, dass die Darmflora der vegan ernährten Gruppe sich deutlich verbessert hatte, was sich auch auf den Gesundheitszustand der Patienten auswirkte.

Eine weitere Studie, die im Jahr 2000 in der Fachzeitschrift *Toxicology* veröffentlicht wurde, untersuchte die Auswirkungen einer veganen Ernährung auf Rheuma-Patienten: Hier wurde das Wohlbefinden der Patienten an verschiedenen Parametern wie Schmerzempfinden und so weiter gemessen. Am Ende konnte festgestellt werden, dass die Antioxidantien und Milchsäurebakterien in der veganen Ernährung zu klaren Verbesserungen geführt hatten. Eine andere Gruppe von Wissenschaftlern ging der Frage nach, ob rohe vegane Nahrung ihrer gekochten Variante vorzuziehen sei, wenn es um die Linderung von *Fibromyalgie*-Symptomen ging. Die Ergebnisse wurden im *Scandinavian Journal of Rheumatology* vorgestellt. Zwei Gruppen weiblicher Patienten erhielten vegane Nahrung, die eine in roher, die andere in gekochter Form. Die Rohkost-Gruppe hatte weniger Schmerzen, weniger Steifigkeit in den Gliedmaßen und Gelenken und schlief besser als die Gruppe, die sich von veganen gekochten Lebensmitteln ernährte.

## Kochen zerstört Lebenskraft und lässt Giftstoffe entstehen

Wir im *Hippocrates Institute* haben ein Motto: „Es geht nicht um die Nahrung in Ihrem Leben, sondern um das Leben in Ihrer Nahrung." Kochen raubt der Nahrung ihre heilenden Qualitäten. Die Lebenskraft der rohen Lebensmittel liegt in den Enzymen der pflanzlichen Zellen. Diese weisen eine elektromagnetische Frequenz auf, die der in unseren Körperzellen entspricht. Wie zwischen zwei Menschen, die in dem Augenblick, in dem ihre Blicke sich treffen, feststellen, dass sie füreinander bestimmt sind, gibt es eine Anziehung zwischen den Polen elektromagnetischer Kräfte. Wenn unsere Nahrung aber verarbeitet beziehungsweise gegart wird, wird die elektromagnetische Schwingung zerstört. Dann können unsere Zellen die in den Lebensmitteln enthaltenen Nährstoffe nicht mehr aufnehmen.

Einige der sekundären Pflanzenstoffe, die über 48 °C erhitzt wurden, verlieren ihre molekulare Struktur und werden leblose Materie ohne heilende oder schützende Funktion. Der Verzehr von gegarter Nahrung löst in unserem Körper dieselbe Reaktion aus wie eine Flut von Krankheitserregern. Offensichtlich sieht unser Körper in ihr einen Fremdkörper, weil er ihr seine Abwehrtruppe, die weißen Blutkörperchen, entgegenschickt.

Auf der Webseite des *Raw Food Life Web* (*www.rawfoodlife.com*), auf der verschiedene Anbieter ihre rohköstlichen Produkte präsentieren, wird diese Dr.-Jekyll-and-Mr.-Hyde-Natur unserer Nahrung wie folgt beschrieben: „Jeder weiß, dass Garen den Nährstoffgehalt unserer Lebensmittel reduziert. Aber haben Sie sich je gefragt, was mit all den netten Vitaminen, Mineralstoffen, Fetten, Kohlehydraten und Proteinen passiert, sobald sie gekocht sind? Wo sind sie denn plötzlich alle hingekommen? Verschwinden die einfach so? Leider nicht. Wie Dr. Jekyll werden sie durch chemische Reaktionen verwandelt. Nur dass der Mr. Hyde der Lebensmittel andere Namen trägt: Mr. Karzinogen, Mr. Mutagen und – der Erzbösewicht von allen – Mr. Freies Radikal!"

## Der Hirntumor ist besiegt!

*Meine Geschichte beginnt im Jahr 2004, als eine Computertomografie ergab, dass ich eine recht große Geschwulst in der rechten Gehirnhälfte hatte. Man diagnostizierte einen Hirntumor! Ich konnte es einfach nicht glauben. Das Schlimmste aber war, dass ich sofort operiert werden sollte. Wir warteten zwei Tage ab, bevor wir uns auf den Weg zum Neurochirurgen machten. Er wollte eine Biopsie von meinem Tumor machen, doch mein Mann Stuart meinte, er werde dies auf keinen Fall erlauben. Damit entließ man mich aus dem* St. Mary's Hospital.

*Damals hatte ich schon Schwierigkeiten beim Sprechen und schreckliche Kopfschmerzen. Ich konnte kaum noch gehen, ich sah immer verschwommener. Schreiben konnte ich auch nicht mehr. Meine gesamten motorischen Fähigkeiten verschlechterten sich zunehmend. Meine Blase konnte ich nicht mehr kontrollieren.*

*Angesichts dieser schwierigen Situation suchten mein Mann und ich nach alternativen Behandlungsmethoden. Da ich schnellstens Hilfe brauchte, riefen wir sofort im* Hippocrates Institute *an. Wir sprachen mit dem Leiter Dr. Brian Clement. Wir wussten, dass ich operiert werden musste, sobald ich einen Arzt gefunden hatte, der die Operation durchführen konnte. Dr. Clement bat mich inständig, meine Ernährung sofort umzustellen. Schluss mit dem leckeren Kaffee mit Haselnusssirup, kein Zucker, kein Weißmehl, ganz wenig Obst, kein Fleisch, kein Huhn, kein Fisch. Nur rohe, lebendige Nahrung, Unmengen von Weizengrassaft, grüne Säfte, Sprossen und reines Wasser mit Zitronensaft. Für mich war das eine große Umstellung, doch ich aß buchstäblich um mein Leben.*

*Einige Monate später wurde ich am* National Institute of Health *in Bethesda, Maryland, operiert. Die Operation dauerte sieben Stunden, und ich verlor dabei einige Liter Blut. Mein atypisches* Meningeom *war fast so groß wie eine Grapefruit. Ich brauchte einige Tage, um mich zu erholen: fünf Tage im Krankenhaus, zwei weitere zu Hause.*

*Als mein Mann mich vom Krankenhaus abholte, fuhren wir an einem Haushaltswarenladen vorbei. Dort kaufte er einen guten Mixer, damit ich meinen Weizengrassaft und meine grünen Säfte machen konnte. Ich begann, Sprossen zu kaufen, und dann auch, sie selbst zu ziehen.*

*Zwei Monate später fühlte ich mich plötzlich wieder sehr müde. Auch die*

*Kopfschmerzen kehrten zurück. Also ließ ich eine Magnetresonanztomografie machen: Wieder hatte ich zwei kleine Tumoren im Gehirn. Also flogen mein Mann und ich erneut ins* National Institute of Health. *Bei der MRT dort wurde ein Tumor lokalisiert.*
*Da die Geschwulst bösartig war, sollte ich mich augenblicklich einer Bestrahlungstherapie unterziehen: sechs Wochen lang einmal täglich. Ich wusste, was die Bestrahlung bedeutete: In etwa fünf bis fünfundzwanzig Jahren würde sich wieder irgendwo in meinem Körper ein Tumor bilden. Stuart und ich waren uns einig: Wir würden es zuerst auf andere Weise probieren. Nach meiner Operation hatte ich streng nach dem Hippocrates-Programm gelebt, aber mit der Zeit hatte ich es wieder ein wenig lockerer gesehen: meine Säfte nicht mehr zubereitet und wieder öfter Lebensmittel gegessen, die mir nicht wirklich guttaten.*
*Wir sprachen noch einmal mit Dr. Clement. Er empfahl mir, einige Dinge ganz wegzulassen: Obst, Karotten, Milchprodukte – und vor allem Zucker. Dann fragte er mich, ob ich ein Bügelbrett besäße. „Ja, warum?", fragte ich zurück. Er bat mich, das Bügelbrett am Sofa anzulehnen, mich auf den Boden zu legen und 2-mal täglich 15 Minuten lang auf diese Weise die Füße hochzulegen, sodass das Blut ins Gehirn strömen und dort den Heilungsprozess unterstützen konnte. Da mir klar war, dass Dr. Clement ein Meister seines Fachs war, tat ich, was er mir geraten hatte. Ich hatte einfach Angst vor dem, was passieren würde, wenn ich mich nicht an seine Anweisungen hielt. Außerdem ging ich zwei Monate lang regelmäßig zur Akupunktur. Ich nahm ausgesprochen wirksame chinesische Heilkräuter zu mir, trug ein Magnetband um den Kopf, trank grüne Säfte und Weizengrassaft und aß mehrmals täglich Unmengen von Sprossen und andere Rohköstlichkeiten.*
*Im November 2005, eine Woche, bevor die Bestrahlung beginnen sollte, hatte ich das Gefühl, das Ganze gar nicht zu brauchen. Ich suchte meinen Neurochirurgen auf und bat ihn um eine zusätzliche MRT. Wenn es sich als nötig herausstellen sollte, so meinte ich, würde ich mich sofort der Bestrahlung unterziehen. Mein Wunsch wurde erfüllt. Aber ich wusste schon im Voraus, dass er nichts mehr finden würde. Er machte also die MRT, und ich behielt recht: kein Tumor, keine Blutgerinnsel, keine Blutungen. Die Ärzte konnten dazu nur eines sagen: Bestrahlung ist nicht nötig! Im Mai*

*2006 ging ich dann zur üblichen Nachsorgeuntersuchung, die einmal im Quartal stattfand, ins* National Institute of Health. *Wieder wurde eine MRT gemacht. Das Meningeom war verschwunden. Ich hatte es geschafft.*
Bonnie Lovett, *West Palm Beach, Florida*

Als die Lebensmittelbehörde der Stadt New York (*New York City's Board of Health*) im Jahr 2006 einstimmig Garmethoden, bei der Transfettsäuren entstehen, in Restaurants verbot, wurde damit nicht nur ein landesweiter Feldversuch mit der Gesundheit der Bevölkerung untersagt. Unbeabsichtigt hatte die Behörde damit auch darauf hingewiesen, dass das Garen von tierischer Nahrung durchaus negative Auswirkungen auf unser aller Gesundheit haben kann.

Transfette in Form von teilweise gehärteten Fetten wurden als gesündere Alternative zu gesättigten tierischen Fetten wie Butter betrachtet. Daher waren sie in fast allen Nahrungsmitteln zu finden – im Keks genauso wie in den Pommes frites. Auf jeden Fall in allem, was frittiert oder gebacken worden war. Leider zeigte sich bald in einer zunehmenden Anzahl medizinischer Studien, dass Transfette Herzkrankheiten und allerlei andere schwerwiegende Krankheiten mitverursachen können.

Die in New York mit viel Leidenschaft geführte Debatte um das Verbot brachte vor allem eine interessante Tatsache ans Licht: Viele Sorten von Fleisch- oder Milchprodukten enthalten dieselben Transfettsäuren, die als gesundheitsgefährdend gelten. Eine Untersuchung der amerikanischen Lebensmittelaufsichtsbehörde (*U.S. Food and Drug Administration*) ergab, dass 21 Prozent der von Erwachsenen durchschnittlich aufgenommenen Transfette direkt aus tierischen Produkten kommen.

Ärzte und Wissenschaftler, die sich für das Verbot aussprachen, wiesen immer wieder darauf hin, wie gefährlich auch kleinste Mengen Transfette seien. Dass es eigentlich auch Regelungsbedarf vonseiten des Gesetzgebers im Hinblick auf tierische Lebensmittel allgemein gibt, verschwiegen sie tunlichst. Das zeigt zum einen, wie stark der Einfluss der Fleisch- und Milchindustrie ist, zum anderen aber auch, wie viele der Verantwortlichen von Fleisch- und Milchprodukten regelrecht abhängig sind. Sie leugnen einfach die Gefahr, die diese Produkte für die Gesundheit darstellen.

Als die Debatte in New York sozusagen am Siedepunkt angelangt war, wurde in Großbritannien eine weitere Studie veröffentlicht, die verstörende Fragen über die Auswirkungen des Garens unserer Nahrungsmittel bei hohen Temperaturen auf unsere Gesundheit aufwarf. Das *Journal of Agricultural and Food Chemistry* berichtete, dass Mehl von in schwefelarmen Regionen gezogenem Weizen (was auf die meisten eher mineralstoffarmen Ackerböden zutrifft) extrem hohe Mengen Acrylamid bildet, wenn es während des Garprozesses hohen Temperaturen ausgesetzt ist. Nahrungsmittel wie Kartoffelchips, Kekse und Brot enthalten hohe Mengen karzinogenen Acrylamids. Der Stoff entsteht allerdings auch beim Garen in der Mikrowelle.

Acrylamid kann zu Störungen in den männlichen Fortpflanzungsorganen führen, aber auch zu neurologischen Störungen. Nicht zuletzt spielt der Stoff eine Rolle bei der Entwicklung verschiedener Krebsarten. Forscher an der *Harvard Medical School* berichteten in einem 2005 im *International Journal of Cancer* erschienenen Artikel, dass Mädchen, die häufig Kartoffelchips und Pommes frites essen, Gefahr laufen, als Erwachsene Brustkrebs zu bekommen.

Ann Wigmore, die Gründerin des *Hippocrates Institute*, erzählt immer wieder von einer der einschneidenden Erfahrungen ihres Lebens. Sie sah mit eigenen Augen, wie Tumorzellen, die einem menschlichen Körper entnommen wurden, auf gegarter Nahrung überlebten, während sie auf frischer Rohkost abstarben.

Doch gegarte Nahrung produziert nicht nur Giftstoffe, sie hat auch ihre Lebenskraft verloren: all die sekundären Pflanzenstoffe, Vitamine, Enzyme und Mineralstoffe, die für unsere Gesundheit lebenswichtig sind. Studien, die in den letzten Jahren am *Linus Pauling Institute* an der *Oregon State University* durchgeführt wurden, zeigen zum Beispiel, dass 59 Prozent des in Brokkoli enthaltenen Indol-3-Carbinols zerstört werden, wenn das Gemüse nur 9 Minuten gegart wird. Dieser Stoff hemmt das Wachstum von Tumorzellen.

## Keine Amputation!

*Mit fünfundsechzig erkrankte ich an Diabetes. Seitdem habe ich vier Operationen hinter mir, bei denen Arterien aus dem linken Bein ins rechte verpflanzt wurden. Doch 2004 meinte der Gefäßchirurg, nun müsse man das rechte Bein wohl über dem Knie amputieren. Ich hatte mehrere offene Wunden am Fuß, die nicht mehr heilen wollten. Die Schmerzen waren unerträglich.*

*Nancy und Kara, meine beiden Töchter, waren 2002 im* Hippocrates Institute *gewesen. Kara hatte damals einen Darmvorfall und sollte operiert werden, doch nachdem sie in diesem Gesundheitszentrum gewesen war, hatte sich das erledigt. Und so meldeten meine Töchter mich für einen Kurs im* Hippocrates Institute *an. Nancy fuhr mit.*

*Ich kam dort im Rollstuhl an. Zuerst sollte ich eine Rohkost-Kur mit grünen Säften, Weizengrassaft und allerlei Keimlingen und Salaten machen. Schon nach einem Tag veränderte sich die ungesunde Farbe meines Beins. Als ich ankam, war es schwarzlila gewesen, doch während meiner Zeit am Institut gewann es seine normale Hautfarbe fast vollständig zurück. Die Schwellung ging ebenfalls zurück und die Schmerzen waren fast ganz weg.*

*Schon in der zweiten Woche schob ich meinen Rollstuhl herum – das war mein Sport. Ich hatte zudem das Gefühl, keine Diabetes-Medikamente mehr zu benötigen. Mein Blutzuckerspiegel hatte sich stabilisiert. Ich bin heute einundachtzig Jahre alt und glaube, dass ich von nun an wieder ein normales Leben führen kann. Meine Lebensqualität hat sich jedenfalls massiv verbessert.*

Alice Brown, *Sevierville, Tennessee*

Unser Körper kann Vitamin B12, das für die Bildung von roten Blutkörperchen und fürs Nervensystem wichtig ist, nicht selbst herstellen. 2005 führten wir am *Hippocrates Institute* regelmäßige Bluttests durch, um den Vitamin-B12-, den allgemeinen Vitamin- und den Mineralstoff-Spiegel unserer Gäste zu überprüfen. Wir fanden heraus, dass fast 80 Prozent bei ihrer An-

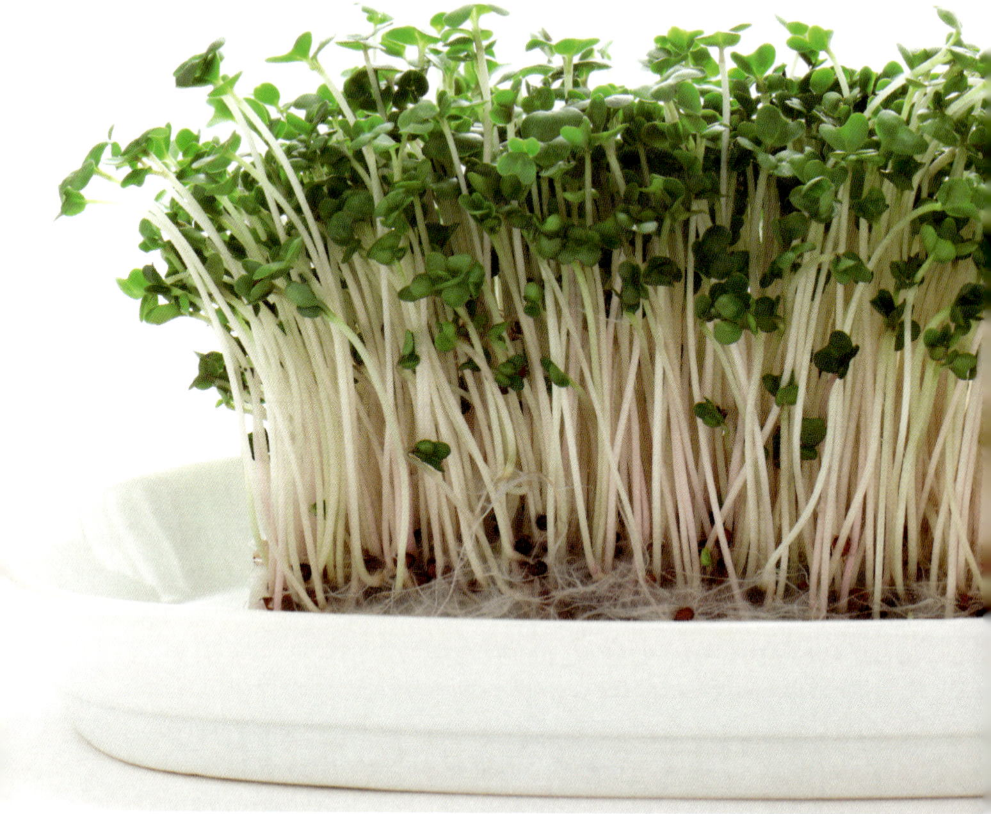

*Brokkolisprossen sind 30- bis 50-mal effektiver als Brokkoligemüse im Einsatz für unsere Gesundheit und stimulieren jene Enzyme, die unseren Körper auf natürliche Weise entschlacken*

kunft Mineralstoffdefizite hatten, während etwa 60 Prozent an Vitamin-$B_{12}$-Mangel litten. Mineralstoffmangel kann Parkinsonkrankheit und *multiple Sklerose* auslösen.

Wir machten auch intrazelluläre Untersuchungen, um festzustellen, welche Nährstoffe von den Zellen aufgenommen wurden. Anders als traditionelle Bluttests, die mitunter falsche Ergebnisse liefern, wenn Nahrungsergänzungsmittel zugeführt wurden, zeigen diese Tests, was vom Körper tatsächlich verwertet wird. Die Funktionale Intrazelluläre Analyse (FIA) misst, wie die weißen Blutkörperchen in unserem Körper von den Mikronährstoffen gestärkt werden. Diese relativ neue Technik, die an der *University of Texas* entwickelt wurde, zeigt den Antioxidantien-Spiegel, weist auf Mangelzustände hin und kann sowohl Protein- als auch Lipidspiegel eindeutig bestimmen.

Vor allem Enzyme sind empfindlich, wenn es ums Garen geht. Diese speziellen Aminosäuren beschleunigen chemische Reaktionen in unseren Zellen. Wir müssen uns das vorstellen wie den Zündfunken im Motor. Enzyme sorgen dafür, dass alle Prozesse im Körper einwandfrei funktionieren. Verdauungsenzyme spalten unsere Nahrung in ihre Bestandteile auf und katalysieren wichtige Prozesse. Jedes Enzym erfüllt dabei seine spezifische Aufgabe.

## Was Enzyme für unsere Gesundheit tun

Welche Rolle Enzymen bei der Entstehung von Krankheiten zukommt, wird im englischsprachigen Wikipedia wie folgt beschrieben: „Die Bedeutung der Enzyme zeigt sich schon daran, dass der Ausfall von nur einem Enzym von den Tausenden, die in unserem Körper am Werk sind, eine tödliche Krankheit auslösen kann."

Gerade Rohkost stimuliert auf natürliche Weise jene Enzyme, die den Körper entgiften und die wir brauchen, um Krebs und andere Krankheiten wirksam zu bekämpfen. Eine 1997 durchgeführte Untersuchung an der medizinischen Fakultät der *Johns Hopkins University* zeigte, dass Brokkolisprossen – also nicht das übliche Brokkoligemüse – gerade jene Enzyme stimulieren, die unseren Körper auf natürliche Weise entschlacken.

Die *New York Times* berichtete darüber am 16. September 1997: „Brokkolisprossen enthalten das 30- bis 50-Fache der schützenden Stoffe, die sich in im Brokkoligemüse finden. Diese sogenannten Isothiocyanate regen auf natürliche Weise entgiftende Enzyme an, was erklärt, weshalb der Verzehr von Brokkoli oder anderen Kreuzblütengewächsen wie Blumenkohl, Weißkohl, Grünkohl das Risiko, an Krebs zu erkranken, senkt."

An der Studie beteiligte Wissenschaftler sagen dazu: „Epidemiologische Studien zeigen, dass ein Mensch wöchentlich nur etwa 1 Kilo Brokkoligemüse oder ähnliches Gemüse zu essen braucht, um sein Darmkrebsrisiko um etwa die Hälfte zu senken.

Leider machen das in Amerika die Wenigsten." Da Keimlinge das Vielfache dieses Wirkstoffs enthielten, sei die Wahrscheinlichkeit hoch, dass der Verzehr von 30 Gramm Sprossen 1-mal pro Woche genüge, um dieselbe Wirkung zu erzielen.

Edward Howell ist ein Spezialist für enzymreiche Ernährung und Autor des Buches *Enzyme Nutrition*. Er konnte zeigen, dass Enzymmangel zu Fettsucht, Herz-Kreislauf-Erkrankungen, bestimmten Krebsarten und vorzeitigem Altern führen kann.

Wenn bei der Fortpflanzung männliches Sperma auf die weibliche Eizelle trifft, sind es Enzyme, die den Lebensfunken entstehen lassen. Ein Funke Lebenskraft! Wir sollten uns durch unsere Ernährung Enzyme zuführen, doch gekochte Nahrungsmittel sind, was Enzyme angeht, tot. Rohköstliche, organische, lebendige Nahrung hingegen ist reich an Enzymen. Das ist einer der Gründe, weshalb wir im *Hippocrates Institute* naturbelassene Nahrung anbieten. Wir möchten, dass unsere Gäste aufgeladen werden mit Vitaminen, Mineralstoffen, Proteinen und Enzymen, die das Immunsystem stützen und dem Körper helfen, sich zu entgiften.

Die Rolle der Verdauungsenzyme ist bereits recht gut erforscht. Leider wissen wir noch viel z u wenig darüber, wie Nahrungsenzyme aus der Rohkost zu unserer Gesundheit beitragen. Am *Hippocrates Institute* haben wir dazu einige Untersuchungen durchgeführt.

Verdauungsenzyme und Nahrungsenzyme haben für uns zwei interessante Seiten. Zum einen ist die Struktur der Moleküle ungewöhnlich: Sie passieren den Magen unverdaut, weil sie der aggressiven Magensäure widerstehen und mit Flüssigkeiten rasch durch eine spezielle Magenrinne, die sogenannte Magenstraße, hindurchrutschen können. Zum anderen interessiert uns, was die Enzyme im Zellstoffwechsel Positives bewirken. Wir haben die Zellen Abertausender Menschen unter dem Mikroskop untersucht. Auf dieser Grundlage können wir sagen, dass Verdauungsenzyme und Enzyme aus pflanzlicher Nahrung offensichtlich die elektrische Frequenz in den Körperzellen und ihrer Umgebung erhöhen.

Die meisten Ernährungswissenschaftler betrachten Enzyme nur als komplexe Proteine. Wir haben festgestellt, dass Enzyme in ihrem Inneren eine bestimmte elektrische Frequenz aufweisen. Das Protein ist sozusagen nur die „äußere Schale" des Enzyms, so wie beim Menschen die Haut eine äußere Schale des Körpers bildet. Es wäre falsch, zu behaupten, der menschliche Körper bestehe „nur aus Protein", da er sehr viel mehr ist. Ähnliches gilt für die Enzyme. Außerdem gibt es Hinweise darauf, dass Nahrungsenzyme vom Körper schon in der Mundhöhle assimiliert werden. Es kommt offenbar zu einer Aufnahme ihrer elektrischen Ladung, noch bevor sie den Magen erreichen. Dass Enzyme die elektromagnetische Frequenz der Zellen erhöhen, ist jedenfalls ein neuer Ansatz bei der Untersuchung enzymatischer Aktivitäten.

Im *Hippocrates Institute* haben wir immer wieder feststellen können, dass Enzyme die Grundlage körperlicher Heilung darstellen. Unsere Vorfahren nahmen enzymreiche Nahrung zu sich. So konnte sich der Mensch entwickeln. Doch unsere Ernährungskultur hat sich von dieser einfachen biochemischen Wahrheit weit entfernt.

Das Hippocrates-Programm gewährleistet, dass wir täglich genug auf unser Enzymkonto einzahlen. Wenn wir wenig abheben und immer wieder größere Beträge einzahlen, sorgt das dafür, dass der Körper stets mit allen Enzymen versorgt wird, die der Stoffwechsel zum Aufbau, zur Reinigung und zur Gesunderhaltung des Körpers braucht.

## Tierisches Eiweiß macht krank

Nach Jahren der Forschung auf dem Gebiet der Biochemie und Ernährungswissenschaft machte T. Colin Campbell eine entscheidende Entdeckung: Nährstoffe, vor allem Proteine, tierischen Ursprungs fördern das Tumorwachstum. Wohingegen Nährstoffe und Proteine pflanzlichen Ursprungs das Tumorwachstum hemmen konnten. „Der Einfluss des Nahrungsproteins erwies sich tatsächlich als so gewaltig, dass wir lediglich durch die Änderung der Proteinmenge das Krebswachstum anregen oder hemmen konnten"[19], schreibt Campbell in seinem Buch *China Study*.

Das Protein, das das Krebswachstum am stärksten anregt, ist Kasein. 87 Prozent des Eiweißanteils in der Kuhmilch ist Kasein. Nur Pflanzen enthalten Proteine, die nicht karzinogen sind. Menschen, deren Ernährung vor allem aus tierischen Produkten besteht, sind zweifellos am anfälligsten für ernährungsbedingte Erkrankungen. Menschen, die sich in erster Linie pflanzlich ernähren, gehören hingegen zu den gesündesten. Nach Dr. Campbell haben Menschen, die in ihrer Kindheit viel tierisches Eiweiß zu sich nehmen, ein deutlich erhöhtes Risiko, im Laufe ihres Lebens an Krebs zu erkranken.

Die erste Studie, die einen Zusammenhang zwischen Kasein beziehungsweise tierischen Proteinen und Krebs aufzeigte, wurde 1954 in der Fachzeitschrift *Cancer Research* veröffentlicht. Diese bahnbrechende wissenschaftliche Untersuchung belegte, dass das Kasein in Milchprodukten dafür verantwortlich war, dass bestimmte Krebsarten sich 5-mal schneller entwickelten. Dr. Campbell führte daraufhin eine Studie durch, in deren Verlauf er feststellen konnte, dass Kasein das Tumorwachstum um 100 Prozent steigerte, egal in welcher Phase der Krebserkrankung es aufgenommen wurde.

Die sogenannte *China Study* stellt quasi den wissenschaftlichen Hintergrund des Hippocrates-Programms dar. Wir machten die klinischen Untersuchungen, Dr. Campbell die Laborarbeit. Eines der bedeutsamsten Resultate seiner Studie ist meiner Ansicht nach die Tatsache, dass Milchprodukte stärker mit Tumorwachstum und Lungenkrebs korrelieren als das Rauchen. Diese Studie ist die umfassendste zum Thema „Ernährung und Krankheit", die je durchgeführt wurde, und sie stellt so ziemlich alles infrage, was wir in Biologie je über menschliche Ernährung gelernt haben.

Andere Krankheiten, mit denen der Mensch zu kämpfen hat, können ebenfalls auf den Verzehr tierischer Proteine zurück-

19 Campbell, T. Colin; Campbell, Thomas M.: *China Study*, S. 6

geführt werden. W. G. Robertson vom Medizinischen Wissenschaftsrat Großbritannien (*Medical Research Council*) veröffentlichte eine Studie im *British Journal of Urology*, die zeigt, dass es einen direkten Zusammenhang zwischen dem Konsum tierischer Proteine und der Bildung von Nierensteinen gibt. Professor Robertson behandelt seine Patienten mit einer Ernährung, die frei von tierischem Eiweiß ist.

T. Colin Campbell wertete mehrere Hundert wissenschaftliche Untersuchungen aus und zog daraus folgende Schlüsse:

- Diabetes-Patienten brauchen keine Medikamente mehr, wenn sie auf tierisches Eiweiß verzichten und sich hauptsächlich pflanzlich ernähren.
- Eine entsprechende Ernährungsumstellung kann Herzprobleme beseitigen.
- Der Konsum von Milchprodukten erhöht das Risiko, an Prostatakrebs zu erkranken.
- Der Verzehr von tierischen Produkten erhöht bei Frauen das Risiko, an Brustkrebs zu erkranken.
- Wer im Alter noch geistig fit sein will, sollte auf die Antioxidantien setzen, die aus einer obst- und gemüsereichen Ernährung stammen.

Dr. Campbell empfiehlt allen Menschen, die Vorzüge pflanzlicher Nahrung zu nutzen und jede Art von Fleisch- und Eierspeisen sowie Milchprodukten zu meiden. „Ich begann nicht mit vorgefassten Meinungen philosophischer oder sonst einer Art, um den Wert einer Ernährungsweise auf pflanzlicher Basis zu beweisen. Ich begann am anderen Ende des Spektrums: als Fleisch liebender Milchbauer im Privatleben und etablierter Wissenschaftlicher im Berufsleben. Ich pflegte sogar die Ansichten von Vegetariern zu beklagen, als ich Nahrungsmittelbiochemie in Vorklinikkursen unterrichtete."[20]

20 Campbell, T. Colin; Campbell, Thomas M.: *China Study*, S. 22

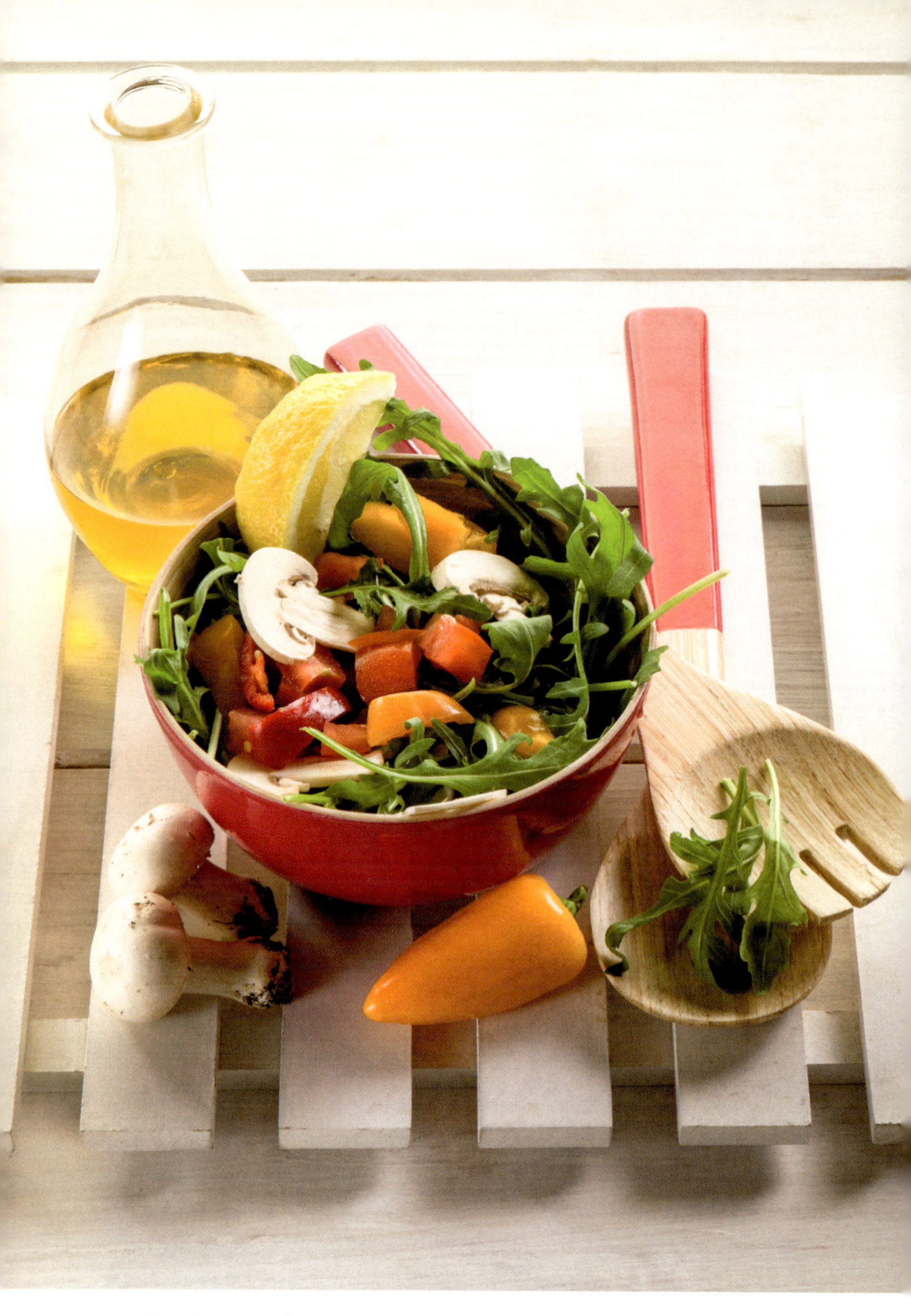

*Lebenskraft aus der Salatschüssel: Ein frisch zubereiteter Salat enthält reichlich sekundäre Pflanzenstoffe, Vitamine, Enzyme und Mineralstoffe, die für unsere Gesundheit und Vitalität so ungeheuer wichtig sind*

Offensichtlich passiert es recht häufig, dass Forscher, wenn sie die gesundheitlichen Vorzüge von Rohkost untersuchen, auf Unerwartetes stoßen. Eine 2005 in den *Archives of Internal Medicine* veröffentlichte Studie schaffte es gar in die Schlagzeilen: „Geringere Knochenmasse bei Rohkost-Vegetariern". Hätte man die Studie etwas aufmerksamer gelesen, so hätte man schnell verstanden, dass Rohkost-Vegetarier zwar tatsächlich weniger Knochen*masse* haben, dass jedoch die Knochen*dichte* hoch ist und die Betroffenen keinerlei Marker für eine eventuelle *Osteoporose* zeigen, eine Krankheit, die gewöhnlich mit verminderter Knochenmasse einhergeht. Bei den Rohkost-Veganern der Untersuchung kam es seltener zu Entzündungen, sie zeigten auch einen niedrigeren IGF-1-Spiegel. Dieser Wachstumsfaktor ist erhöht bei Brustkrebs- und Prostatakrebserkrankungen. Und obwohl die Veganer keine Milch und keinen Käse aßen, hatten sie höhere Vitamin-D-Werte als Menschen, die, den üblichen westlichen Ernährungsgewohnheiten folgend, sowohl Milch tranken als auch Fleisch verzehrten.

Diese Studie wurde von den *National Institutes of Health* gesponsert. Luigi Fontana, ihr Leiter, fasste das Ergebnis wie folgt zusammen: „Wenn Sie gesünder werden und Ihr Risiko für Herz-Kreislauf- beziehungsweise Krebserkrankungen senken wollen, kann ich Ihnen nur raten, die hoch verarbeiteten Lebensmittel wegzulassen, die Amerikaner gewöhnlich essen, und zu einer abwechslungs- und nährstoffreichen Ernährung zurückzukehren."

Wir bezahlen unsere Vorliebe für Fleisch und andere tierische Nahrungsmittel teuer, denn wir nehmen mit dem Verzehr dieser Nahrungsmittel eine Unmenge synthetischer Hormone, Antibiotika und anderer Toxine auf, mit denen man diese Tiere behandelt hat.

Rohe pflanzliche Nahrung stellt genug Protein für den menschlichen Körper zur Verfügung. Gorillas, Elefanten und Blauwale sind nur einige der vielen Tierarten, die sich ausschließlich von Grünem ernähren. Viele vollwertige Lebensmittel wie Spinat enthalten mehr verdauliches Protein als rohes Fleisch.

Im Folgenden finden Sie eine Auswahl an Nahrungsmitteln, die einen hohen Gehalt an den für die menschliche Ernährung wichtigsten Proteinen aufweisen:

- **Algen:** Meeresalgen, Süßwasseralgen
- **Gemüsesprossen:** Ackerbohnen, Augenbohnen, Kidneybohnen, Limabohnen, Linsen, Mungbohnen, Schwarze Bohnen, Weiße Bohnen, Zuckererbsen
- **Getreidesprossen:** Buchweizen (streng genommen ein Knöterichgewächs), Gerste, Hafer, Hirse, Mais, Roggen, Weizen, Wildreis

## Lebensmittel richtig kombinieren

Nahrungsmittel so zu kombinieren, dass ihre positiven gesundheitlichen Wirkungen sich gegenseitig unterstützen, ist eine hohe Kunst, die auf zwei Prinzipien beruht:

- Nahrungsmittel bestehen aus chemischen Stoffen. Chemische Stoffe haben in der Kombination andere Auswirkungen als isoliert.
- Wir alle verdauen unsere Nahrung mit unterschiedlicher Geschwindigkeit in verschiedenen sauren und basischen Umgebungen beziehungsweise Verdauungsräumen (im Magen ist das Milieu sauer, im Dünndarm basisch).

Informationen aus dem *Hippocrates Institute*

### Die richtige Mischung macht's

Im Grunde ist unser Körper ein wandelndes Versuchslabor. Wie bei jedem Experiment mit dem Chemiebaukasten, können wir auch hier die einzelnen Zutaten so kombinieren, dass sie entweder einen heilsamen oder einen explosiven Effekt zeigen. Je mehr

Chemikalien sich in den Nahrungsmitteln aus dem Supermarkt finden, desto größer ist die Gefahr, dass es zur Explosion kommt und sich gesundheitliche Probleme einstellen.
Andererseits lässt sich nachweisen, dass bestimmte Kombinationen roher Lebensmittel starke heilende Kräfte entfalten. Karen Collins, die als Ernährungsberaterin am *American Institute for Cancer Research* tätig ist, nennt folgende Beispiele:

- **Keimlinge von Brokkoli und Rosenkohl:** Die Inhaltstoffe dieser beiden Gemüse stimulieren, zusammen genossen, sogenannte „Phase-2-Enzyme", die Karzinogene daran hindern, die menschliche DNS zu schädigen.
- **Kurkumin und Quercetin:** Kurkuma enthält Kurkumin, während sich Quercetin in gelben Zwiebeln findet. Beides zusammen konnte bei Teilnehmern verschiedener Studien das Entstehen von Darmpolypen um 60 Prozent reduzieren.
- **Orangen, Äpfel, Trauben und Heidelbeeren:** Die Antioxidantien in diesen Früchten entfalten kombiniert eine sehr viel höhere Wirkung bei der Bekämpfung von freien Radikalen als jede Frucht für sich genommen.

Unsere Verdauung lässt sich mit dem Straßenverkehr vergleichen. Auch hier gibt es verschiedene Stoßzeiten und Geschwindigkeiten. Wenn ein langsames Fahrzeug in einer Einbahnstraße vor einem schnelleren fährt, muss das schnellere bremsen, um eine Kollision zu verhindern. So werden auch manche Nahrungsmittel schneller verdaut als andere und es kommt zu „Kollisionen" in Form von Blähungen, Verdauungsstörungen und schlechter Nährstoffaufnahme.

Daher haben wir am *Hippocrates Institute* uns Gedanken darüber gemacht, wie man solche „Kollisionen" durch eine bessere Kombination von Lebensmitteln vermeiden kann.

Wählen Sie bei jeder Mahlzeit nur ein Nahrungsmittel aus jeder Gruppe aus (siehe Tabelle 4) und kombinieren Sie diese dann miteinander.

**Tabelle 4:
Die 4 Gruppen von Nahrungsmitteln**

| Durchschnittliche Zeit zur Verdauung | Was dazugehört |
|---|---|
| *Eiweißhaltige Lebensmittel* | |
| 4 Stunden | Samen (Kürbiskerne, Sesamsamen, Sonnenblumenkerne), Nüsse (Paranüsse, Pekannüsse, Pinienkerne, Walnüsse), Mandeln. Nicht dazu gehören: Erdnüsse oder Cashewkerne |
| *Früchte* | |
| 2 Stunden | saure Früchte (Erdbeeren, Granatapfel, Grapefruits, Orangen, Zitronen), mittelsaure Früchte (Äpfel, Aprikosen, Beerenobst, Birnen, Kiwis, Mangos, Pfirsiche, Weintrauben), süße Früchte (Bananen, Kaki, Trockenobst), Melonen |
| *Gemüse* | |
| 2,5 Stunden | Keimlinge von grünem Gemüse (Alfalfa, Buchweizen, Klee, Rucola, Rettich und Senf), Kohlsorten (Brokkoli, Blumenkohl, Grünkohl, Mizuna, Markstammkohl, Senfkohl, Weißkohl), andere Gemüsesorten (Gartenkürbis, Gurke, Mais [frisch], roter Paprika, Schalotten, Spargel, Staudensellerie, Zucchini), grünes Blattgemüse, (Kopfsalat, Mangold, Pak Choi, Spinat, Wasserkresse), Wurzelgemüse (Karotten, Klettenwurzel, Petersilienwurzel, Rettich, Rote Bete, Rüben) |

| *Stärkehaltige Lebensmittel* | |
|---|---|
| 3 Stunden | Getreidesprossen (Amaranth, Gerste, Hirse, Quinoa, Roggen und Zwerghirse), Gemüsesprossen, Hülsenfrüchtesprossen (Bohnen, Kichererbsen, Linsen), Kürbissorten, Süßkartoffeln und Yamswurzel |

Zwei Gemüsesorten erweisen sich auch als außerordentlich wertvoll, wenn sie für sich allein verzehrt werden. Dazu gehören am Strauch gereifte Tomaten, die die Leber reinigen. Und an der Pflanze gereifte Erdbeeren, die Muskeln und Fettzellen von Abbauprodukten reinigen. Gute Kombinationen sind außerdem: Avocado mit Blattgemüse, Avocado mit mittelsauren Früchten, Proteine und Sprossen mit Blattgemüse und stärkehaltige Lebensmittel mit Gemüsesorten.

Weniger gut zusammen passen Früchte und stärkehaltige Lebensmittel oder stärke- und eiweißhaltige Lebensmittel beziehungsweise stärkehaltige Lebensmittel und Avocados. Ein klassischer Fehltritt im Westen ist Müsli, bei dem stärkehaltige Lebensmittel (Flocken) mit Nüssen kombiniert werden. Werden dazu noch Honig oder Trockenfrüchte gegeben, dann schmeckt das zwar gut, sorgt aber für Gasbildung im Verdauungstrakt. Die Mischung von stärkehaltigen Lebensmitteln und süßen Früchten gärt im Darm, wobei Alkohol und $CO_2$ entsteht – und das ist nicht gut für die Gesundheit.

## Superkraftstoff „Weizengras"

Da Weizensprossen eine starke reinigende Wirkung im Körper haben, kann es nach dem Verzehr zu Übelkeit kommen. Dies ist eine Reaktion auf die Reinigung des Körpers von Toxinen. Beginnen Sie also mit kleinen Mengen, zum Beispiel 30 Gramm. Allmählich können Sie die Menge dann auf 120 Gramm pro Mahlzeit steigern. Das gilt natürlich auch, wenn Sie Weizengrassaft zu sich nehmen oder damit Einläufe machen.

Die Inhaltstoffe von zu Saft verarbeiteten Weizenkeimlinge oxidieren schnell. Sie sollten den Saft daher spätestens 15 Minuten nach der Zubereitung trinken. Das geerntete Gras hält im Kühlschrank etwa 1 Woche, wenn es in einem fest verschlossenen Glasbehälter aufbewahrt wird. Weizengrassaft können Sie allerdings auch einfrieren. Dieser ist zwar nicht ganz so wirksam wie frischer, doch der Nährstoffgehalt ist immer noch sehr hoch.

Informationen aus dem *Hippocrates Institute*

## Was Weizensprossen zum Superfood macht

In den vorangegangenen Kapiteln wurde schon mehrfach auf die positiven Wirkungen des Weizengrases hingewiesen, hier sollen sie noch einmal zusammengefasst werden, denn Weizengrassaft ist ein wahres Wundermittel. Für das Auge des Laien sehen Weizenkeimlinge erst einmal aus wie gewöhnliches Gras. Doch weit gefehlt: Weizensprossen enthalten eine Reihe höchst wertvoller Nährstoffe. Hier ein paar Fakten zu diesem erstaunlichen Nahrungsmittel:
Wir konnten beobachten, dass Weizenkeimlinge (bei Verzehr)

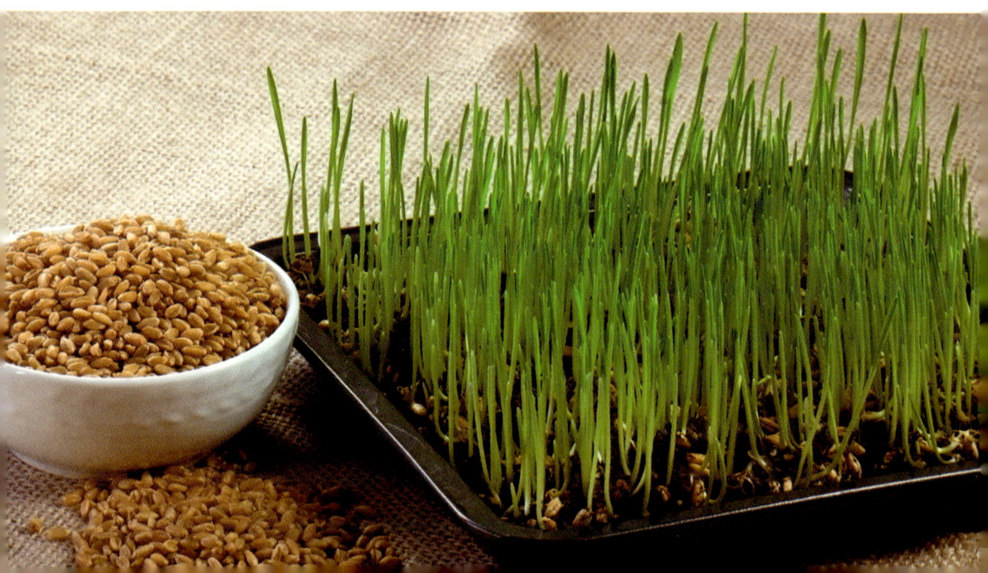

- viel Vitamin A und C enthalten;
- eine Reihe von Vitaminen aus der B-Gruppe enthalten, zum Beispiel das Lätril oder Laetril (Vitamin $B_{17}$), das, so scheint es, Krebszellen zerstört, ohne gesunde Zellen anzugreifen;
- Calcium, Phosphor, Magnesium, Kalium und Natrium in qualitativ hochwertiger Form und im richtigen Verhältnis enthalten;
- organisches Eisen liefern, das den Blutkreislauf verbessert;
- 92 der 102 pflanzlichen Spurenelemente enthalten;
- die effektivste Form der Chlorophylltherapie darstellen;
- hohen Blutdruck senken;
- reichlich Chlorophyll enthalten, das eine ähnliche Molekularstruktur wie Hämoglobinmoleküle aufweist und daher die Sauerstofftransportkapazität des Blutes verbessert;
- Medikamenten- und Drogenrückstände im Körper beseitigen können;
- zur Reinigung der Leber beitragen;
- die Wundheilung verbessern;
- Stoffwechselschlacken im Körper effektiv abbauen;
- den Blutzuckerspiegel senken;
- das Ergrauen der Haare ebenso aufhalten wie Haarausfall;
- Verstopfung beseitigen helfen;
- die Widerstandskraft bei Strahlenbelastung stärken und die Symptome nach einer Strahlenvergiftung lindern;
- im Körper als desinfizierend wirken, da sie Bakterien im Blut, in der Lymphe und in den Geweben abtöten, und
- als vollwertiges Nahrungsmittel betrachtet werden können, da sie sämtliche für den Körper notwendigen Aminosäuren enthalten.

*Nutzen Sie Weizengras als starken positiven Impuls, der wieder Frische, jugendlichen Schwung und Harmonie in Ihr Leben bringen will – selbst ziehen, ernten und frisch verzehren oder als Saft trinken!*

Kapitel 6

# Reine Nahrungsmittel für ein längeres Leben

*Die Heilkunst wird von der Natur ausgeübt, nicht vom Arzt.*
Paracelsus (1493–1542)

*Wenn ein Mensch die richtige Dosis Ernährung und Bewegung erhält, ist dies der sicherste Weg zur Gesundheit.*
Hippokrates

Hin und wieder schafft die Filmindustrie in Hollywood es ja, ein ernstes Thema so zu verpacken, dass der Film die Menschen zum Nachdenken bringt. Ein Beispiel dafür ist *The Fountain*, in dem es um die Suche nach der Quelle der ewigen Jugend, der Unsterblichkeit, geht – in drei verschiedenen Epochen: im 16. Jahrhundert, in der Gegenwart und in der Zukunft. Und jedes Mal finden die Suchenden die Quelle der ewigen Jugend in den Elementen der Natur und in der Lebenskraft, die uns alle erhält.

Die medizinische Wissenschaft hingegen sucht noch immer irgendwo jenseits von Natur und Körper nach den Zutaten für dieses Lebenselixier. Und diese Suche verschlingt Unmengen von Geld und produziert nichts weiter als leere Versprechungen. Ganze Industriezweige sind damit beschäftigt, uns immer neue Wundermittel schmackhaft zu machen, die in ihren Laboratorien gebraut wurden. Man will uns weismachen, dass die Wissenschaft unser Leben verlängern kann, wenn sie in die chemischen Vorgänge unseres Körpers eingreift.

Mit dem technischen Fortschritt entfernen wir uns immer mehr von unserer natürlichen Lebensweise. Doch wenn wir länger leben wollen, müssen wir zur Natur zurückkehren. An Jahren älter zu werden muss nicht gleichbedeutend sein mit Krankheit, Behinderung und dem Verlust unserer geistigen Fähigkeiten. Wäre es denn wirklich schön, über hundert Jahre alt zu werden, wenn wir gleichzeitig von allerlei chronischen Krankheiten geplagt werden? T. Colin Campbell schreibt dazu: „Bei guter Gesundheit zu sein heißt, dass wir die Zeit, die wir haben, gänzlich auskosten können. Es bedeutet, unser gesamtes Leben hindurch so mobil wie möglich zu sein, ohne lähmende, schmerzhafte und langwierige Kämpfe gegen Krankheiten auf sich nehmen zu müssen."[21] Und an anderer Stelle fügt er hinzu: „Die Freude am Leben, besonders in der zweiten Hälfte unseres Lebens, wird schwer beeinträchtigt, wenn wir nicht sehen können oder nicht zu denken imstande sind, unsere Nieren nicht funktionieren, wenn wir gebrechlich sind oder Knochenbrüche erleiden."[22]

Wissenschaftliche Untersuchungen über das Altern zeigen, dass wir durchaus länger leben können, wenn wir kleine Mengen nährstoffreicher Nahrung zu uns nehmen, denn diese Art der Ernährung ist in der Lage, unsere Zellen zu regenerieren. 2006 wurde im *Journal of the American Medical Association* eine Studie

21 Campbell, T. Colin; Campbell, Thomas M.: *China Study*, S. 76

22 Campbell, T. Colin; Campbell, Thomas M.: *China Study*, S. 235

publiziert, für die 48 Personen in vier verschiedene Ernährungsgruppen aufgeteilt wurden. Nach 6 Monaten wurde ihr Blut untersucht. Dabei zeigte sich deutlich, dass sich die Gruppe, die nur wenige Kalorien, diese aber in Form nährstoffreicher Lebensmittel zu sich nahm, über deutliche Verbesserungen des Stoffwechsels freuen konnte. Die eingetretenen Veränderungen förderten eben jene biochemischen Prozesse, die unser Leben verlängern können.

Die Altersforschung weiß zu berichten, wie negativ sich tierische Produkte und gegarte tierische Fette auf unsere Gesundheit auswirken. So wurde in einer Ausgabe des Fachmagazins *Nature* schon im Jahr 1974 ein Artikel veröffentlicht, demzufolge Labortiere, die mehr tierisches Protein zu sich nehmen, eine deutlicher geringere Lebenserwartung haben als andere. Eine weitere Studie der Universität Helsinki kommt zu dem Ergebnis, dass Labortiere, die mit gegarten Fetten ernährt werden, eines frühen Todes sterben. Beim Menschen ist das nicht anders. Das *American Journal of Clinical Nutrition* veröffentlichte 1973 ebenfalls eine Studie, die belegen konnte, dass ein Mensch früher stirbt, wenn er viele tierische Fette zu sich nimmt.

Wie wir bereits gesehen haben, trägt auch die Belastung des Körpers durch Chemikalien dazu bei, dass unsere Lebenserwartung sinkt. Einer dieser Stoffe ist Dihydrocumarin (DHC), das sich als süßer Geschmacksstoff in vielen Lebensmitteln, vor allem in Softdrinks, Joghurt und Muffins, findet. Besonders hoch konzentriert kommt der Stoff in angedickten Produkten wie Pudding und Eiscreme, aber auch in Seifen sowie Kosmetika vor.

In dem wissenschaftlichen Online-Magazin *Public Library of Science Genetics* wurde 2005 eine Studie publiziert, derzufolge DHC die Enzyme der Sirtuin-Gruppe hemmt. Diese wiederum nehmen Einfluss auf biochemische Mechanismen, die unsere Zellen altern und absterben lassen. Während eines Laborversuchs wurde DHC in Hefezellen injiziert. Resultat? Die Lebenserwartung der Zellen sank um 30 Prozent. Hefen enthalten, wie der menschliche Körper, zahlreiche Sirtuine, die auf wichtige Zellfunktionen einwirken, die mit Zellalterung und Stoffwechsel zusammenhängen.

Wenn wir wissen, welche chemischen Stoffe die Sirtuine hemmen, ist dies ein wichtiger Schritt auf dem Weg, an dessen Ende ein Verbot chemischer Lebensmittelzusatzstoffe stehen sollte, die der Gesundheit des Menschen schaden.

Vermutlich fragen Sie sich nun, wie es kommt, dass der Mensch zwar dem Ansturm zahlloser Chemikalien hilflos ausgesetzt ist, aber trotzdem länger lebt als in den vergangenen Jahrhunderten? Im 20. Jahrhundert stieg die durchschnittliche Lebenserwartung in den Industrieländern um fast 40 Jahre. Anfang des 20. Jahrhunderts wurden die Menschen gerade mal Mitte vierzig. Gegen Ende dieses Jahrhunderts liegt die Lebenserwartung bei nahezu achtzig Jahren. Was hat es damit auf sich? Und was bedeutet das für uns?

Eine mögliche Antwort gibt uns eine breit angelegte Studie, die 2006 von Hausärzten und Wissenschaftlern für die *American Society of Integrative Medical Practice* durchgeführt wurde: „Verbesserungen bei Hygiene, Arbeitssicherheit, der Versorgung im Wochenbett und der Trinkwasser-Qualität haben die Sterblichkeit im Allgemeinen und die von Müttern und Kindern im Besonderen deutlich sinken lassen."

Sicherlich stieg die durchschnittliche Lebenserwartung in den letzten Jahren, obwohl die Qualität unserer Nahrungsmittel immer schlechter wurde. Doch das ist ein statistischer Effekt, der in die Irre führen kann, da die Statistik durch Sterblichkeit in jungen Jahren verfälscht wird. So steht im Bericht der Ärzte auch: „Wenn man die Lebenserwartung von Vierzigjährigen um 1900 und 2000 vergleicht, stellt man fest, dass es hier fast keine Veränderung gibt. Noch ernüchternder wird es allerdings, wenn man bedenkt, was die augenblicklichen Epidemien – Fettleibigkeit, Hyperaktivität, stressbedingte Erkrankungen und Diabetes bei Jugendlichen – in der Zukunft erwarten lassen: ausgeprägte Diabetes bei Zwanzigjährigen, Herz-Kreislauf-Erkrankungen schon bei Dreißigjährigen sowie Fruchtbarkeitsstörungen und eine geringere Lebenserwartung. In dieser Hinsicht haben es die Jugendlichen von heute deutlich schwerer als ihre Großeltern."

## Das Morbus Crohn ist endlich geheilt!

*Als ich zwanzig Jahre alt war, erkrankte ich an* Morbus Crohn, *einer chronisch-entzündlichen Darmerkrankung. Das Leid und die Schmerzen, die diese Krankheit verursachen, sind kaum auszuhalten. So bekommt man beispielsweise mehrmals am Tag Durchfälle – ohne jede Vorwarnung.*
*Nach der Diagnose teilte mir der Arzt außerdem mit, ich hätte ein erhöhtes Risiko, an Darmkrebs zu erkranken und meine Krankheit sei nicht heilbar. Ich bekam Medikamente verschrieben, die horrende Nebenwirkungen hatten. Ich fühlte mich, als säße ich in der Falle. Ich hielt zwar nach alternativen Behandlungsmethoden Ausschau, doch es schien keine zu geben. Und die psychische Belastung verschlimmerte die Krankheit zusätzlich.*
*Nachdem ich alles Mögliche ausprobiert hatte, kam ich auf die Idee, dass Stress vielleicht eine größere Rolle spielte, als ich bislang angenommen hatte. Also kehrte ich vor nunmehr dreizehn Jahren der Wall Street den Rücken und zog in den Süden Floridas. Ich begann, mich vegan zu ernähren. Dies und mein neuer Wohnort taten mir sehr gut.*
*Schließlich hörte ich vom* Hippocrates Institute *und meldete mich dort für einen 3-wöchigen Kurs an. Erstaunt registrierte ich, dass die rohen Nahrungsmittel, die ich dort zu mir nahm und die mich schnell auf den Weg der Besserung führten, genau die gleichen waren, von denen alle Ärzte mich stets gewarnt hatten. Ich werde nie vergessen, wie ich damals in der Rohkost-Klinik ankam und eine ältere Dame bemerkte, die an Krücken durch den Park humpelte. Drei Wochen später fiel ich fast in Ohnmacht, als ich dieselbe Dame joggen sah.Damals wurde mir klar, dass wir essen, um zu leben, nicht umgekehrt.*
*Ich weiß noch, dass es am Anfang Höhen und Tiefen gab, aber am Ende schaffte ich es doch. Je länger ich auf diese Weise lebe, desto leichter fällt es mir. Ich lebe nun seit dreizehn Jahren so. Mittlerweile ist mir diese Lebensweise selbstverständlich geworden. Wenn ich anderen Menschen erzähle, dass Rohkost ein Heilmittel ist, wollen sie Beweise sehen. Dann sage ich meist, dass diese Art zu leben sozusagen wissenschaftlich bestätigt sei. Doch am überzeugendsten wirkt immer noch meine persönliche Lebenserfahrung: von der absoluten Hoffnungslosigkeit zur Heilung durch rohe, lebendige Nahrung.*
Paul Nison, *Florida*

In der Geschichte der Menschheit hieß es immer wieder, man müsse etwas „einnehmen“, um länger zu leben. Tatsächlich aber ist gerade hier weniger mehr: Wenn wir weniger Kalorien zu uns nehmen, leben wir länger. Und das Prinzip „Weniger ist mehr“ gilt für alle Aspekte unseres Lebens. Wir können auch nicht immer mehr von unserer Erde nehmen in dem Wahn, unsere persönliche Bequemlichkeit sei wichtiger als das Wohlergehen aller. Auf diese Weise schaden wir nicht nur der Erde und der Menschheit als Ganzes, sondern auch unserer Gesundheit. Außerdem sinkt unsere durchschnittliche Lebenserwartung.

Mangelernährung, fehlende Lebenskraft in unserer täglichen Ernährung sowie die Unmengen von Chemikalien, die unserem Immunsystem schaden, werden auch die Lebenserwartung unserer Kinder und Kindeskinder herabsetzen. Gleichzeitig steigen die Kosten für das Gesundheitssystem ins Unermessliche. In dieser Abwärtsspirale befinden wir uns bereits, und wir werden uns darin immer schneller nach unten bewegen, wenn wir nicht beginnen, Gesundheit und Heilung wieder der Natur zu überlassen. Alles beginnt mit der Lebenskraft in unserer Nahrung, mit der wir unserem Körper seine Lebenskraft zurückgeben können.

## Alterskrankheiten wirksam bekämpfen

Wahrscheinlich hat man Ihnen folgendes Märchen schon oft erzählt, und vielleicht haben Sie es sogar geglaubt: Mit dem Alter, so geht die Mär, geht der geistige Verfall unaufhaltsam einher. Der zunehmende Gedächtnisverlust gehöre zum Älterwerden. Und Alzheimer könne grundsätzlich jeden treffen, also seien wir alle gefährdet.

Wie jeder Mythos, der auf Angst und Unwissenheit gründet, sieht auch dieser an den Fakten, die durch die Wissenschaft und die menschliche Erfahrung belegt werden, einfach vorbei: Körper und Geist können sich regenerieren. Das ist eine der zahllosen positiven Eigenschaften der Lebenskraft, mit der die Natur uns ausstattet. Wir vom *Hippocrates Institute* haben das unzählige Male in der Praxis erlebt. Und auch die Wissenschaft hat diese Tatsache mehrfach belegt.

Frische Frucht- und Gemüsesäfte zu trinken senkt unser Risiko, an Alzheimer zu erkranken. Dies ergab eine Studie, die 2006 im *American Journal of Medicine* publiziert wurde. Eine Forschergruppe an der *Vanderbilt University* verfolgte die gesundheitliche Entwicklung von fast 2000 Menschen über einen Zeitraum von 10 Jahren und fand dabei heraus, dass das Alzheimer-Risiko bei Menschen, die öfter als 3-mal pro Woche frischen Saft tranken, um 76 Prozent unter dem der Menschen lag, die das weniger als 1-mal pro Woche taten. Ob Frucht- oder Gemüsesaft getrunken wurde, war dabei nicht von Belang.

Wissenschaftler gehen davon aus, dass die Antioxidantien in frischen Säften freie Radikale unschädlich machen, die die Körperzellen schädigen. Dieser Prozess schützt zum Beispiel vor der Entwicklung von Beta-Amyloid-Proteinen, die das Gehirn gleichsam „verkleben" und Grund für die Alzheimer-Erkrankung sein sollen. Frucht- und Gemüsesäfte verbessern außerdem den Blutfluss zum Gehirn. Eine weniger gute Durchblutung des Gehirns gilt als Risikofaktor für Alzheimer.

„Die Ernährung spielt auf jeden Fall eine bedeutende Rolle, was das Risiko angeht, an Alzheimer zu erkranken", meint Harriet Millward vom *Britain's Alzheimer's Research Trust*. „Die Ernährung könnte ohnehin einen kostengünstigen Weg der Vorbeugung gegen diese schreckliche Krankheit darstellen, die das Leben so vieler Menschen zerstört und das britische Gesundheitssystem Milliarden kostet, mehr als Krebserkrankungen, Schlaganfälle und Herz-Kreislauf-Erkrankungen zusammen."

Zudem haben andere Studien gezeigt, dass eine Ernährung, die reich an Gemüse und arm an Fleisch- und Milchprodukten ist, einen guten Schutz gegen Demenzerkrankungen darstellt. In Amerika leidet schon gut die Hälfte aller über Fünfundachtzigjährigen an Demenz. Eine Gruppe von Neurologen an der *Columbia University* verfolgte den Gesundheitszustand von 2000 älteren Menschen in New York City. Die Resultate wurden 2006 in den *Annals of Neurology* veröffentlicht. Es stellte sich heraus, dass Patienten, die viel Gemüse und wenig Fleisch- und Milchprodukte aßen, ein um

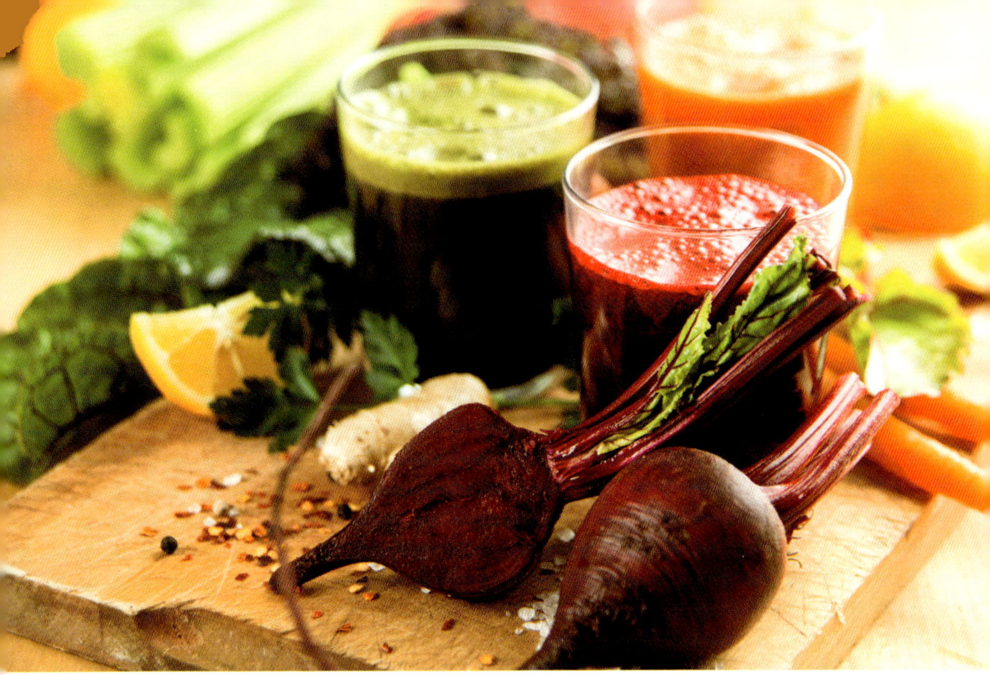

*Frisch zubereitete Gemüsesäfte stecken voller Antioxodantien, die freie Radikale unschädlich machen, und wirken, mehrmals pro Woche getrunken, sogar gegen Alzheimer!*

40 Prozent geringeres Risiko hatten, an Alzheimer zu erkranken. Auch hier machte man für diese positive Wirkung die in frischer pflanzlicher Rohkost enthaltenen Antioxidantien verantwortlich.

Eine weitere im *Journal of Alzheimer's Disease* veröffentlichte Studie ergab, dass eine kalorienarme Ernährung eine Alzheimer-Erkrankung aufhalten oder sogar rückgängig machen kann. An der Medizinischen Fakultät des *Mount Sinai Hospitals* wurde diese Hypothese an zwei Gruppen von Totenkopfaffen getestet. An eine Gruppe wurde die in Zusammensetzung und Menge übliche artspezifische Ernährung verfüttert, die andere bekam 30 Prozent weniger Kalorien. Man stellte fest, dass bei den Affen, die die kalorienreduzierte Ernährung erhielten, der Amyloidprotein-Spiegel, der für die Entwicklung von Alzheimer mit verantwortlich sein soll, sank. Darüber hinaus erhöhte diese Ernährungsweise die Lebensdauer eines anderen Proteins namens SIRT1 (Sirtuin 1), das in eben jener Gehirnregion aktiv ist, die das Auftreten altersbedingter Krankheiten beeinflusst.

Informationen aus dem *Hippocrates Institute*

## Die heilenden Kräfte sekundärer Pflanzenstoffe

Stoffe, die das Gedächtnis stärken und vor Krankheiten schützen, sind in Rohkost reichlich vorhanden. Wir im *Hippocrates Institute* würzen zum Beispiel gern mit Kurkuma, einem Gewürz, dessen aktive Komponente Kurkumin heißt. Neurologische Untersuchungen an älteren Menschen in Indien haben ergeben, dass Alzheimer-Erkrankungen oder Darmkrebs dort viel seltener auftreten. Die Forscher führen das auf Kurkuma zurück, der seit 5000 Jahren in der indischen Küche in der Küche verwendet wird und dem entzündungshemmende Eigenschaften zugeschrieben werden.
Im Westen wurden die medizinischen Qualitäten des Kurkumins erst in jüngerer Zeit erkannt. So schrieb das *Wall Street Journal* im Jahr 2005, dass im Jahr zuvor insgesamt 256 wissenschaftliche Aufsätze über die Wirkung von Kurkumin veröffentlicht worden waren. Die *National Institutes of Health*, die US-amerikanische Behörde für biomedizinische Forschung, haben vier klinische Studien in Auftrag gegeben, in denen die Auswirkung von Kurkumin bei der Behandlung von Bauchspeicheldrüsenkrebs, *multiplem Myelom*, Alzheimer-Krankheit und Darmkrebs untersucht wurde. Hier einige der Ergebnisse:

- Eine Studie der *University of California* ergab, dass Kurkumin die Ansammlung von Beta-Amyloiden im Gehirn von Alzheimer-Patienten hemmt und bereits entstehende Plaques abbauen kann.
- An der *Yale University* fand man heraus, dass Kurkumin bei *Mukoviszidose* die Bereitstellung eines Proteins fördert, das der Ansammlung von Schleim entgegenwirkt.
- Im November 2006 erschien im Fachmagazin *Arthritis and Rheumatism* ein Artikel, der die entzündungshemmenden Eigenschaften von Kurkumin bei Gelenkentzündungen unterstreicht und die Frage aufwirft, ob dieser Stoff nicht auch bei anderen rheumatischen Erkrankungen hilfreich sein könnte.

Fisetin ist ein natürlich vorkommendes Flavonoid, das sich in Tomaten, Zwiebeln, Erdbeeren und anderen Obst- und Gemüsesorten findet. Ein wissenschaftlicher Fachartikel im Jahrbuch der *National Academy of Sciences* sagt, dass Fisetin den Ausbau von neuronalen Pfaden in einer bestimmten Region im Gehirn fördere, sodass das Langzeitgedächtnis verbessert werde. Fisetin schützte die Neuronen im Gehirn und steigerte im Labor die Gedächtnisleistung von Mäusen.

Pamela Maher, eine der beteiligten Wissenschaftlerinnen und Forscherin am Institut für Zell- und Neurobiologie des *Salk Institutes for Biological Studies*, meinte sogar, dass die Pharmaindustrie an solchen Studienergebnissen wohl nicht weiter interessiert sei, da Fisetin in rauen Mengen in der Natur vorkomme und daher wenig Profit bringe. In anderen Worten: Wenn diese Interessengruppen kein Patent auf Heilmittel wie Kurkumin oder Fisetin anmelden können, um ihre Gewinne einzufahren, werden sie keine solche Arznei entwickeln, ganz egal, wie viel Leben gerettet, wie viel Leid und Schmerz dadurch vermieden werden kann. Diese einfache Tatsache sollte uns einmal mehr daran erinnern, dass wir am Ende selbst für unsere Gesundheit verantwortlich sind.

## Das Geheimnis eines langen, gesunden Lebens

Vermutlich haben Sie schon von bestimmten, in unzugänglichen Regionen lebenden Menschengruppen gehört, die über hundert Jahre alt werden und sich bester Gesundheit erfreuen. Eine von ihnen lebt vor der Küste Japans auf der Insel Okinawa. Dort stellten Wissenschaftler Untersuchungen über das Geheimnis des langen Lebens an.

Auf Okinawa gibt es einen steinernen Wellenbrecher, auf dem zu lesen ist: „Mit siebzig bist du ein Kind, mit achtzig ein Jungspund, und wenn dich die Ahnen mit neunzig zu sich holen wollen, dann bitte sie, doch noch ein wenig zu warten, bis du hundert bist.

Dann kannst du es dir ja noch mal überlegen.“ Dieses Sprichwort enthüllt die Lebenseinstellung der Menschen auf Okinawa, die sie auch noch im hohen Alter gesund bleiben lässt.

Untersuchungen über die Ernährung der Hundertjährigen auf Okinawa zeigen, dass sie viel grünes Blattgemüse essen, Süßkartoffeln, Bohnensprossen, Algen, Zwiebeln und grünen Paprika. Fleisch, Geflügel und Milchprodukte machen nicht mehr als 3 Prozent ihrer Ernährung aus. Diese Art der Ernährung ist ein wichtiger Bestandteil ihrer Kultur. Alles zusammen führt dazu, dass der Anteil an Über-Hundertjährigen auf Okinawa sechsmal so hoch ist wie in den Vereinigten Staaten oder anderen westlichen Ländern.

Wenn Sie nun vielleicht einwerfen wollen, die Menschen auf Okinawa hätten vielleicht eine genetische Prädisposition für ein längeres Leben, dann liegen Sie falsch. Wenn jemand Okinawa verlässt und die fleisch- und milchproduktereiche Lebensweise anderer Länder annimmt, hat er bald mit denselben Problemen zu kämpfen, die uns im Westen plagen.

Bradley J. Wilcox, Altersforscher an der *Harvard Medical School*, der die Lebensweise der Bewohner auf Okinawa zehn Jahre lang studierte, hat vier Punkte herausgearbeitet, die für die Langlebigkeit dieser Menschen verantwortlich sind:

- eine vorwiegend pflanzliche kalorienarme Ernährung,
- regelmäßige körperliche Bewegung,
- eine starke spirituelle Tradition und
- eine positive Lebenseinstellung.

Wenn man Wilcox’ Publikationen liest, fällt einem unwillkürlich auf, dass das Hippocrates-Programm seit mehr als fünfzig Jahren denselben Grundsätzen folgt.

Eine weitere Gruppe, die das Interesse der Forscher erregt, sind die Siebenten-Tags-Adventisten in Kalifornien. Auch sie ernähren sich hauptsächlich vegetarisch. 2001 wurden in den *Archives of Internal Medicine* die Ergebnisse einer Befragung veröffentlicht, die man mit 34.000 Mitgliedern der protestantischen Freikirche durchgeführt hatte. Sie ergab, dass diejenigen, die am wenigsten Fleisch aßen, fast zehn Jahre länger lebten als jene, die regelmäßig tierische Produkte zu sich nahmen. Wer sich hauptsächlich pflanzlich ernährte, erkrankte auch weniger häufig als Fleischesser.

Diese Ergebnisse werden von den Resultaten anderer wissenschaftlicher Untersuchungen der letzten vierzig Jahre zum Thema „Ernährung" gestützt. So wurden beispielsweise 1961 und 1966 im *Journal of the American Medical Association* Untersuchungen veröffentlicht, die ergeben hatten, dass Menschen, die kein Fleisch aßen, länger leben und seltener chronische Erkrankungen bekommen als Fleischesser.

Manche Untersuchungen belegen sogar einen Zusammenhang zwischen dem Intelligenzquotienten und dem Gesundheitszustand eines Menschen. Eine im Dezember 2006 in der Online-Ausgabe des *British Medical Journal* veröffentlichte Studie zeigt, dass der Intelligenzquotient von Kindern eine Vorhersage auf ihre mögliche Entscheidung für eine vegetarische Ernährung zulässt und damit auf die Wahrscheinlichkeit, mit der sie später im Leben eine Herz- oder Gefäßkrankheit entwickeln.

Diese Studie wurde mit 8200 dreißigjährigen Männern und Frauen in Großbritannien durchgeführt, deren Intelligenzquotient im Alter von zehn Jahren ermittelt worden war. 5 Prozent dieser Menschen lebten vegan oder vegetarisch. Ihr IQ war deutlich höher als der der Fleischesser.

„Intelligentere Menschen haben offensichtlich gesündere Ernährungsgewohnheiten", meinte Catharina Gale, Forscherin am *MRC Epidemiology Resource Center* der *University of Southampton*, die die Studie maßgebend mitgestaltet hatte. „Diese Studie macht weiter deutlich, dass Menschen mit höherem IQ eine gesündere Lebensweise pflegen. Vegetarische Ernährung wird traditionell mit einem niedrigeren Risiko für kardiovaskuläre Erkrankungen in Verbindung gebracht. Das könnte erklären, weshalb Kinder oder Jugendliche mit einem höheren IQ als Erwachsene seltener Herzkrankheiten bekommen."

Unbestreitbar und durch zahllose Studien belegt ist heute, dass Fleischesser kürzer leben und kränker sind als Menschen, die kein Fleisch essen. David Katz, Leiter des Forschungszentrums zur Krankheitsvorsorge an der Medizinischen Fakultät der *Yale University*, kommentierte die IQ-Studie in einem Interview mit dem Online-Magazin *HealthDay News* wie folgt: „Wissenschaftliche Untersuchungen, wie zum Beispiel an den Mitgliedern der Kirchengemeinde der Siebten-Tags-Adventisten, zeigen, dass sie weitaus weniger häufig an den klassischen chronischen Krankheiten unserer Zeit zu leiden haben und generell länger leben als ihre Fleisch verzehrenden Altersgenossen. Außerdem gibt es ernst zu nehmende Hinweise, dass Menschen, die kein Fleisch essen, im Allgemeinen über eine höhere Intelligenz, eine bessere Ausbildung und einen höheren sozialen Status verfügen, was ja gewöhnlich ohnehin zusammenhängt."

Doch es ist nicht nur eine reine naturbelassene Nahrung, die der Gesundheit auf die Sprünge hilft und das Leben verlängert. Dieselbe Wirkung hat auch reines Wasser. Im Jahr 2000 führten wir im *Hippocrates Institute* eine Studie mit 46 Gästen durch, um die Heilwirkung einer bestimmten Sorte Wasser zu testen, das aus einer vulkanisch aktiven Region in Japan kam. Das Wasser wurde mit einem Gaussmeter überprüft, das eine hohe elektromagnetische Schwingungsfrequenz anzeigte. Wir baten 23 unserer Gäste, die alle an tödlichen Krankheiten litten und schlechte Prognosen hatten, 21 Tage lang nur dieses Wasser zu trinken. Dann verglichen wir ihre Fortschritte mit denen der Kontrollgruppe (23 Gäste mit ähnlichen Problemen und Prognosen), die kein vulkanisches Wasser bekommen hatte.

Bei den Versuchsteilnehmern, die das schwingungsreiche Wasser getrunken hatten, zeigte das Blutbild eine Verbesserung des Immunsystems um durchschnittlich 18,5 Prozent. Das Wasser hatte die Elektronen im Körper offensichtlich vermehrt, sodass ein Abbau der roten Blutkörperchen verhindert wurde. So konnten sich die weißen Blutkörperchen verstärkt um die Immunabwehr kümmern.

Diese Studie und andere an unserem Gesundheitszentrum durchgeführte Forschungsarbeiten lassen keinen Zweifel, dass langes Leben auf eine einfache Formel reduziert werden kann: Körperliche und geistige Gesundheit sind letztlich eine Frage der Schwingungsfrequenz. Wenn wir länger leben wollen, müssen wir also unseren Körper zu positiver elektrischer Aktivität anregen. Diese vitale Energie erhalten wir beispielsweise aus lebendigen, biologisch-organisch angebauten Lebensmitteln.

Anti-Aging ist mittlerweile das ganz große Geschäft. Eines der wichtigsten Forschungsobjekte hier ist das Somatotropin, auch GH oder *Growth Hormone* genannt. Somatotropin wird im Hypophysenvorderlappen produziert und ist für Wachstum, Entwicklung und Regeneration unseres Körpers zuständig. Haben wir erst einmal die dreißig überschritten, sinkt unser Somatotropin-Spiegel rapide. Wissenschaftliche Studien haben nun ergeben, dass dies mit eine der Hauptursachen für das Altern ist.

Als man anfing, die Bedeutung des Somatotropins für den Alterungsprozess zu erkennen, ließ, wer sich's leisten konnte, sich Wachstumshormone von Schweinen spritzen. Doch es war nicht ganz einfach, die Hormone zu gewinnen, und so tüftelte die Wissenschaft Mittel und Wege aus, sie per Genmanipulation herzustellen. Im *Hippocrates Institute* lehnen wir diese Art der Behandlung mit dem gentechnisch hergestellten Produkt ab, weil wir starke Nebenwirkungen befürchten. Unserer Ansicht nach wirken sich tierische Produkte, an denen Chemie und Genforschung herumexperimentiert haben, auf lange Sicht schädlich im menschlichen Organismus aus.

Natürlich verkennen wir nicht, dass die Anregung der Hypophyse zur Produktion von mehr Somatotropin wünschenswert ist. Wir am *Hippocrates Institute* haben ein natürliches Stimulans gefunden, das Atropin. Atropin regt die natürlichen biochemischen Vorgänge in der Hypophyse an. Daher haben wir unseren Gästen sechs Monate lang Atropin gegeben. Der Großteil von ihnen konnte sich danach über weniger Gewicht, mehr Energie, mehr sexuelle Vitalität, ein besseres Gedächtnis und besseren Schlaf freuen. Auch ihr Immunsystem wurde gestärkt.

Unserer Ansicht nach speist der wahre Jungbrunnen sich aus vier Quellen: der naturbelassenen, Leben spendenden pflanzlichen Nahrung, regelmäßiger körperlicher Bewegung, positivem Denken und dem Gefühl der Verbundenheit mit dem Leben.

Indem wir die natürliche Produktion von Somatotropin fördern, verlängern wir unser Leben und verbessern unsere Lebensqualität. Da der Alterungsprozess mit vierzig einsetzt, ist es in diesem Alter noch wichtiger, sich hauptsächlich rohköstlich zu ernähren. Durch lebendige pflanzliche Rohkost nehmen wir Enzyme, Vitamine, Mineralstoffe, Sauerstoff und Ballaststoffe zu uns. Lebendige Nahrungsmittel wie Keimlinge, die sozusagen im Wachstum sind, bis wir sie verzehren, bescheren uns eine subtile Form der Lebenskraft, weil die elektrische Leitfähigkeit in solchen Nahrungsmitteln am stärksten ist.

Die Forschungsarbeiten des *Hippocrates Institute* belegen, dass die tägliche Versorgung des Körpers mit frischen Enzymen den Stoffwechsel und die Zellatmung verbessert, was sich äußerst heilsam auswirkt. Das ist ein weiterer Grund, weshalb wir Algen als Nahrungsergänzungsmittel empfehlen, wenn diese nicht frisch aufgenommen werden können.

## Tabelle 5: 24 Nahrungsmittel, die Krankheiten bekämpfen und unser Leben verlängern

| Nahrungsmittel | Gesundheitsfördernde Eigenschaften |
|---|---|
| *Blattsalate, grüne* *(alle Sorten)* | verbessern die Stimmung und stärken die sexuelle Vitalität. Der Saft wird daher oft als Aphrodisiakum genossen. |
| *Bockshornklee* | reinigt, als Sprossen verzehrt, den Magen-Darm-Trakt und reguliert einen zu hohen oder zu niedrigen Blutzuckerspiegel. |

| | |
|---|---|
| *Brombeeren, Schwarze Himbeeren, Heidelbeeren* | enthalten eine Unmenge von Antioxidantien. Der Forschungsgruppe an der *Tufts University*, die sich mit dem Altern beschäftigte, zufolge helfen sie, dem Altern der Gehirnzellen beziehungsweise der Alzheimer-Erkrankung vorzubeugen. |
| *Daikon-Rettich* | verbessert, als Saft getrunken, den Blutkreislauf, heilt Magen- und Darmgeschwüre und sorgt für Blutreinigung. |
| *Eisbergsalat* | ist gerade bekannt für seinen Nährwert, dabei enthält er viel Kalium, und Vitamin A, ist also Nahrung für unsere Muskeln und unsere Augen. |
| *Endivie* | enthält viele Mineralstoffe sowie Chlorophyll. Trägt zur Blutreinigung bei und schenkt neue Vitalität. |
| *Erbsen, Zuckererbsen* | schützen, als Sprossen verzehrt, durch ihren hohen Betakarotin-Gehalt unser Augenlicht. Ihre Antioxidantien helfen bei Krebserkrankungen. Gut zur Muskelbildung und Blutreinigung. |
| *Grünkohl* | enthält viel Calcium, Phosphor und Magnesium. Stärkt Zähne, Knochen und rote Blutkörperchen. Und Schwefel, der sich positiv auf Magen-Darm-Krankheiten auswirkt. |
| *Hanfsamen* | Samen und Keimlinge sind voller essenzieller Fettsäuren. Sie sorgen für einen gesunden Stoffwechsel, der Hirn, Organe und Nervensystem schützt. |
| *Jicama-Wurzel* (Pachyrhizus erosus) | auch „Benkuang" oder „Yambohne" genannt. Roh oder als Sprossen verzehrt, versorgt sie unseren Körper mit Energie, reguliert den Blutzuckerspiegel und entlastet das Herz. |
| *Knoblauch* | Wissenschaftliche Untersuchungen haben ergeben, dass Knoblauch das Wachstum von Krebszellen hemmt und Gefäßablagerungen beseitigen kann, die Schlaganfälle und Herzinfarkte auslösen. Darüber hinaus wirkt er entzündungshemmend. |

| | |
|---|---|
| *Kohlsorten und andere Kreuzblütengewächse* | Kohlsorten sind reich an Schwefel und unterstützen den Kampf gegen den Krebs, wie das ernährungswissenschaftliche Fachmagazin Journal of Nutrition berichtet. Diese gesundheitlichen Vorteile nehmen noch zu, wenn man diese Gemüsesorten als Sprossen verzehrt (z. B. Rucola, Wasabi). |
| *Muskat* | enthält viele sekundäre Pflanzenstoffe, die bei Blasenentzündung helfen. |
| *Paprika, roter* | enthält viel Vitamin C und sekundäre Pflanzenstoffe, die freie Radikale unschädlich machen und so den Alterungsprozess verlangsamen. |
| *Quinoa* | schenkt Energie für geistige und körperliche Aktivitäten. Sein hoher Mineralstoffgehalt macht den Körper basisch. |
| *Senfsamen* | Die Keimlinge reinigen die Schleimhäute und lindern Atemwegserkrankungen. |
| *Spargel* | liefert dem Körper, roh verzehrt, zahlreiche Mineralstoffe und sekundäre Pflanzenstoffe. Er unterstützt die Nieren und wirkt beruhigend auf das das Auf und Ab der Gefühle. |
| *Süßkartoffeln* | haben als Gemüse oder Sprossen einen hohen Gehalt an Vitaminen, Mineralstoffen und Spurenelementen. Stärken die Vitalität, das Herz und andere wichtige Organe. Steigern die Regenerationsfähigkeit von Zellen. |
| *Tomaten* | enthalten, biologisch-organisch angebaut und an der Pflanze gereift, eine Reihe von sekundären Pflanzenstoffen, die vor Brust- und Prostatakrebs schützen sowie den Herzmuskel stärken. |
| *Ugli-Frucht* | Die Kreuzung aus Mandarine und Grapefruit enthält Zitronensäure und sekundäre Pflanzenstoffe, die Leber, Galle und Blut reinigen. Senkt den Harnsäurespiegel und die Schleimbildung im Körper. |

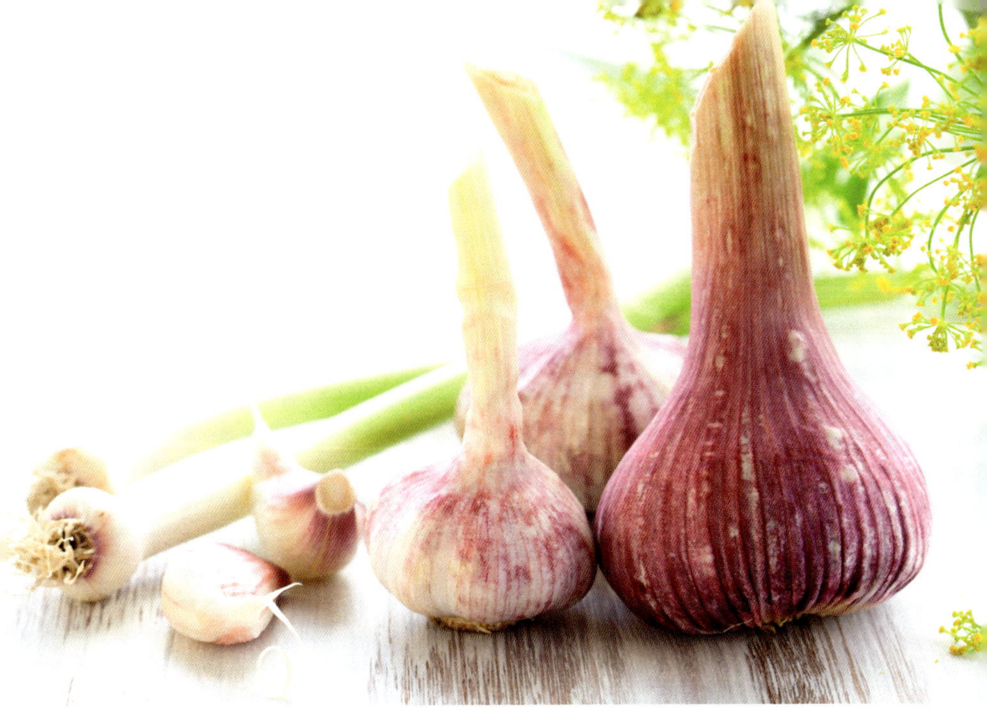

*Knoblauch und Zwiebeln sind fantastische Mittel für ein langes, gesundes Leben – verzehren Sie sie also ruhig reichlich, denn Knoblauch wirkt gegen Gefäßablagerungen, Entzündungen und entartete Zellen und Zwiebeln gegen Viren, Pilze und Bakterien*

| | |
|---|---|
| *Wassermelone* | Die Frucht und die Sprossen aus den Samen reinigen Nieren und Galle. Die protein- und mineralstoffreiche Schale lässt sich entsaften. |
| *Yucca-Wurzel* | reinigt den Magen und den Dünndarm. Schenkt Energie für jede Form körperlicher Aktivität. |
| Zucchini | enthält viele sekundäre Pflanzenstoffe, die Gehör und Sehfähigkeit schützen, Prämenstruelles Syndrom (PMS) und andere Frauenkrankheiten lindern. Ihre Blüten enthalten viele Betakarotine, die den Körper vor Krebs und anderen Krankheiten schützen können. |
| Zwiebeln | enthalten zahlreiche sekundäre Pflanzenstoffe, die die Zellen vor degenerativen Veränderungen schützen. Wirken gegen Viren, Pilze und Bakterien. |

Der Biochemiker und Nobelpreisträger James B. Sumner von der *Cornell University* ist der Ansicht, dass das Gefühl, „alt“ zu werden, über das so viele Menschen um die vierzig klagen, durch die abfallenden Enzymspiegel im Körper ausgelöst wird. In der Jugend sind in unseren Zellen sehr viel mehr Enzyme zu finden als in späteren Jahren, wo sie vermehrt Endlager für Stoffwechselschlacken werden.

Enzyme sind Stoffe – fast alle sind Proteine –, die im Körper eine oder mehrere biochemische Reaktionen katalysieren können. Sie schützen uns so vor Krankheit und verlängern unser Leben. Sie verbessern die Energieversorgung der Zellen, was unsere Lebenskraft stärkt. In ihrer reinsten Form finden wir Enzyme in frischen, lebendigen Nahrungsmitteln. Die sind energiereiche Kraftpakete, wie sie in dieser Form nur biologisch-organische Lebensmittel liefern können.

In den letzten Jahrzehnten kamen viele Menschen, die die Schulmedizin bereits aufgegeben hatte, ins *Hippocrates Institute.* Viele von ihnen sind heute über neunzig, und es geht ihnen immer noch blendend. Daher wissen wir, dass unser Ansatz funktioniert. Wir haben ihn einfach in der Praxis über lange Jahre hinweg erprobt.

Wie wir lange leben können, das ist letztlich kein Geheimnis. Hier ist die elektrische Energie wichtig, die unsere körperlichen und geistigen Funktionen speist. Wenn wir also länger leben wollen, müssen wir dafür sorgen, dass ein ungebrochener Strom von positiver elektrischer Energie unseren Körper und unseren Geist durchfließt. Einfach ausgedrückt: Wir müssen jene Aktivitäten, Gedanken und Lebensmittel finden, die uns aufladen, statt uns Energie zu rauben. Die uns Kraft geben, statt uns in Abhängigkeit zu zwingen.

Das Hippocrates-Programm für ein gesundes und glückliches Dasein ruht daher auf vier Säulen:

1. Leben spendende Gedanken,
2. harmonische zwischenmenschliche Beziehungen,
3. Leben spendende Nahrung und Bewegung und
4. spirituelle Erfüllung.

### Tipps aus dem Hippocrates-Programm

## Kräuter und Nahrungsergänzungsmittel, die Ihr Gehirn fit halten

Alle im Folgenden aufgeführten Kräuter und Nahrungsergänzungsmittel sollten aus biologisch-organischem Anbau stammen und frei von Rückständen und Belastungen sein. Und sie sollten in naturbelassener Form genossen werden. Nur so haben Sie die Garantie, dass Ihr Körper die Lebenskraft dieser Pflanzen auch voll verwerten kann. Synthetische Produkte, bei denen die Wirkstoffe im Labor isoliert werden, geben dem Körper nicht, was er braucht, um diese Wirkstoffe auch nutzen zu können. Mehr Informationen über Kräuter für Ihre Gesundheit finden Sie in Kapitel 14.

- **Alpha-Liponsäure** aktiviert Glutathion, ein wichtiges Antioxidans in unseren Zellen, das freie Radikale unschädlich macht, die insbesondere Gehirnzellen schädigen.
- **Blau- und Grünalgen** sind in jeder Hinsicht ein energiereiches Superfood. Sie enthalten viele (50 Prozent) Proteine, die gegen Depressionen wirken.
- **Coenzym Q10** ist ein Enzym, dessen Produktion im Körper ab dreißig deutlich nachlässt. Es trägt zur Energiegewinnung bei. Außerdem schützt es unsere Nervenzellen und andere Zellen vor Mutationen, die Gedächtnisschwäche, Demenz, Senilität und Alzheimer auslösen.
- **DHEA** aus wilder Yamswurzel ist ein Steroidhormon, das die Östrogen- und Testosteronproduktion ankurbelt und deshalb dem Abbau von Gehirnzellen entgegenwirkt.
- **Hanfsamen** produzieren, wenn sie gekeimt sind, Omega-3- und Omega-6-Fettsäuren, die der Körper besonders gut verwerten kann. Sie helfen bei der Regeneration der Gehirnstrukturen.
- **Katzenkralle** (*Uncaria tomentosa*) ist eine Pflanze aus Südamerika, die bei Aufmerksamkeitsdefizitstörungen (ADHS) bei Kindern und bei Demenz bei Erwachsenen wirkt.

- **Kava** (auch „Rauschpfeffer“ genannt; *Piper methysticum*) ist ein Kraut, das das Gehirn stärkt und gegen depressive Verstimmung wirkt.
- **Meerwasser** (oder gesättigtes Salzwasser mit Himalajasalz) ist gut für den menschlichen Körper, weil seine Zusammensetzung der unseres Blutes gleicht.
- **Melatonin** ist ein Hormon, das gegen Schlafstörungen wirkt, die mit vorzeitigem Altern einhergehen. Es kann allerdings die Enzyme der Leber und Galle hemmen, sodass es nur sparsam und unter Aufsicht eines Arztes eingenommen werden sollte.
- **Nahrung für Ihr Gedächtnis** ist alles, was Antioxidantien enthält, da diese das Gedächtnis stärken. Dazu gehören unter anderem: Artischocken, Bohnen, Heidelbeeren, Brombeeren, Zimt, Gewürznelken, Cranberries, Haselnüsse, Oregano, Pekannüsse, Süßkartoffeln und Walnüsse.
- **Noni** ist eine Frucht aus dem südlichen Pazifikraum. Ihre einzigartige Wirkstoffkombination hilft, die Rezeptoren in unseren Zellen zu regenerieren und so den Abbau von Gehirnzellen zu verhindern.
- **Phycomin** ist ein Extrakt aus Blau- und Grünalgen, das viele sekundäre Pflanzenstoffe enthält. Es wirkt gegen Depressionen und kann biochemische Ungleichgewichte im Gehirn regulieren.
- **Sauerstoff** nährt das Gehirn und fördert seine Funktionen. Sauerstoff kann man auf vielerlei Weise aufnehmen.
- **Rutin** (früher Vitamin P) fördert die Blutzirkulation im Körper, vor allem im Gehirn.
- **Vitamin C und E** schützen, wenn sie zusammen eingenommen werden, die Gehirnzellen vor freien Radikalen. Sie können Aufmerksamkeitsdefizitstörungen lindern oder beseitigen. Außerdem sind sie wirksame natürliche Anti-Koagulantien, die den Blutfluss anregen.

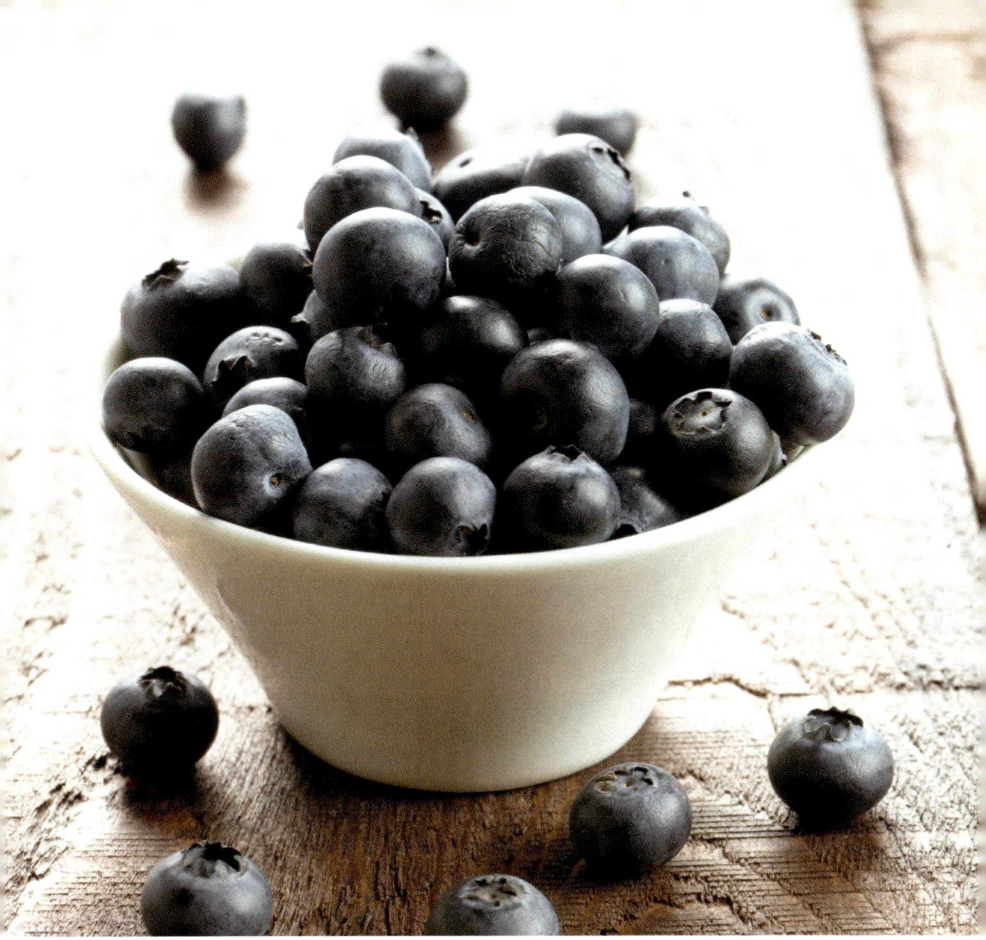

*Heidelbeeren: Die schmackhaften Super-Früchte enthalten natürliche Antioxidantien. Sie wirken gegen schädliche freie Radikale und schützen vor Entzündungen, Herz-Kreislauf-Erkrankungen, Krebs aber auch Augenleiden. Besonders die blauen Pflanzenfarbpigmente haben schützende Wirkung*

- **Vitamine der B-Gruppe** sind Nahrung für unser Nervensystem. Sie unterstützen die Arbeit der Neurotransmitter im Gehirn und sichern so unsere geistige Fitness ebenso, wie sie das Herz-Kreislauf-System unterstützen. Ein Mangel an B-Vitaminen führt zu Depression, Demenz und Degeneration der Nervenzellen.

Kapitel 7

# Ihr Lebensstil – von der Blei- zur Platin-Ebene

*Heilung ist eine Frage der Zeit, manchmal aber auch der Gelegenheit.*
Hippokrates

Wir alle konnten – an uns selbst oder anderen – schon die Symptome beobachten, die den „bleiernen" Lebensstil kennzeichnen, denn sie werden stets begleitet von einer bleiernen Schwere sowohl in unseren Gliedern als auch in unserem Geist und unserer Seele. Wir haben es hier mit den Folgen einer Ernährung zu tun, die hauptsächlich aus Fast Food, industriell verarbeiteten Nahrungsmitteln, Fleisch- und Milchprodukten besteht. Und mit den Folgen unserer sitzenden Lebensweise, die allzu oft nicht nur unseren Körper vergiftet, sondern auch unseren Geist und unsere Seele.

Wir aber wollen zu modernen Alchimisten werden und Blei nicht nur in Gold, sondern sogar in Platin verwandeln. Dazu ist die beste Form der Ernährung nötig sowie ein konstruktives Denken. Unsere Glaubenssätze stehen für die Gesamtheit dessen, was wir sind und was wir werden wollen. Die Grundlage jedes positiven Glaubenssystems ist Selbstachtung.

Auf der Platin-Ebene erfreuen wir uns unserer Gesundheit und bewegen uns viel, auf der Blei-Ebene hingegen sind wir lethargisch und träge. Auf der Platin-Ebene ernähren wir uns von Dingen, die unserer Gesundheit zuträglich sind, auf der Blei-Ebene von Nahrungsmitteln, die unseren Körper vergiften. Auf der Platin-Ebene reagieren wir mit Aufrichtigkeit und Integrität auf das Leben, auf der Blei-Ebene betrügen wir uns selbst.

Ob es Ihnen gelingt, Ihre „Blei-Weste“ abzulegen und die Platin-Ebene zu erklimmen, hängt letztlich davon ab, wie sehr Sie sich selbst lieben: Können Sie mit Fug und Recht behaupten, dass Sie sich selbst und andere nicht betrügen? Glauben Sie, dass Sie das Vertrauen anderer verdient haben? Halten Sie Ihre Versprechungen? Lässt sich Ihr Wort tatsächlich mit Gold aufwiegen?

Niemand ist ganz frei von den psychischen Anhaftungen an seine früheren Ernährungsgewohnheiten. Unser Aufstieg zur Platin-Ebene beginnt gewöhnlich mit kleinen Schritten. Unabdingbar aber ist der Verzicht auf Kaffee, Zucker, Rauchen, Alkohol und Drogen beziehungsweise Medikamente, weil diese den Körper in einem steten Schockzustand halten.

Auf diesem Weg durch die Ebenen ereignen sich nur selten Quantensprünge. Der Wandel vollzieht sich eher so wie der Übergang der Jahreszeiten in der Natur – schrittweise, unaufhaltsam und unumkehrbar. Ihre Aufgabe ist es, sich ein Ziel zu setzen, es entschlossen anzustreben, das Nötige umzusetzen und sich dann einem neuen, höheren Ziel zuzuwenden. Sie sind auf dem richtigen Weg, wenn Sie folgende Gefährten an Ihrer Seite wissen: gesunde Essgewohnheiten, gestärktes Selbstvertrauen, Glück und einen visionären Geist.

Wenn Sie jeden Monat nur 8 Prozent Ihrer schädlichen Essgewohnheiten aufgeben, haben Sie nach einem Jahr ein wunderbares Leben auf der Platin-Stufe erreicht. Die meisten Menschen aber brauchen dazu sehr viel länger.

Tipps aus dem Hippocrates-Programm

## Lebensmittelsüchte verabschieden

Wenn Sie sich von den Süchten in Ihrem Leben verabschiedet haben, führt Ihr Weg Sie über folgende drei Stufen weiter nach oben:

**1. Stufe:** Essen Sie nur noch biologisch-organisch angebaute Lebensmittel. Es ist ein wichtiger Punkt in Ihrem Heilungsprozess, dass Sie Pestizide und Rückstände anderer Chemikalien in Ihrer Nahrung meiden. Dazu gehören auch vom Gesetz „erlaubte" Lebensmittelzusatzstoffe.
**2. Stufe:** Verzehren Sie weniger Fleisch- und Milchprodukte. Stellen Sie zu diesem Zweck einen Plan auf und halten Sie sich daran.
**3. Stufe:** Streichen Sie gegarte Nahrung so weit wie möglich von Ihrem Speiseplan, bis Sie sie schließlich ganz aufgeben können. Essen Sie immer mehr Salat und Rohkost. Trinken Sie selbstgemachte Gemüsesäfte.

Wenn Sie sich auf diesen alchemistischen Weg begeben, müssen Sie vor allem auf Ihren individuellen Stoffwechsel achten. Wenn wir älter werden, verlangsamt sich unser Stoffwechsel. Das ist eine Tatsache. Junge Menschen können gegarte Nahrung viel besser verarbeiten als ältere. Wenn wir älter sind, profitieren wir also noch mehr von einer Lebensweise auf der Platin-Ebene.

Passen Sie also die Grundsätze, die ich Ihnen hier vorstelle, an Ihre individuellen Erfordernisse an. Wählen Sie aus den folgenden fünf Ebenen das aus, was Sie im Augenblick am meisten anspricht, und werden Sie Tag für Tag gesünder. (Die „Blei-Ebene" habe ich weggelassen, weil sie ja in den meisten Fällen unser Ausgangspunkt ist. Und als Ziel sollten Sie sich „Blei" auf gar keinen Fall setzen.)

Die fünf Ebenen sind – von oben nach unten – Platin, Gold, Silber, Bronze und Kupfer. Versuchen Sie, letztlich auf der höchsten

Ebene anzukommen. Vergessen Sie dabei nicht, dass die Ebene, die Sie zunächst einmal anvisieren, nur Ihr erstes Ziel ist. Sie können Ihren Weg nach oben jederzeit fortsetzen. Selbst auf Platin-Ebene gibt es immer noch etwas, was Sie verbessern können.

## Die Platin-Ebene

Dies ist die höchste Stufe, auf der wir ständig reine kraftvolle Lebenskraft nachtanken, um ein Leben auf diesem Niveau führen zu können. Menschen, die viel Verantwortung tragen, Spitzensportler oder Menschen, die höchste Bewusstheit anstreben, sollten sich die Platin-Ebene zum Ziel setzen.

Auf dieser Stufe ernähren Sie sich zu 100 Prozent von biologisch-organischer, lebendiger Nahrung und natürlich rein vegan. Sie machen an 5 Tagen in der Woche mindestens 1 Stunde lang Ausdauersport, an 3 Tagen machen Sie 90 Minuten lang Krafttraining und üben sich täglich in einer Form der spirituellen Persönlichkeitsentwicklung.

Jede Woche setzen Sie sich in irgendeiner Weise für das Wohlergehen der Welt oder Ihrer Gemeinschaft ein. Sie achten darauf, dass Sie genügend Ruhe bekommen und dass Sie zur Natur, zu den Menschen und zu den Tieren in Ihrem Umfeld einen guten Bezug haben. Menschen, die gerade eine schwere Krankheit durchgemacht haben, sollten ebenfalls die Platin-Ebene anstreben. Die Offenheit und die Aufrichtigkeit auf dieser Stufe werden Ihnen höhere Einsicht, Gesundheit und Bewusstheit schenken. Sie stärken Ihren Stoffwechsel, auch den Gehirnstoffwechsel. Auf diese Weise werden Sie Ihre höchsten Ziele verwirklichen können. Ihr Blick wird immer weiter werden und Sie können Ihr gesamtes Potenzial leben.

Der große Schauspieler und Menschenrechts-Aktivist Dennis Weaver (*Rauchende Colts* und *Ein Sheriff in New York*) sowie seine Frau Gerry lebten ihr Leben auf dieser Stufe. Das Hippocrates-Programm half ihnen jahrzehntelang, mit den hohen Anforderungen eines Lebens als Schauspieler fertigzuwerden. Sie setzten sich bis ins hohe Alter für die Umwelt und für Menschenrechte ein.

## Die Gold-Ebene

Diese Ebene liegt einen Schritt unter der höchsten. Wer eine leitende Stellung hat oder im Leben noch viel erreichen will, wer intensiv Sport treibt, ohne ihn beruflich zu brauchen, sollte diese Stufe anstreben. Auf dieser Ebene betreiben Sie 5-mal pro Woche 35 Minuten lang Ausdauersport und 3-mal pro Woche 45 Minuten Krafttraining. Sie widmen sich mindestens jeden 2. Tag ihrer spirituellen Entwicklung und ernähren sich zu gut 80 Prozent von lebendigen, pflanzlichen Lebensmitteln aus biologisch-organischem Anbau. 20 Prozent Ihrer Ernährung bestehen noch aus gegarter Nahrung.

Auf der Gold-Stufe widmet man sich mindestens 1-mal im Monat altruistischen Themen. Auch hier sorgt man für regelmäßige Ruhephasen, intensiven Austausch mit der Natur und anderen Menschen. Die „goldene Ebene" ist für Menschen die richtige, die kein allzu aktives Leben führen, keine gravierenden gesundheitlichen Probleme haben und vom Leben nicht vor bedeutende Herausforderungen gestellt werden.

## Die Silber-Ebene

Wer seine Gesundheit immer weiter verbessern und seinen Horizont erweitern möchte, fängt gewöhnlich mit der „silbernen Ebene" an. Das trifft vor allem zu, wenn Sie keine lebensgefährliche Krankheit haben, also Zeit genug, um die Treppe langsam Stufe für Stufe zu erklimmen. Für viele ältere Menschen passt der „Silber-Lebensstil" wunderbar, vor allem wenn die täglichen Anforderungen nicht mehr so hoch sind. Auch Hobbysportler, die sich zwar weiterentwickeln, aber nicht allzu viel Energie in ihren Fortschritt stecken wollen, sind hier richtig.

Auf dieser Ebene ernähren Sie sich zu 100 Prozent vegan von biologisch-organisch angebauten Lebensmitteln, wobei noch 40 Prozent davon gegart werden. Sie treiben mindestens 3-mal pro Woche 20 bis 30 Minuten lang Ausdauer- oder Kraftsport. An 1 bis 2 Tagen widmen Sie sich Ihrer spirituellen Entwicklung, 1-mal im Monat schenken Sie der Welt oder der Gemeinschaft 1 Stunde lang Ihr ehrenamtliches Engagement.

Die Silber-Stufe ist die mittlere Stufe, daher ist hier jeder gut aufgehoben, der zum Beispiel den Anforderungen des mittleren Managements gerecht werden muss oder in der Mitte seiner beruflichen Laufbahn steht. Wer keine überdurchschnittlichen Anforderungen erfüllen muss, sei es nun persönlich, familiär, beruflich oder gesundheitlich, der kann sich den Silber-Lebensstil leisten.

Es ist noch gar nicht so lange her, dass Tom Kelly von seiner Frau, die schon seit Jahrzehnten Vegetarierin ist, ins *Hippocrates Institute* geschickt wurde. Er hatte im Beruf vergleichsweise viel Stress, nahm ständig zu und war apathisch geworden. Obwohl er sich zu Hause vegetarisch ernährte und seine Frau nur biologisch-organisch angebaute Lebensmittel verwendete, aß er doch hin und wieder Milchprodukte und Obst aus konventionellem Anbau, wenn er im Büro war. In den Fünfzigern aber wollte er seine Lebensweise ein für alle Mal umstellen. Er meinte, er sei Realist und versuche deshalb erst gar nicht, nur Rohkost zu essen oder regelmäßig zum Sport zu gehen. Sein Leben war so vorhersehbar, dass er kaum je über seine engen Grenzen hinausschaute und den Blick auf das größere Ganze richtete.

Als wir Tom vorschlugen, er solle doch täglich ein wenig Kontemplation üben, meinte er: „Das kann ich doch auch am Wochenende machen.“ Doch er meinte, er wolle sich durchaus verbessern, wenn diese Verbesserung nicht von ihm verlange, dass er absolut alles aufgeben müsse, was ihm bisher wichtig sei. Obwohl Tom nicht bereit war, alles zu ändern, nahm er 15 Kilo ab und lebt heute ein erfüllteres, stressfreieres Leben. Seine Gesundheit und seine Einstellung haben sich trotz seines mangelnden Engagements deutlich verbessert. Das wiederum hat Tom dazu bewegt, die nächste Stufe ins Auge zu fassen.

## Die Bronze-Ebene

Diese Ebene ist für Einsteiger die richtige. Wer sich in den üblichen Konventionen gefangen fühlt, beginnt hier, wo er zwar den Alltag gut bewältigen, aber nicht die ganze Bandbreite der Vorteile einer rohköstlichen Ernährung und positiven Lebenseinstellung genießen kann. Wer sich ohnehin nicht gern bewegt, entscheidet sich meist für die Bronze-Stufe.

Hier stehen etwa 40 Prozent Rohkost und 60 Prozent gegarte, vegane Nahrung auf Ihrem Speiseplan. Die Ernährung stammt zum Großteil, aber nicht komplett aus biologisch-organischem Anbau. Auf dieser Stufe treiben Sie mindestens 2-mal pro Woche 20 bis 30 Minuten Sport.

Für spirituelle Entwicklung und globale Probleme interessieren Sie sich auf der Bronze-Ebene eher wenig. Menschen mit geringfügigen gesundheitlichen Problemen, die gerade erst anfangen, sich für positives Denken zu interessieren, beginnen mit dieser Lebensweise auf ihrem Weg zu höheren Stufen der Entwicklung. Auf dieser Ebene können sie nur eine durchschnittliche Gesundheit erwarten, denn sie füttern Ihren „Motor“ ja nicht mit dem Besten vom Besten.

Sara Stone, die kürzlich ihren Mann verloren hat, kämpfte in dieser Lage auch noch mit den Symptomen einer beginnenden Arthrose und dem Einsetzen der Wechseljahre. Sie war beim Hippocrates-Programm nur halbherzig dabei und wäre wohl gar nicht gekommen, wenn ihr Sohn sie nicht mitgebracht hätte. Während ihrer Zeit in unserer Rohkost-Klinik scherzte Sara gern darüber, wie viel Junkfood sie in ihrem Leben schon gegessen hatte. Sie erzählte sogar, sie werde nachts heimlich hinausschleichen, um ihren Nahrungsmittelsüchten zu frönen. Drei Monate, nachdem sie an unserem Programm teilgenommen hatte, waren die Symptome ihrer Arthrose und ihre Wechseljahres-Beschwerden verschwunden. Trotzdem ging Sara mehr und mehr dazu über, wieder gegarte Nahrung statt Rohkost zu verzehren. Und so wachte sie morgens wieder öfters mit Gelenkschmerzen auf. Erst als die Beschwerden wieder so richtig schlimm wurden, war sie motiviert, um erneut lebendige, rohköstliche Nahrung zu sich zu nehmen, denn sie hatte seit Jahren Probleme mit ihrer Abhängigkeit von gekochter Nahrung. Doch schließlich wurde sie diese los. Heute geht es ihr gut, sie hat die Stufe „Gold“, wenn nicht sogar „Platin“ erreicht.

## Da staunt der Mediziner

*Als ich im Juli 2005 zu meinem Kurs am* Hippocrates Institute *ankam, wog ich 110 Kilo. So schwer war ich noch nie gewesen. Ich war dreiundfünfzig Jahre alt und hatte seit drei Jahren Diabetes. Mein Cholesterinspiegel war viel zu hoch, darüber hinaus hatte ich Nierensteine. Meine Prostata zeigte schon erste Anzeichen von Verkalkung (der Gefäße).*
*Ich war immer müde und hatte keinerlei Muskeltonus. Meine Ärzte hatten mir immer nur noch mehr Medikamente verschrieben. Ich war verzweifelt.*
*Ich blieb mehrere Wochen in der Rohkost-Klinik. Dort geschah Erstaunliches mit mir! Es war, als hätte ich eine unsichtbare Barriere durchbrochen. Ich fühlte mich, als würde mein Körper neu geboren. Bald war ich so gesund wie noch nie zuvor in meinem Leben, nur weil ich statt der üblichen amerikanischen Durchschnittsernährung plötzlich frische Rohkost aus biologisch-organischem Anbau aß.*
*Mittlerweile ist ein Jahr vorbei und ich habe 20 Kilo abgenommen. Und ich nehme immer noch etwa ½ Kilo pro Woche ab. Mein Hausarzt und mein Urologe sind bass erstaunt, wie gut es mir auf einmal geht. Meine Blutzucker- und Cholesterinwerte sind im Normalbereich. Der Urologe, bei dem ich seit zwanzig Jahren in Behandlung bin, dachte zuerst, er hätte die falschen Röntgenbilder, als ich nach meinem Aufenthalt im* Hippocrates Institute *zum ersten Mal wieder bei ihm war. Es gab keinerlei Anzeichen mehr für Nierensteine und mein Harnsäurespiegel lag im normalen Bereich.*
*Heute habe ich unglaublich viel Energie und bin mit mir selbst im Reinen. Das Verlangen, mal normales Essen oder gar Junkfood zu mir zu nehmen, ist überhaupt nichts gegen die Freude, sich so gut und gesund zu fühlen. Ich strahle förmlich. Ich laufe, fahre Ski und treibe mühelos fünf oder sechs Tage in der Woche Sport. Nie hätte ich geglaubt, dass ich das tun könnte.*
Michel Beaudry, *Montreal, Kanada*

## Die Kupfer-Ebene

Bei Menschen, die auf dieser Ebene leben, gibt es allerhand Raum für Verbesserungen. Meist werden sie in ihrem Tun von Familie, Freunden, den Medien oder anderen äußeren Einflüssen bestimmt. Sie interessieren sich kaum für ihre Gesundheit und ihre geistige Entwicklung. Daher haben sie wenig Motivation, ihren Lebensstil zu verbessern, obwohl dieser mitunter gar nicht selbst gewählt ist. Sie sind zwar Vegetarier, essen aber noch gut 20 Prozent Milchprodukte und nur 80 Prozent vegane Nahrung. Rohkost ist ihnen noch ziemlich fremd. Häufig ernähren sich Menschen auf dieser Ebene sogar von konventioneller Nahrung und zeigen wenig Interesse, ihre Ernährungsweise zu verändern. Auch Sport wird wenig getrieben und für die Welt außerhalb der eigenen vier Wände interessieren sie sich nicht. Daher engagieren sich diese Menschen nur selten für andere.

Lee Rush erwachte, weil ihm ein brennender Schmerz in den Arm schoss. Als der Notarzt kam und ihn für gesund erklärte, schickten besorgte Nachbarn ihn und seine Frau Sally zu uns in die Rohkost-Klinik. Sally war sanftmütig und hatte einen gesunden Menschenverstand. Ihr gelang die Umstellung ohne Schwierigkeiten. Lee hingegen hatte mit dieser Lebensweise von Anfang an Schwierigkeiten. Zu Hause sagten seine Freunde ihm immer wieder: „Das Grünzeug ist doch Hasenfutter." Unter dem sozialen Druck gibt er dann nach und fällt in seine alten Gewohnheiten zurück. Obwohl er keine gesundheitlichen Probleme hat und Vegetarier geworden ist (wo er sich früher von sehr viel Fleischprodukten ernährte), hat er kein Interesse daran, eine der höheren Stufen zu erreichen. Doch seine Entwicklung auf der Kupfer-Ebene gibt auch schon Anlass zu Hoffnung.

Wer sich in keiner der oben beschriebenen Kategorien wiederfinden kann, ernährt sich wohl immer noch hauptsächlich von tierischen Produkten. Und das ist schlecht für seine Gesundheit und für unseren Planeten. Menschen, die kaum Sport treiben, sitzen gleichsam in der Falle – und das betrifft nahezu 80 Prozent der

### Lebendige Nahrung hat mir ein neues Leben geschenkt

*Im Alter von dreizehn Jahren hatte ich eine leichte Form der Rippenfellentzündung und kam ins Krankenhaus. Ein Arzt im Praktikum, der den Erguss punktieren wollte, durchstach dabei meine Lunge. Ich bekam eine Infektion und musste operiert werden, da es damals noch keine Antibiotika gab. Mein Immunsystem litt massiv darunter. Ich brauchte gut ein Jahr, um mich zu erholen. Danach war das Leben nicht mehr dasselbe. Ich war dauernd müde, litt unter Schlaflosigkeit und Verstopfung.*

*Jahre später stellte sich heraus, dass ich mehrere Allergien hatte: Ich war allergisch gegen Milcheiweiß, Fleisch, Käse und Butter. Mit siebenundvierzig machte ich einen Workshop bei einem der Gesundheitsberater des* Hippocrates Institute *mit. Das war der Wendepunkt in meinem Leben. Ich begann, mich vollwertig, vegan und rohköstlich zu ernähren.*

*Durch diese lebendige Nahrung hatte ich plötzlich unglaublich viel Energie. Meine Verdauung arbeitet seitdem einwandfrei, Verstopfung ist kein Thema mehr für mich. Mit sechsundsiebzig Jahren wurde ich Iyengar-Yogalehrerin. Heute bin ich achtzig, gebe Yogakurse für Senioren und habe ein wunderbares Leben. Das Hippocrates-Programm hat mein Leben vollkommen verändert.*

Ida Robinson, *Toronto, Kanada*

Menschheit. Wer keinerlei spirituelle Interessen hat, nie über seinen Tellerrand hinausblickt und sich von seinen verinnerlichten negativen Glaubenssätzen einreden lässt, es gebe keine Möglichkeit, seine Situation zu verändern, sollte sich hier ebenfalls angesprochen fühlen.

Natürlich gibt es viele Menschen, die irgendwo zwischen den oben beschriebenen Ebenen stehen. So betätigen sich manche zwar gern sportlich, essen aber immer noch tierische Produkte. Äußerlich wirken sie meist zwar gesund, die inneren Schäden ihrer Ernährungsweise aber bleiben nicht aus. Andere ernähren sich zwar gesund, sind aber unfähig, menschliche Beziehungen aufrechtzuerhalten und sich an der Natur zu erfreuen. Wieder andere bemühen sich ausschließlich um ein spirituelles Leben, ohne auf ihren Körper zu achten oder auf ihre Beziehungen zu anderen Menschen und zur Umwelt.

Doch für all jene, die irgendwo feststecken und nicht so recht vorankommen, gibt es eine frohe Botschaft: Das muss nicht so bleiben! Ich kenne viele Menschen, auf die der folgende Steckbrief zutrifft: ungesunde Ernährung, wenig Bewegung, wenig Kontakt zu anderen Menschen, kaum Berührung mit der Natur, kein Interesse für die Welt, in der sie leben, ein tiefer Mangel an Spiritualität und noch einiges mehr, was uns nicht besonders guttut. Wenn Sie *WunderLebensMittel* in Händen halten, mögen Sie vielleicht das Gefühl haben, in Treibsand festzustecken, in Wirklichkeit aber wissen Sie längst, was Sie brauchen, und richten den Blick schon auf die Stufen, die im Augenblick noch über Ihnen liegen.

Es gibt ja unendlich viele Arten, sein Leben zu leben. Und auch wenn man sich mitunter etwas vormacht, vor allem auf den unteren Stufen, kann eine positive Einstellung doch Körper, Geist und Seele weit mehr beflügeln, als man das, wenn man die mangelhafte Ernährung betrachtet, für möglich halten möchte. Erstaunlicherweise wird der Konsum von Fleisch- und Milchprodukten immer noch kontrovers diskutiert, obwohl wir längst wissen, dass er dem menschlichen Körper schweren Schaden zufügt. Und es gibt nicht wenige Menschen, die mit suchtartigen Nahrungsgewohnheiten zu kämpfen haben, sich das jedoch nicht eingestehen können oder wollen.

Der Mensch ist ungeheuer anpassungsfähig. Manche Menschen wirken lange Zeit gesund, obwohl sie Raubbau an ihrem Körper betreiben, obwohl sie mental, körperlich, emotional und spirituell leiden. Nahrung ist für uns häufig eher Ablenkung von unseren seelischen Problemen als Mittel zur Ernährung und zur Gesunderhaltung. Medikamente, Drogen oder Stimulanzien wie Nikotin, Kaffee und Alkohol sind weitere Mittel, um unsere Bewusstheit zu dämpfen. Auf diese Weise leugnen wir unsere Verantwortung. Da wir das alle tief in unserem Inneren wissen, sollten wir versuchen, stets auf der höchsten für uns möglichen Ebene zu leben.

Auf allen fünf Ebenen lässt es sich leben. Auf allen fünf Ebenen können wir es schaffen, unser Leben zu einem Kunstwerk zu machen. Auf allen fünf Ebenen können wir wachsen. Und wir alle können die Platin-Ebene erreichen – durch einen gewaltigen Sprung nach vorn oder durch schrittweise Annäherung. Ähnlich wie die Traditionelle Chinesische Medizin, die sich stets um den Ausgleich der Kräfte von Yin und Yang bemüht. Auch das *Hippocrates Institute* hat darin hohe Meisterschaft erreicht.

Wer gern Nüsse, Samen, Avocados und andere ölhaltige Nahrungsmittel verzehrt, verlangsamt seinen Stoffwechsel und dämpft damit die Schärfe seiner Bewusstheit. Große Mengen Obst zu essen stimuliert die Blutbildung, den Transport elektrischer Ladung und regt das Hormonsystem an. Das aber kann ebenso zum Verlust von Konzentrationsfähigkeit, körperlicher und seelischer Stärke führen. Je mehr grünes Gemüse Sie essen, desto besser können Sie sich konzentrieren ohne die übermäßige Stimulation durch Obst – denn Obst enthält hohe Mengen Zucker und Wasser.

Viele Menschen, die auf der Platin-Ebene angekommen sind und sich eines einwandfrei funktionierenden Immunsystems erfreuen können, schalten zwischendurch auch mal einen Gang zurück – auf die Ebene „Gold“. Haben sie gerade eine schwierige Situation zu meistern, sind die höheren Ebenen, auf denen Ernährung, Bewegung und positives Denken ein Maximum an Lebensenergie zur Verfügung stellen, häufig nicht zu halten. Die Energie wird so stark, dass sie dauerhaftes Engagement erfordert und ein Nachlassen nicht erlaubt. Nachdem Körper und Geist einmal gereinigt sind, scheint die Gold-Ebene die zu sein, die sich in unserer schnelllebigen, verseuchten und stressigen Welt am besten halten lässt.

Vergessen Sie also nicht, dass dieses Modell von den verschiedenen Ebenen eine Art Landkarte zu einem besseren Leben ist. Sie sollten sich nicht verurteilen, sondern Ihren aktuellen Standpunkt feststellen und von hier aus voranschreiten. Das Leben in der heutigen Welt ist schwierig. Erlauben Sie sich also ruhig die lange Leine, wenn Sie dauerhaft Fortschritte machen wollen. Bildlich gesprochen ist es so, als ob Sie einen Berg erklimmen. Dazu brauchen Sie auch den Mut, wieder aufzustehen und den Staub aus den Kleidern zu klopfen, wenn Sie gestolpert sind.

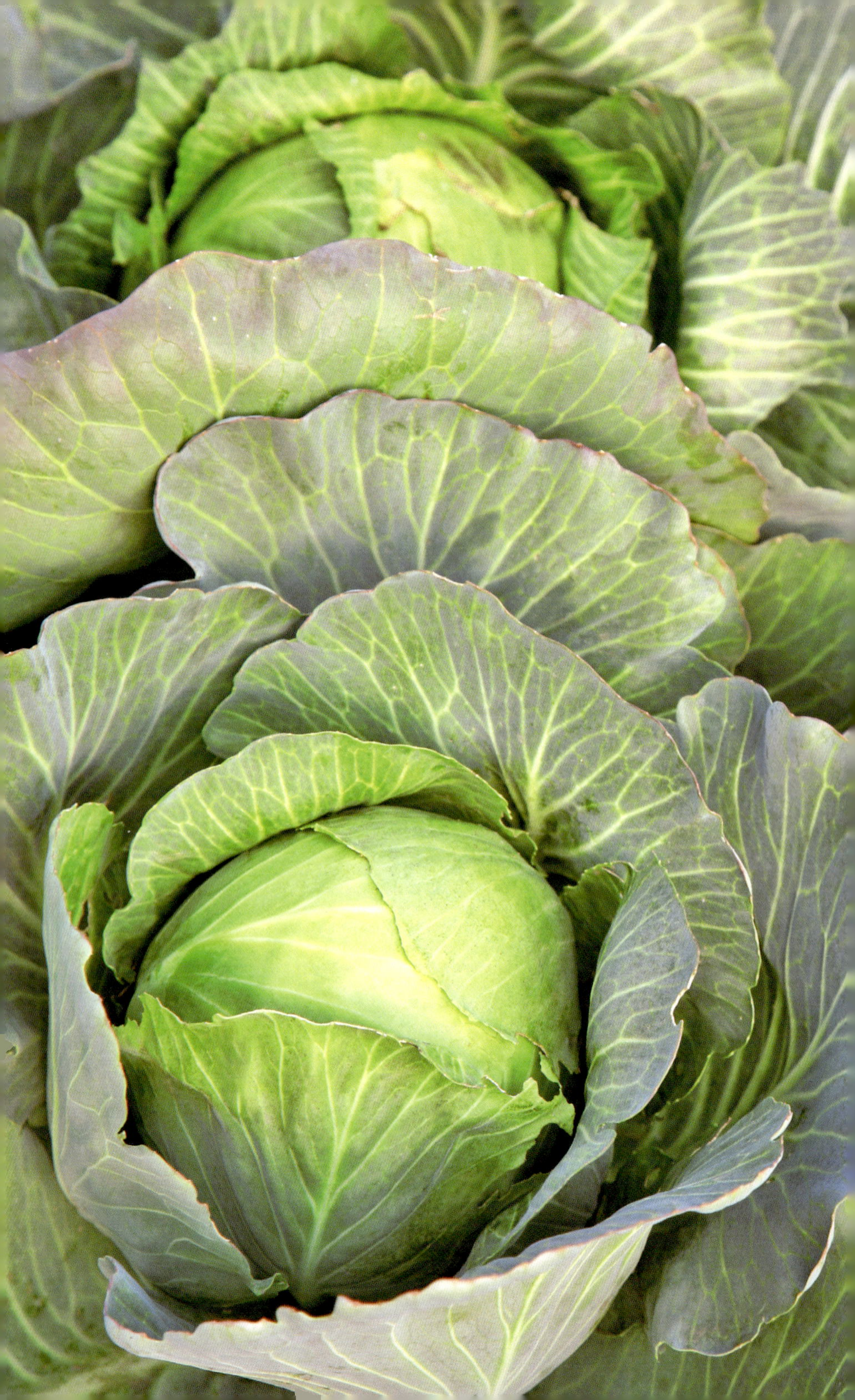

## Der Krebs wurde durch Ernährungsumstellung besiegt

*Am Neujahrstag 1995 wachte ich auf und spürte plötzlich, dass ich eine dicke Beule an meinem Hals hatte, die etwa so groß war wie eine Zitrone. Meine Frau meinte, wir müssten sofort in die Notaufnahme des nächsten Krankenhauses in Palm Springs fahren, wo wir unseren Urlaub verbrachten. Dort nahm man mir Blut ab. Die Ergebnisse gingen an meinen Hausarzt. Der teilte mir mit, ich hätte ein* Lymphom, *einen Tumor der Lymphdrüsen. Wenn ich nicht sofort mit der Chemotherapie anfinge, blieben mir höchstens noch sechs Monate zu leben. Und sogar wenn ich mich behandeln ließe, sei die Wahrscheinlichkeit hoch, dass ich nur noch fünf Jahre zu leben hätte.*

*Unser Schwiegersohn ist Ernährungsberater. Er schlug mir das Hippocrates-Programm vor. Ich informierte mich darüber und beschloss dann, es damit zu versuchen. Als ich mit meinem Onkologen darüber sprach, riet dieser mir dringend davon ab. Dann rief mich auch noch mein Hausarzt an und versuchte, mir einzureden, dass ich einen großen Fehler machte. Familie und Freunde begannen, darüber zu diskutieren, ob ich mich behandeln lassen sollte oder nicht. Irgendwann gab ich nach und machte meine Chemotherapie. Nach der zweiten Behandlung fielen mir die Haare aus. Ich sah aus wie ein lebendiger Toter. Die Chemotherapie würde mich vermutlich noch vor dem Krebs ins Grab bringen.*

*Also machte ich einen dreiwöchigen Kurs am* Hippocrates Institute. *Und das war wirklich eine der besten Entscheidungen, die ich in meinem Leben je getroffen habe. Drei Jahre später hatte ich keinen Krebs mehr. Ich fühle mich heute, als Zweiundsiebzigjähriger, besser als mit zweiundvierzig. Ich ziehe mir mein Weizengras und meine Sprossen selbst und trinke jeden Tag 2,5 Liter Saft aus rohem, biologisch-organischem Gemüse. Einen Großteil meiner Zeit bringe ich damit zu, die Fragen zu beantworten, die andere mir stellen, wie ich es denn angestellt hätte, den Krebs zu besiegen und so verdammt gesund auszusehen.*

Bill Hughes, *Modesto, Kalifornien*

*Nehmen Sie mehr verschiedene Kohlsorten in Ihren Speiseplan auf: Kohl ist eine wahre Vitaminbombe und entfaltet enorme Heilkräfte. Das ist in der Volksmedizin altbekannt und heute wissenschaftlich nachgewiesen*

Verscheuchen Sie Gedanken wie: „Ich werde es ja sowieso nicht schaffen.“ Beginnen sie, Ihre Vorhaben als erfolgreich zu betrachten. Wenn Sie tatsächlich ein aufrichtiges Leben führen wollen, sollten Sie den Fokus nicht auf die Momente richten, in denen Sie schwitzen und erschöpft sind. Gewöhnen Sie sich vielmehr an, Ihr Leben in seiner ganzen epischen Breite zu sehen: als einen erfolgreichen Aufstieg zu den höchsten Gipfeln.

Die Propaganda der Nahrungsmittelindustrie hat uns alle verdummt. Jeder glaubt heute schon, er brauche eine Ernährung, die nur auf ihn und auf ihn allein abgestimmt sei. In Wirklichkeit aber braucht der Mensch die Nährstoffe, die ich in Tabelle 3 (Seite 110) aufgeführt habe. Und natürliche Hormone, Sauerstoff, sekundäre Pflanzenstoffe und Enzyme. All das schenkt uns rohe, naturbelassene lebendige pflanzliche Nahrung. Und als Zuschlag bekommen wir dabei auch noch eine ordentliche Portion Hoffnung.

Wir haben uns häufig so sehr an unsere schlechte Gesundheitsverfassung gewöhnt, dass wir das steigende Energieniveau durch die neue Ernährung mitunter gar nicht richtig verkraften. Aber keine Sorge, das ist, als ob man ein Wildpferd zähmt: Das stolze Tier fängt auch an zu bocken, wenn Sie sich auf seinen Rücken schwingen und es zu reiten versuchen. Wenn Sie aber Schritt für Schritt sein Vertrauen gewinnen, wird es Ihnen am Ende sogar aus der Hand fressen. Wenn Sie Ihre Lebensweise umstellen wollen, ist das genauso. Sie müssen Vertrauen aufbauen, dann wird Ihr Vorhaben gelingen. Vergessen Sie also Schuldgefühle und unrealistische Erwartungen. Geben Sie sich so viel Zeit und Raum, wie Sie für Ihre Umstellung brauchen.

## Eine alte Wahrheit wiederentdecken

H. Leon Abrams jun. ist Spezialist in Ernährungsanthropologie. Er lehrt Anthropologie und Soziologie an der *University of Georgia*. Abrams hat die Forschungsarbeiten zahlreicher Paläontologen zurate gezogen und festgestellt, dass die Zubereitung von Nahrung mittels Feuer eigentlich erst mit dem Aufkommen der Landwirtschaft vor etwa 10.000 Jahren begonnen hat. Vorher waren die Menschen Jäger und Sammler. Sie aßen, was sie in der Wildnis fanden. „Skelettfunde aus der Steinzeit“, schreibt Professor Abrams in seinem Vorwort zu Bruno Combys Veröffentlichung *Raw Food Nutrition & Therapy*, „zeigen, dass diese Menschen fast keine Abnutzungserscheinungen an den Zähnen hatten und dass sie sich bester Gesundheit erfreuten. Offensichtlich ernährten sie sich außergewöhnlich gesund.“

Als Mensch und gezähmtes Tier gleichermaßen abhängig wurden vom Konsum von Getreide, begann der Mensch allmählich, zahllose Krankheiten zu entwickeln. Daraus lässt sich letztlich nur ein Schluss ziehen: „Unsere Vorfahren in der Steinzeit ernährten sich dauerhaft von abwechslungsreicher Rohkost und sie fuhren gut damit. Sie blieben gesund, was sich in den drei bis vier Millionen Jahren menschlicher Entwicklung auch nicht änderte“, fährt Professor Abrams fort.

„Der Mensch ist bis heute an diese Ernährung des Jägers und Sammlers gewöhnt, da die menschlichen Gene sich nur sehr langsam verändern. Daher können wir davon ausgehen, dass diese Art der Ernährung auch für den Menschen von heute gut ist. Und es handelt sich um eine durch und durch ökologische Ernährungsform. Moderne anthropologische und ernährungswissenschaftliche Untersuchungen haben gezeigt, dass wir besser leben, gesünder bleiben und den augenblicklichen Degenerationsprozess unserer Art aufhalten können, wenn wir uns von Rohkost ernähren.“

In unserer Rohkost-Klinik haben sich die reine Verwendung von roher, lebendiger Nahrung zu einem Lebensstil und einer Ernährungsweise entwickelt, die eine neue Verbindung von Leben und Ernährung begründet. Doch das ist nichts Neues. Es handelt sich hierbei vielmehr um die Wiederbelebung uralten Wissens: Sprossen ziehen, Gras und grüne Blattgemüse essen, frische Säfte trinken und gelegentlich fermentierte oder getrocknete Lebensmittel verzehren – so lebten schon unsere Vorfahren.

Viele alte Kulturen wussten um die Bedeutung von Keimlingen aus Getreide, Hülsenfrüchten und Samen sowie von eingeweichten Nüssen. Dieses Wissen ist mehr als doppelt so alt wie die Chinesische Mauer. Entsprechende Hinweise finden sich in historischen Aufzeichnungen aus dem alten China. Und heute bestätigen uns mehr und mehr Daten, wie nährstoffreich Sprossen sind.

Lebendige Nahrungsmittel sind die beste und natürlichste Quelle für Vitamine, chelatgebundene Mineralien, Enzyme und Aminosäuren. Sie enthalten reichlich Enzyme und stellen uns bioelektrische Energie zur Verfügung. Gekeimte Linsen und andere Hülsenfrüchte enthalten genauso viel Protein wie rotes Fleisch und sind doch viel leichter verdaulich – ohne Fett, Cholesterin, Hormone und Antibiotika, wie man sie in Fleisch findet.

Unter „Keimen" verstehen wir einen natürlichen Vorgang, der unweigerlich geschieht, wenn Gemüsesamen, Getreidekörner, Hülsenfrüchte und Nüsse[23] eine Zeit lang in Wasser gelegt werden. Das Wasser spült bestimmte hemmende Faktoren aus, die die Keimruhe absichern. Eingeweichte Samen und Nüsse sind außerdem viel leichter verdaulich, denn sie werden durch diesen Prozess zum Leben erweckt, sodass wir die enthaltenen Nährstoffe besser aufnehmen können. Für viele der Saucen aus Samen und Nüssen, die wir im *Hippocrates Institute* reichen, werden angekeimte Lebensmittel verwendet. Nach einer Weile beginnt der Samen zu keimen und bildet anschließend seine ersten grünen Blätter aus. Der Leben spendende Prozess wird also fortgesetzt, was auch zum Facettenreichtum der rohköstlichen Ernährung beiträgt.

Der moderne Mensch kehrt zurück zum Wissen seiner Vorfahren, die sich mit lebendiger Nahrung gesund erhielten. Die gesundheitlichen Vorteile, die uns diese nährstoffreichen Lebensmittel schenken, helfen uns, zwei drängende Probleme unserer Tage zu lösen: den Vitalstoffmangel der Menschen in den Industrieländern ebenso wie den Hunger in der Welt.

23 Nüsse nicht austreiben lassen; sie werden nach dem Einweichen und Ankeimen weiterverwendet, also bevor sie grüne Blätter gebildet haben. Anm. d. dt. Hrsg.

Tipps aus dem Hippocrates-Programm

### Die Top Six unter den Sprossen

Unsere Forschungsarbeiten haben gezeigt, dass zwar alle möglichen Lebensmittel zum Keimen gebracht werden können. Die besten Sprossen für unseren Verzehr aber sind zweifellos jene, die der Körper auf verschiedenen Ebenen nutzen kann:

- **Weizengras** versorgt den Körper mit Chlorophyll und reinigt darüber hinaus unser ganzes System. Gleich danach in der Reihenfolge ihrer biologischen Verwertbarkeit kommen die folgenden Keimlinge.
- **Alfalfa**- (ist am besten verwertbar), dann folgen Klee-, Rettich-, Kohl-, Daikon-Rettich, Chia- (*Salvia hispanica*) und Brokkolisprossen.
- **Getreidesprossen** hingegen schenken uns Energie: Weizen, Hafer, Roggen, Gerste und Buchweizen (ein Knöterichgewächs, das streng genommen nicht zu den Gräsern zählt).
- **Sprossen von Hülsenfrüchten** sind ebenfalls sehr energiereich: Pintobohnen, weiße Bohnen, Kidneybohnen und so weiter.
- **Mungbohnen- und Azukibohnensprossen** versorgen den Körper mit Mineralstoffen, Bockshornkleesamen sind gut für die Verdauung und die Ausscheidung.

## Die Lebenskraft in unserer Nahrung

In den letzten Jahrzehnten führten wir am *Hippocrates Institute* zahlreiche Untersuchungen zur elektrischen Frequenz unserer Nahrung und deren Wirkung auf gesunde Zellen durch. Bereits in den 1970er-Jahren gab es an der *University of California* Versuche, bei denen das Schwachstrom-Energiefeld von verschiedenen Lebensmitteln fotografiert wurde. Wir haben diese Resultate herangezogen und die von uns empfohlenen Lebensmittel nach ihrem elektrischen Schwingungspotenzial eingeteilt.

Warum stehen Weizengras, Algen und tropische Früchte an der Spitze der Pyramide? Weil sie am meisten Sonnenlicht, am meisten Lebensenergie aufgenommen haben. Wir gehen davon aus, dass das Leben auf unserem Planeten vom Licht der Sonne gespeist wird. Pflanzen nehmen deren ultraviolette Strahlen auf und verwerten sie. Wir teilen Pflanzen in verschiedene Gruppen ein, je nachdem, wie viel Energie sie aufnehmen und abgeben. Lebensmittel in höheren Gruppen geben mehr chemische Energie (in Form von Stärke) ab, weil ihre Zellen mehr davon speichern können.

Wir haben an die Lebensmittel je nach Nährstoff- und Energiegehalt Sterne vergeben: Fünf-Sterne-Lebensmittel enthalten am meisten Nährstoffe und Lichtenergie. Weniger Sterne bedeuten weniger Nährstoffe und weniger Lichtenergie. Der Gehalt an Nährstoffen (chemische Energie) hängt im Übrigen ebenfalls von der Sonnenenergie ab, die in den Zellen der Pflanze in Form von Kohlenhydraten, Eiweißen und Fetten gespeichert wird.

Gegarte Speisen allerdings finden Sie auch auf den Ebenen mit nur einem oder zwei Sternen nicht, da alles, was gekocht ist, keinerlei messbare energetische Ausstrahlung hat. Unsere Forschungsarbeiten zeigen, dass gekochtes Gemüse keinerlei Lichtenergie enthält oder abstrahlt. Da Milch- und Fleischprodukte keine Lichtenergie enthalten, braucht der Körper sogar noch Energie, um sie zu verarbeiten. Gegarte Nahrung schenkt Ihrem Körper keine Energie und Fleisch- und Milchprodukte rauben Ihnen sogar Ihre Energiereserven.

Was lernen wir daraus? Nur, was uns der gesunde Menschenverstand sagt: Je weniger Fleisch Sie essen, desto weniger gesundheitliche Probleme haben Sie. Je mehr Fleisch Sie essen, desto stärker leidet Ihre Gesundheit. Wer keinerlei tierische Produkte zu sich nimmt, leidet am wenigsten unter Krankheiten und gesundheitlichen Problemen.

*Ananas und andere tropische Früchte sind reine Lebensenergie – sie sind äußerst vitalstoffreich und haben ein hohes elektrisches Schwingungspotenzial*

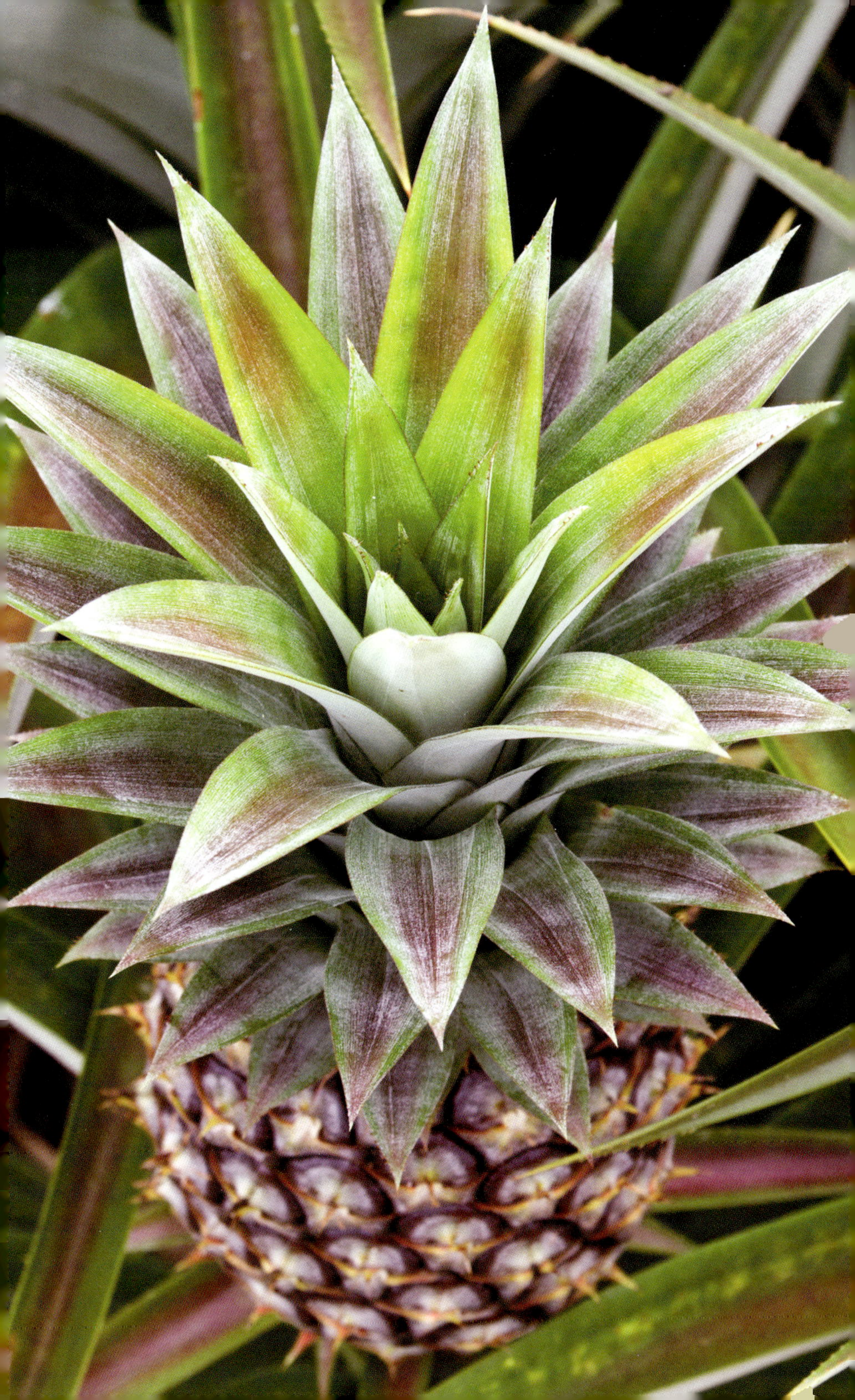

## Tabelle 6: Fünf-Sterne-Nahrungsmittel

| Nahrungsmittelgruppe | Zum Beispiel |
|---|---|
| ***Blaualgen*** *(Süßwasser)* | – |
| ***Früchte, tropische*** *(reif, aus biologisch-organischem Anbau)* | Ananas, Mango, Papaya, Sternfrucht |
| ***Grünalgen*** *(Süßwasser)* | Chlorella |
| ***Kräuter*** | Chicorée, Gänsefuß, Löwenzahn u. v. m. |
| ***Meeresgemüse*** | Arame-, Dulse-, Hijiki-, Kelp-Algen aus Pazifik oder Atlantik, Nori-Algen |
| ***Sprossen*** | Buchweizen-, Erbsen-, Gartenbohnen-, Sonnenblumen- u. v. m. |

## Tabelle 7: Vier-Sterne-Nahrungsmittel

| Nahrungsmittelgruppe | Zum Beispiel |
|---|---|
| ***Blüten, essbar*** | Margerite, Kapuzinerkresse, Rose, Tigerlilie |
| ***Bohnensprossen mit hohem Wassergehalt*** *(daher leicht verdaulich)* | Azukibohnen, Mungbohnen |
| ***Früchte und Südfrüchte*** *(reif, aus biologisch-organischem Anbau)* | Granatapfel, Kiwi, Melonen, Nektarinen, Pfirsiche, Pflaumen, Zitronen |
| ***Kokosnuss, jung*** | Fleisch der noch jungen Kokosnuss |
| ***Oliven*** *(reif und unbehandelt)* | – |
| ***Sprossen*** *(aus kleinen Samen und grün)* | Alfalfa-, Brokkoli-, Chia-, Klee-, Knoblauch-, Rettich-, Zwiebelsprossen |

## Tabelle 8: Drei-Sterne-Nahrungsmittel

| Nahrungsmittelgruppe | Zum Beispiel |
|---|---|
| ***Blattgemüse, grüne*** | biologisch-organisch gezogenes Gemüse aus der Region, das 48 Stunden nach Ernte in den Verkauf kommt und spätestens 14 Tage später verzehrt wird |
| ***Früchte*** | Tomaten, Weintrauben |
| ***Gemüse*** *(grüne, gelbe, orangefarbene, rote, weiße und violette Sorten)* | Blumenkohl, Brokkoli, Eisbergsalat, Erbsen, Gartenbohnen, Gurke, Karotten, Knoblauch, Kopfsalat, Kürbis (orange und gelb), Mais, Paprika (rot und orange), Rosenkohl, Rote Bete, Rotkohl, Staudensellerie, Süßkartoffeln, Weißkohl, Yamswurzel, Zwiebel (ohne Triebe) |
| ***Gemüse, getrocknet*** *(biologisch-organisch)* | Knoblauch, Kräuter, Paprika, Schnittlauch, Zwiebel |
| ***Getreide*** *(2 Tage lang gekeimt)* | alle Getreidesorten |
| ***Nüsse*** | alle Sorten (außer Cashewkernen und Erdnüssen!) |
| ***Sauerkraut*** *(aus biologisch-organischem Anbau, ohne Zusatzstoffe)* | aus Rotkohl und Weißkohl |
| ***Sprossen*** | Hanf, Kürbis, Leinsamen, Sesam, Sonnenblumen |

## Tabelle 9: Zwei-Sterne-Nahrungsmittel

| Nahrungsmittelgruppe | Zum Beispiel |
|---|---|
| *Bohnensprossen* | alle Sorten außer Sojabohnen und schwarze Bohnen |
| *Früchte (aus nördlichen Ländern)* | Äpfel (fast alle Sorten), Birnen (fast alle Sorten), Brombeeren, Cranberries, Erdbeeren u.v.m. |
| *Pilze (roh verzehrt)* | Maitake-, Reishi-, Shiitake-Pilze |
| *Vollkornprodukte (getrocknete, in Rohkostqualität)* | Brot, Gebäck, Getreideflocken |
| *Wurzelgemüse* | Jicama-Wurzel, Klettenwurzel, Pastinake, Radieschen, Yucca-Wurzel u.v.m. |

## Tabelle 10: Ein-Stern-Nahrungsmittel

| Nahrungsmittelgruppe | Zum Beispiel |
|---|---|
| *Esskastanien, rohe* | – |
| *Hülsenfrüchte, getrocknete* | alle Bohnen (außer Soja- und schwarze Bohnen!) |
| *Nüsse und Samen, getrocknete* | Hanfsamen, Haselnuss, Kürbiskerne, Leinsamen, Mandeln, Paranuss, Pekannuss, Pinienkerne u.v.m. |
| *Salatdressing (roh und vegan)* | alle Dressings außer Vinaigrette |
| *Vollkornprodukte, getrocknete (älter als 30 Tage)* | Brot, Getreideflocken |
| *Wurzelgemüse, getrocknetes* | Jicama-Wurzel, Karotten, Rote Bete, Süßkartoffel, Yamswurzel |

Will man den Erhebungen der Weltgesundheitsorganisation glauben, zählen die Menschen in Argentinien, Nordamerika, Nordeuropa und Australien – Länder, in denen der Fleischverzehr am höchsten ist – zu den kränksten der Welt, zumindest was Herz-Kreislauf-Erkrankungen, Krebs und andere Zivilisationskrankheiten angeht. Das sind meist auch die reichsten Länder, und bedauerlicherweise leiden die Menschen in armen Ländern, die kein Fleisch essen, genauso: allerdings unter den Folgen von Mangelernährung, Unterernährung und Hunger. Wie überall im Leben ist auch hier ein gesundes Gleichgewicht vonnöten: Wer über die nötigen Mittel verfügt, muss lernen, sich freiwillig einzuschränken. Wer mit seinem Geld haushalten muss, muss lernen, sich dennoch gesünder zu ernähren.

Mithilfe der Nahrungsmitteltabellen 6 bis 10 (Seite 186 ff.) können Sie selbst entscheiden, auf welcher Ebene Sie leben wollen. Denn auch Menschen auf der Platin-Ebene dürfen mitunter Lebensmittel aus der Tabelle mit Zwei-Sterne-Nahrungsmitteln essen. So verlangsamen Vollkornprodukte in Rohkostqualität und Bohnensprossen durch ihren geringeren Energiegehalt den Stoffwechsel und sorgen dafür, dass man an Körpergewicht zulegt, was auch guttun kann, wenn man zu dünn wird. Und wer sich für die Bronze- oder Kupfer-Ebene entschieden hat, kann mit Nahrungsmitteln aus der Fünf- oder Vier-Sterne-Gruppe Energie und Klarheit fördern.

Quälen Sie sich nicht. Und versuchen Sie nicht, unrealistische Ziele zu erreichen. Viele von Ihnen wollen jetzt vielleicht am liebsten gleich zur Platin-Ebene vorstoßen und sich nur noch von Fünf-Sterne-Lebensmitteln ernähren. Wenn Sie Ihr Ziel dann nicht erreichen, verlieren Sie möglicherweise die Hoffnung und vergessen Ihre Träume. Stützen Sie sich auf ein positives Selbstbild, konstruktive Erfahrungen, Ihren gesunden Menschenverstand und emotionale Ausgeglichenheit, das hilft Ihnen.

Wenn Sie stets Ihr Bestes tun, werden Fortschritte nicht ausbleiben. Und Sie werden bald so leben, wie es Ihnen guttut und wie es zu Ihnen passt. Eines dürfen Sie nicht vergessen: Es mag sein, dass Sie sich mit dem Erreichten wohlfühlen, doch Ihr Weg kann Sie auch noch höher führen.

Kapitel 8

# Ihr individuelles Gesundheitsnetzwerk schaffen

*Nichts kann dir Frieden geben, nur du selbst.*
Ralph Waldo Emerson

Vielleicht denken Sie jetzt, dass Sie einfach noch nicht so weit sind, dass Sie Ihre Süchte noch nicht loslassen und das Hippocrates-Programm noch nicht anwenden können. Dann stellen Sie sich doch einmal die folgenden Fragen: Bin ich bereit, langfristig meine Gesundheit zu opfern, nur um meine schädlichen Gewohnheiten nicht aufgeben zu müssen? Bin ich bereit, vorzeitig zu sterben, nur damit ich meine Nahrungsmittelsüchte nicht aufgeben muss?

Wenn Sie eine oder beide Fragen mit Nein beantwortet haben, dann sind Sie vielleicht ein bisschen früher und schneller bereit, diesen einschneidenden Schritt zu tun. Wenn Sie künftig nach dem Hippocrates-Gesundheitsprogramm leben wollen, brauchen Sie zum einen Disziplin und zum anderen ein Netzwerk an Freunden und Angehörigen, die Sie unterstützen. Damit schaffen Sie die Voraussetzungen für Ihr persönliches Überlebensprogramm im 21. Jahrhundert.

Wie Sie mittlerweile wissen, ist für uns die innere Einstellung des Einzelnen das A und O, wenn es um seine Gesundheit geht. Wenn Sie nicht die Selbstdisziplin aufbringen, den mentalen Teil des Hippocrates-Programms umzusetzen, dann bringen Ihnen alle „äußeren" Hilfsmittel und Maßnahmen keinerlei Verbesserung.

In den letzten Jahrzehnten hat sich herausgestellt, dass sich Suchtgewohnheiten am besten mit dem Zwölf-Schritte-Programm der Anonymen Alkoholiker (AA) durchbrechen lassen. Dieses Programm wurde auch in vielen anderen Suchttherapien erfolgreich angewandt, ob es sich nun um Drogen-, Spiel-, Sex- oder Kaufsucht handelte. Schädliche Ernährungsgewohnheiten zerstören unser Leben und unsere Gesundheit genauso wie jede andere Sucht. Wenn wir diese negativen Muster hinter uns lassen wollen, können wir uns auf die Erfahrungen der Anonymen Alkoholiker stützen.

Das Zwölf-Schritte-Programm unterstützt Sie dabei, jede Sucht, jede Anhaftung an eine bestimmte Lebensweise zu lösen. Im Folgenden haben wir den Text der Anonymen Alkoholiker zur besseren Anwendbarkeit auf Nahrungsmittelsüchte leicht abgewandelt. Die im Programm der Anonymen Alkoholiker angesprochene „höhere Macht" kann sich auf Gott beziehen, aber auch auf eine Kraft in uns. Setzen Sie hier für sich ein, wovon Sie sich spirituell am stärksten getragen fühlen: Gott oder eine andere höhere Macht.

Wenn wir unsere Speisen nur unter dem Gesichtspunkt der Befriedigung unserer Gaumengelüste sehen, übersehen wir, welch wichtige Rolle Nahrung in unserem Leben und Wohlbefinden eigentlich spielt: Sie nährt und heilt unseren Körper. Wir im *Hippocrates Institute* wissen, dass schädliche Ernährungsgewohnheiten umprogrammiert werden können. Daher halten wir es für einen Fehler, so lange damit zu warten, bis diese den Körper geschädigt haben, der Betreffende also krank geworden ist. Stattdessen sollte er sich bewusst machen, wie sehr Nahrung zu seinem Wohlbefinden beiträgt.

Wer die nötige Willenskraft zu einer Änderung seiner Essgewohnheiten nicht einfach so aufbringt, sollte das Zwölf-Schritte-Programm nutzen, um mit seinen schädlichen Gewohnheiten zu brechen und die Veränderungen anzustoßen, die ihn zu Gesundheit und Heilung führen werden. Wenn Sie Ihren Süchten freien Lauf lassen und immer wieder in alte Muster zurückfallen, wird Ihr persönlicher Weg der lebendigen Ernährung zu einem Höllentrip werden. Dabei liegt die Lösung so nah; Sie müssen einfach nur umschalten: auf einen Kanal, der Ihre Gesundheit fördert – den Überlebenskanal! Vergessen Sie nicht: Die Fernbedienung halten Sie in der Hand.

Tipps aus dem Hippocrates-Programm

## Das Zwölf-Schritte-Programm, das Ihnen hilft, Nahrungsmittelabhängigkeiten zu durchbrechen

1. Wir geben zu, dass wir unseren Nahrungsmittelsüchten gegenüber machtlos sind – dass wir unser Leben kaum noch meistern konnten und dass eine Veränderung nottut.
2. Wir entschließen uns zu dem Glauben, dass es eine Macht gibt, die größer ist als wir selbst, die uns unsere Gesundheit und unsere Fähigkeit zurückgeben kann, unsere Nahrungsmittelsüchte unter Kontrolle zu bringen.
3. Wir fassen den Entschluss, unseren Willen und unser Leben dieser höheren Macht, wie wir sie verstehen, anzuvertrauen.
4. Wir machen eine gründliche und furchtlose Inventur in unserem Inneren, um unserer Nahrungsmittelabhängigkeiten Herr zu werden.
5. Wir geben vor der höheren Macht, vor uns selbst und vor einem anderen Menschen unverhüllt zu, welcher Art unsere Schwächen und unsere Gelüste sind.
6. Wir sind vollkommen bereit, dass die höhere Macht diese Schwächen aus unserem Leben entfernt.

7. Wir bitten die höhere Macht demütig, unsere Schwächen von uns zu nehmen.
8. Wir machen eine Liste aller Menschen, denen wir infolge unserer Schwächen Schaden zugefügt haben, und sind bereit, alles wiedergutzumachen, auch uns selbst gegenüber.
9. Wo immer es möglich ist, machen wir alles wieder gut, außer wenn wir uns selbst und anderen dadurch schaden würden.
10. Wir nehmen diese Inventur regelmäßig vor, und wenn wir schwach geworden sind oder uns geirrt haben, geben wir das vor uns selbst sofort zu und suchen die Unterstützung anderer.
11. Durch Gebet und Meditation suchen wir die bewusste Verbindung zur höheren Macht, wie wir sie verstehen, zu vertiefen. Und wir versuchen, Zugang zu unserer eigenen inneren Kraft zu finden, um unsere zwanghaften Handlungen zu überwinden.
12. Nachdem wir durch diese Schritte ein spirituelles Erwachen und eine offenere Weltsicht entwickelt haben, versuchen wir, diese Botschaft anderen zu vermitteln und diese Prinzipien in unserem täglichen Leben umzusetzen.

## Und dann beginnen Sie einfach …

Ich begann in den frühen 1970er-Jahren, nach den hier beschriebenen Grundsätzen zu leben, lange bevor ich Leiter des *Hippocrates Institute* wurde. Ich spreche von dieser Zeit als dem „dunklen Zeitalter“, da damals die Bedeutung der Ernährung sowohl für den Einzelnen als auch für die Gesellschaft konsequent verkannt wurde. Ich hatte nie wieder das Verlangen nach Fleischprodukten. Ich brauchte noch weitere drei Jahre, um mich auch von Milchprodukten und von meiner Leibspeise – Eiscreme – zu verabschieden. Ich war dreiundzwanzig Jahre alt und ging diesen Weg, obwohl der Widerstand in meiner Umgebung sehr groß war und obwohl man damals noch keine Ahnung von den gesundheitlichen Vorteilen und den ethischen Konsequenzen der Rohkost-Ernährung hatte.

### Schilddrüsenkrebs ist geheilt!

*Der Kampf um meine Gesundheit begann im Dezember 1993, als die Ärzte bei mir ein* Medulläres Schilddrüsenkarzinom *diagnostizierten. Ich war schockiert, denn ich war doch erst vierunddreißig Jahre alt. Ich hatte zwei wundervolle Kinder von acht und zehn Jahren. Und plötzlich flog mir meine Welt um die Ohren!*

*Meine Ärzte meinten, ich müsse mich mehreren Operationen unterziehen, da in meinem Fall weder Chemotherapie noch Strahlenbehandlung etwas bringen würden. Ich wurde also in den nächsten zehn Jahren fünfmal operiert, der letzte Eingriff hinterließ sichtbare Narben. Ich hatte eine Narbe am Hals. Darüber hinaus war der Sympathikus verletzt worden, meine linke Gesichtshälfte hing herab. Offensichtlich war die moderne Medizin hier an ihre Grenzen gestoßen – und ich bezahlte dafür.*

*Schließlich meldete ich mich am* Hippocrates Institute *in Florida für einen der Kurse an. Ich machte die komplette Behandlung mit: die lebendige Nahrung, die Heilsäfte, die sportliche Betätigung, die professionelle Beratung. Mittlerweile ist mir diese Lebensweise selbstverständlich geworden. Heißt es nicht immer: Man ist, was man isst?*

*Nach den drei Wochen jedenfalls war mein Gesicht wieder total in Ordnung (und ich hatte eine schönere Haut als zuvor). Ich war unglaublich energiegeladen und mein Stoffwechsel hatte sich stabilisiert. Heute esse ich bewusst, weil ich mir der Vorteile vollwertiger roher Nahrung bewusst bin: Ich habe mehr Sauerstoff im Blut und mehr Nährstoffe, Vitamine und Enzyme in meinem Körper, die mein Immunsystem stärken. Nach mehr als zwei Jahren mit dieser Formder Ernährung bin ich ausgeglichener, was Körper, Seele und Geist anbelangt. Ich bin gesund und mit mir selbst im Reinen.*

Marlene Boudreaul, *Quebec, Kanada*

Damals warnten mich angebliche Ernährungsexperten, dass ich meine Gesundheit dauerhaft ruinieren würde, wenn ich nur Rohkost zu mir nähme. Stattdessen verlor ich etwa 45 Kilo Übergewicht und wurde nicht nur gesünder, sondern auch netter zu mir selbst und anderen Menschen. Ich war im Sommer Rohköstler geworden, als ich mich in Oregon aufhielt. Dann fiel mir mit einem Mal Ann Wigmores Buch über das Hippocrates-Programm in die Hände.

Damals wurde mir zum ersten Mal klar, was Rohkost wirklich bedeuten konnte. Also kam ich ins *Hippocrates Institute*, das seinen Sitz damals in Boston hatte. Dort lud man mich ein, im Team mitzuarbeiten. Die meisten Gäste, die sich zu jener Zeit im Institut aufhielten, litten an schweren Krankheiten. Ich beobachtete, wie sich einer nach dem anderen erholte, und hatte mehr und mehr das Gefühl, Gott bei der Arbeit zuzuschauen. Mir war klar, dass das Hippocrates-Programm Herz und Geist der Menschen öffnete, damit sie ein glücklicheres, produktiveres Leben führen konnten.

Um diese Lebensweise auf Dauer beibehalten zu können, müssen wir unser Leben ändern. Und hier nun kommt unser Umfeld ins Spiel. Auf ein rohköstliches Leben umzustellen, wenn Sie allein und isoliert leben, ist wirklich recht schwierig. Besser geht es, wenn Sie sich ein Netzwerk von Menschen schaffen, die Sie unterstützen und Ihnen Mut machen, ob nun Familienangehörige oder Gleichgesinnte. Wenn Sie persönlich ein Leben führen wollen, in dem für Selbstbetrug kein Platz ist, werden Sie automatisch Menschen anziehen, die Sie praktisch und emotional unterstützen können.

Sich peu à peu auf diese Art der Lebensführung umzustellen ist unter Umständen schwieriger, als sofort ins kalte Wasser zu springen. T. Colin Campbell beschreibt die Gefahren einer Schritt-für-Schritt-Umstellung in seinem Buch *China Study* wie folgt: „Es gibt drei gute Gründe, warum Sie diesen Empfehlungen folgen sollten. Zunächst einmal erfordert diese Ernährungsweise ein radikales Umdenken, was Ihre Ernährung betrifft. Eine nur teilweise Umsetzung kostet einfach mehr Energie. Wenn Sie Tierprodukte einplanen, werden Sie sie auch essen – und Sie werden ziemlich sicher mehr davon essen, als Ihnen guttut. Zweitens entsteht der unbewusste Eindruck, Sie müssten auf etwas verzichten. Anstatt Ihre neuen Essgewohnheiten als Bereicherung anzusehen, weil Sie so viele pflanzliche Nahrungsmittel essen können, wie Sie wollen, werden Sie das Gefühl haben, sich einschränken zu müssen, was für die langfristige Aufrechterhaltung der neuen Ernährungsweise nicht zuträglich ist. Wenn einer Ihrer Freunde sein ganzes Leben lang geraucht hat und Sie um Rat fragt, würden Sie ihm dann raten, mit dem Rauchen ganz aufzuhören oder seine tägliche Menge auf zwei Zigaretten zu reduzieren? Hier ist es ähnlich. Ich bin der Ansicht, dass ein Maßhalten – sogar mit den besten Absichten – den Weg zum gewünschten Erfolg schwieriger gestaltet."[24]

Das Internet hat für uns alle das Tor zur Welt weit aufgestoßen. Es gibt sogar Websites für Veganer. Sie können sich Chatrooms suchen, in denen andere Liebhaber lebendiger pflanzlicher Nahrung ihre Erfahrungen austauschen.[25] Sogar Kreuzfahrten mit veganer Verpflegung können Sie buchen. Es gibt eine unglaubliche Menge von Hilfestellungen nur eine Google-Suche entfernt. Wenn es um Rohkost geht, leben wir in einem neuen Goldenen Zeitalter. Was unsere Möglichkeiten begrenzt, sind allein unsere Vorstellungen und unsere Bereitschaft, uns darauf einzulassen.

Natürlich gibt es Fragen, wenn man sich zum ersten Mal einer rohköstlichen Ernährung zu- und vom breiten Fluss der Mainstream-Kultur abwendet. Mein wichtigster Ratschlag für Sie ist deshalb, Ihre Fragen genau anzusehen und ehrlich zu sich zu sein: Sind Sie einfach nur interessiert an Neuem? Oder stecken hinter Ihren Fragen allerlei überholte Vorstellungen, die Ihren Plan sabotieren könnten? Haben Sie Ihre Vorurteile vielleicht in kluge Worte gekleidet, um sich irgendwann Ihrer eingegangenen Verpflichtung entziehen zu können?

Nachstehend finden Sie Antworten auf die drei häufigsten Fragen zum Thema „rohköstliche Ernährung":

## 1. Wie sage ich es meiner Familie?

Der beste Weg, Partner, Familie, Freunden und anderen Menschen beizubringen, dass Sie sich in Zukunft rohköstlich ernähren wollen, ist, es einfach zu tun! Wenn Sie in Ihrem Leben Verän-

24 Campbell, T. Colin; Campbell, Thomas M.: *China Study*, S. 261 f.

25 In Kapitel 15, unter „Informationen zum Thema ‚Rohkost'" (Seite 192 f.), finden Sie Informationen zu Websites im deutschsprachigen Raum. Anm. d. dt. Hrsg.

derungen vornehmen, die Sie gesünder machen, werden andere Menschen das akzeptieren. Sie sehen ja schließlich, wie viel fitter und energiegeladener Sie sind. Darüber hinaus gibt es zwei große Schritte, die Ihnen helfen werden:

Tipps aus dem Hippocrates-Programm

## 2 Schritte auf dem Weg zur gesunden Ernährung

**1. Schritt:** Verbannen Sie die gefährlichsten Nahrungsmittel aus Ihrer Küche. Dazu gehört alles, was einen zu hohen Gehalt an Fett, Proteinen, Zucker, Salz und chemischen Zusatzstoffen hat. Lassen Sie Alkohol und Essig ebenfalls weg. Ersetzen Sie all das durch Produkte, die noch lebendige Nährstoffe enthalten, damit Ihre Familie sich langsam daran gewöhnt, wenigstens keine Schadstoffe mehr zu sich zu nehmen. Achten Sie darauf, dass Sie Ihrer Familie nichts „wegnehmen". Sie können stattdessen Schritt für Schritt gesunde und leckere Alternativen anbieten. Ersetzen Sie Weißmehl- durch Vollkornprodukte. Statt konventioneller Milchprodukte können Sie solche aus fettarmer Ziegenmilch, aus Mandel-, Reis- oder Sojamilch auf den Tisch bringen. Nehmen Sie statt gewöhnlicher Kartoffeln Yamswurzel oder Süßkartoffeln. Und zuckerhaltige Desserts können Sie durch frisches Obst oder Bananencreme ersetzen.
**2. Schritt:** Anschließend können Sie die schädlichsten Garmethoden weglassen. Dazu gehören: Mikrowelle und Fritteuse. Versuchen Sie es lieber mit Dämpfen und Trocknen bei niedrigen Temperaturen. Bringen Sie zu jeder Mahlzeit einen Salat mit Sprossen und Gemüse der Saison auf den Tisch, vor allem mit grünem Blattgemüse und grünen Blattsalaten. Mixen Sie Ihre Salatsaucen aus Avocado, eingeweichten Nüssen oder eingeweichten Bohnen. Und bereiten Sie zu jeder Mahlzeit ein Gericht oder eine Beilage aus einem guten vegetarischen beziehungsweise veganen Kochbuch zu, bis Ihre Familie sich daran gewöhnt hat.

### Der Brustkrebs ist überwunden!

*Bei meiner letzten Mammografie entdeckte der Arzt einen kleinen Tumor, der im letzten Jahr noch nicht da gewesen war. Da ich seit mehr als zwanzig Jahren im Gesundheitssystem tätig bin, ließ ich mich von vier weiteren Ärzten untersuchen. Eine Biopsie wurde gemacht. Es stellte sich heraus, dass ich ein* invasives duktales Mammakarzinom *hatte.*

*Eine Chirurgin führte eine* Lumpektomie *durch, eine brusterhaltende Operation. Dann überwies man mich zum Radiologen zur Strahlenbehandlung. Zu jener Zeit besuchte meine Cousine aus Barbados mich und meinen Mann. Sie meinte: „Etwas ist in deinen Körper eingedrungen. Wenn du jetzt mit der Bestrahlung weitermachst, zerstörst du auch jede Menge gesunder Zellen. Geh doch lieber ins* Hippocrates Institute.*"*

*Dank meiner Cousine fand ich einen besseren Weg der Krebsbehandlung als Bestrahlung. Dort fand ich die ideale Umgebung, in der Geist und Körper wieder heilen konnten. Nachdem mein Kurs zu Ende war, machte ich zu Hause mit dem Hippocrates-Programm weiter. Und so setzte sich die Heilung fort. Meine Chirurgin bestätigte mir, dass ich in bester Verfassung sei. Sie meinte, ich solle auf jeden Fall so weitermachen. Offensichtlich wirke es. Sie weiß, dass ich der lebendigen Nahrung alles verdanke.*

Lucille Bradshaw, *Orlando, Florida*

## 2. Was mache ich, wenn ich auf Reisen bin?

Nutzen Sie das Internet und informieren Sie sich schon im Voraus, welche Naturkostläden, Reformhäuser oder vegetarischen Restaurants es an Ihrem Zielort gibt. Mittlerweile gibt es in vielen Restaurants eine Salatbar, aber natürlich sollten Sie sich erkundigen, ob die Zutaten aus biologisch-organischem Anbau stammen.

Auf langen Flügen müssen Sie sich entsprechend vorbereiten. Haken Sie bei der Fluggesellschaft nach, ob es auf dem Flug vegetarische oder vegane Mahlzeiten gibt. Wenn ja: Bestellen Sie diese vor. Wenn es kein vegetarisches Gericht gibt, machen Sie sich ein Vesperpaket aus Keimlingen, Dinkelbrot und Snacks aus dem Dörrapparat. Nehmen Sie so viel reines Wasser wie möglich mit. Packen Sie Ihren Aktivkohlefilter ein. Große Fluggesellschaften wie *Swiss Air* und *Lufthansa* servieren auf Anfrage Bio-Gerichte. Das gilt auch für Schifffahrtsgesellschaften und das Bordrestaurant *Mitropa* in den Zügen der *Deutsche Bahn AG*. Recherchieren Sie hier vorab.

Im deutschsprachigen Raum finden sich heute auf fast allen Speisekarten eine – manchmal sogar recht ansehnliche – Anzahl vegetarischer Gerichte und Salate. Wenn nun auch noch ein Dressing ohne tierische Zutaten zur Auswahl steht, können Sie sogar vegan essen. Wenn Sie in den USA im Restaurant essen, sollten Sie japanische, chinesische, griechische, italienische oder nahöstliche Küche bevorzugen, da dort meist vegetarische Gerichte angeboten werden. In konventionellen Restaurants ist das meist nicht der Fall. In vielen Weltstädten gibt es Maronen oder Esskastanien. Im Winter werden sie sogar auf der Straße verkauft.

Irgendwann wird es für Sie ganz selbstverständlich sein, nach vegetarischen Alternativen Ausschau zu halten. Als meine Frau Anna Maria und ich nach Russland reisten, wussten wir, dass es dort vermutlich kein Gemüse aus biologisch-organischem Anbau geben würde. Also nahmen wir einfach zwei Koffer mit, in denen wir unsere Lieblings-Lebensmittel transportierten. Wenn ich beruflich unterwegs bin, habe ich sogar Sprossen in meinem Aktenkoffer. Sie können auch versuchen, sich vor Ort zu versorgen. In Deutschland, in Österreich und in der Schweiz zum Beispiel gibt es in vielen Städten „Ökokisten" als Abo, das heißt, Sie können sich wöchentlich eine Kiste Biogemüse nach Hause liefern lassen.

### 3. Habe ich denn genug Energie, wenn ich rohköstlich lebe?

Eine überzeugende Antwort auf diese Frage bekämen Sie, wenn Sie die Bekanntschaft von Doug Walsh machten, der seit 1996 rohköstlich und vegan lebt. Er meisterte den *Continental Divide Trail* – einen 5000 Kilometer langen Wanderweg entlang der nordamerikanischen kontinentalen Wasserscheide von Mexiko nach Kanada. Am 22. April 2005, dem *Earth Day*, brach er auf. Das *Hippocrates Institute* sponserte ihn. Er wanderte jeden Tag etwa

40 Kilometer und brauchte für die ganze Wanderung ungefähr fünf Monate. Seine Erfahrung beschrieb er folgendermaßen:

„Ich wurde 1988 Veganer, nachdem ich John Robbins' Buch *Ernährung für ein neues Jahrtausend* gelesen hatte. Für mich war das irgendwie eine ganz natürliche Sache. Ich hatte mich immer schon für Gesundheitsthemen interessiert, weil ich ein leidenschaftlicher Outdoor-Sportler bin. Mir wurde schnell klar, dass man gesund sein muss, um zu tun, was ich am liebsten tat. Über die Jahre arbeitete ich weiter an meiner veganen Lebensweise und wurde immer fitter und gesünder. Zwei wichtige Bücher für mich waren: *Bewusst essen* von Gabriel Cousens und *Fit For Life* von Harvey Diamond. Es leuchtete mir einfach ein, was in diesen beiden Büchern stand. Offensichtlich war es besser, Dinge zu essen, in denen die Energie der Erde noch schwang. Diese Energie überträgt sich dann sozusagen auf mich. Ich finde es einfach toll, mich so zu ernähren. Und ich muss mir noch nicht mal verkneifen, was ich gern mag.

Es war die längste Wanderung, die ich je unternommen habe. So um die 5000 Kilometer. Und ständig bergauf, ungefähr 3000 Höhenmeter. Täglich quasi einen Marathon zu gehen ist eine echte Herausforderung, auch für einen Rohköstler. Als wir unterwegs waren, gab es ab und an auch mal wirklich scheußliches Wetter. Es gab Wind, Regen, Schnee, Hagel und Gewitter. Die Blitze konnten richtig gefährlich werden. Was immer man sich an grauenhaften Wetterbedingungen vorstellen kann, hat uns auf dieser Wanderung überrascht.

Ich ging fast den ganzen Weg gemeinsam mit meinem Freund Eric. Er ist kein Rohköstler, nicht einmal Vegetarier. Nach unserer Wanderung allerdings beschloss er, seine Ernährung ebenfalls auf Rohkost umzustellen, weil er sah, was mir meine Lebensweise brachte. Eric ist vierzehn Jahre jünger als ich, hatte aber auf unserer Wanderung viel mehr Probleme als ich. Und er hatte weniger Energie."

*Lange Wanderungen in unberührter Natur sind Freude und Entspannung für die Seele – Rohköstler sind hier körperlich mindestens ebenso leistungsfähig wie Menschen, die Kochkost essen*

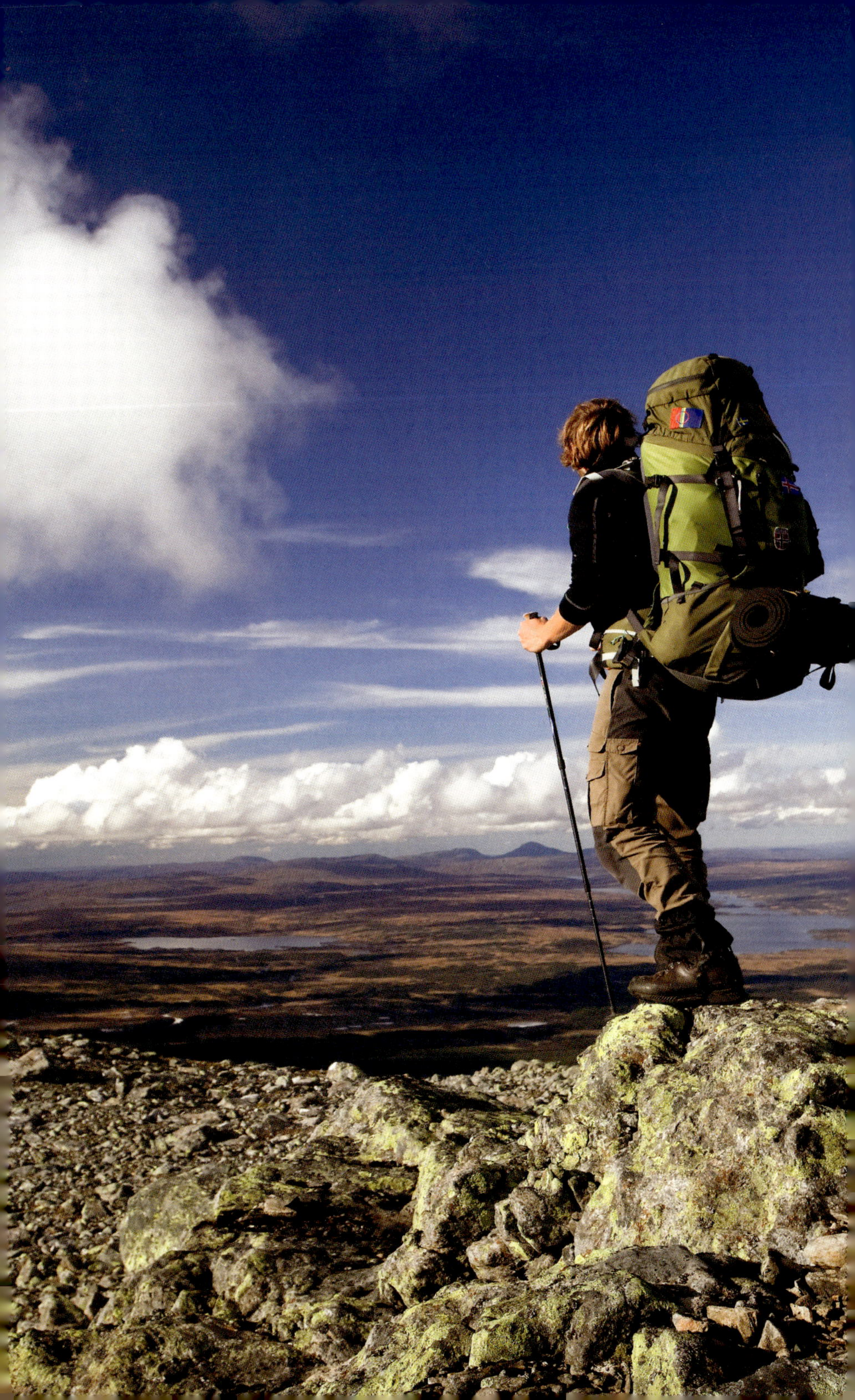

## Fünf Jahre mit lebendiger Nahrung ...

*Bevor ich mich für Rohkost entschied, aß ich regelmäßig Fleisch- und Milchprodukte. So nahm ich um die 9 Kilo zu, seit ich ins College ging. Nachdem ich meinen Abschluss an der* University of Kansas *gemacht hatte, interessierte ich mich immer mehr für gesunde Ernährung. Ich beschloss, Veganer zu werden. Doch ich aß trotzdem hauptsächlich Junkfood – gefrorene Burritos und Nudeln – und Unmengen von Obst. Erst als ich The Raw Life von Paul Nison gelesen hatte, wurde mir klar, dass lebendige Nahrung anders aussah.*

*Von da an kaufte ich regelmäßig im Naturkostladen ein und freundete mich mit Leuten an, die sich ebenfalls rohköstlich ernährten. Ich aß mittags in der Salatbar und musste feststellen, dass es mir Spaß machte. Der schwierigste Teil meines Umstellungsprozesses war, meine Freunde und meine Familie davon zu überzeugen, die zunächst einmal gar nichts davon hielten. Egal, wo ich war, ich zog immer die Aufmerksamkeit der anderen auf mich, wenn ich nicht aß, was auf den Tisch kam, nicht einmal die Desserts. Ich wurde nicht zum Ernährungsapostel, der andere missionieren will, doch wenn mich jemand fragte, warum ich das tat, sagte ich ohne Umschweife, was ich denke. Eigentlich erzählte ich recht gern von meiner neuen Art zu leben! Doch mir war klar, dass andere einem sehr viel aufmerksamer zuhören, wenn man ihnen keine Predigt hält. Wer wirklich interessiert ist, fragt sowieso nach.*

*Als ich meine Entscheidungen in die Tat umsetzte, war das ein spannender Prozess, in dem ich allerlei Höhen und Tiefen erlebte. Es ist ungeheuer aufregend, mich auch theoretisch mit all den neuen Dingen zu beschäftigen. Ich erfahre Dinge, von denen ich früher keine Ahnung hatte. Immer wenn ich auf etwas Neues stoße, probiere ich es in meinem Alltag aus. Und wenn es mir guttut, behalte ich es bei. Es ist ganz erstaunlich, wie gut mein Körper sich von den Jahren des Überangebots an ungesunder Ernährung und Medikamenten erholt hat. Ich bin einfach ungeheuer klar im Kopf. Ich schlafe besser und träume sehr klar. Ich habe deutlich mehr Kraft und Energie. Jetzt, wo ich nicht mehr nach Kaffee und anderen Dingen süchtig bin, erfreue ich mich an meiner Freiheit.*

*Jeden Tag fällt mir meine Lebensweise leichter. Sobald man Gesundheit und Lebensqualität in der Prioritätenliste obenan stellt, wird man ohnehin die richtigen Entscheidungen treffen und auch die Entschlossenheit finden, sie umzusetzen. Wer rohköstlich leben will, sollte sich auf dieses Ziel konzentrieren und sich Gleichgesinnte suchen. Das erleichtert vieles. Ich versuche außerdem, nicht zu streng mit mir selbst zu sein und mir realistische Ziele zu setzen. Meine Erfahrung ist und war immer, dass man sich ständig wandelt. Auch meine Art, vegan und roh zu leben, ist im dauernden Wandel begriffen. Dass ich mich nun von lebendigen, pflanzlichen Dingen ernähre, hat mein Leben total verändert – mehr, als ich es mir je hätte vorstellen können.*

Andrea Nison, *West Palm Beach, Florida*

## Feiern Sie Ihr neues Leben

Nun sind Sie am Ende Ihres neuen Anfangs angelangt und stehen gleichzeitig am Anfang eines neuen Lebens – Sie werden genährt von lebendigen Dingen, die frei von Schadstoffen sind. Ein Leben, das Ihnen Erfüllung schenkt, weil Sie alles tun können, was Sie immer schon tun wollten. Tun Sie einfach weiterhin das, womit Sie begonnen haben, seit Sie *WunderLebensMittel* in die Hand genommen haben. Und achten Sie darauf, nicht wieder in die negativen Muster zurückzufallen, die dazu geführt haben, dass Sie dieses Buch überhaupt lesen. Denn – wie der große Basketballstar Satchel Page sagen würde – wenn Sie nicht zurückblicken, hat die Vergangenheit keine Macht über Sie.

Nachdem ich Leiter des *Hippocrates Institute* geworden war, versandten wir einen Fragebogen an 18.000 Menschen, die an einem Kurs in unserem Gesundheitszentrum teilgenommen hatten. Wir wollten wissen, ob sie sich immer noch an die bei uns gelernten Grundsätze halten und wenn ja, bis zu welchem Grad. Etwa die Hälfte der Adressen war nicht mehr gültig. Vom Rest bekamen wir etwa 3000 ausgefüllte Fragebögen zurück. Von denen, die geantwortet hatten, hielten sich 47 Prozent immer noch an das Programm. 6 Prozent hatten ganz damit aufgehört und ernährten sich wieder von Brathuhn und Hamburgern. Der Rest lebte entweder vegetarisch oder vegan oder bemühte sich zumindest, so zu leben.

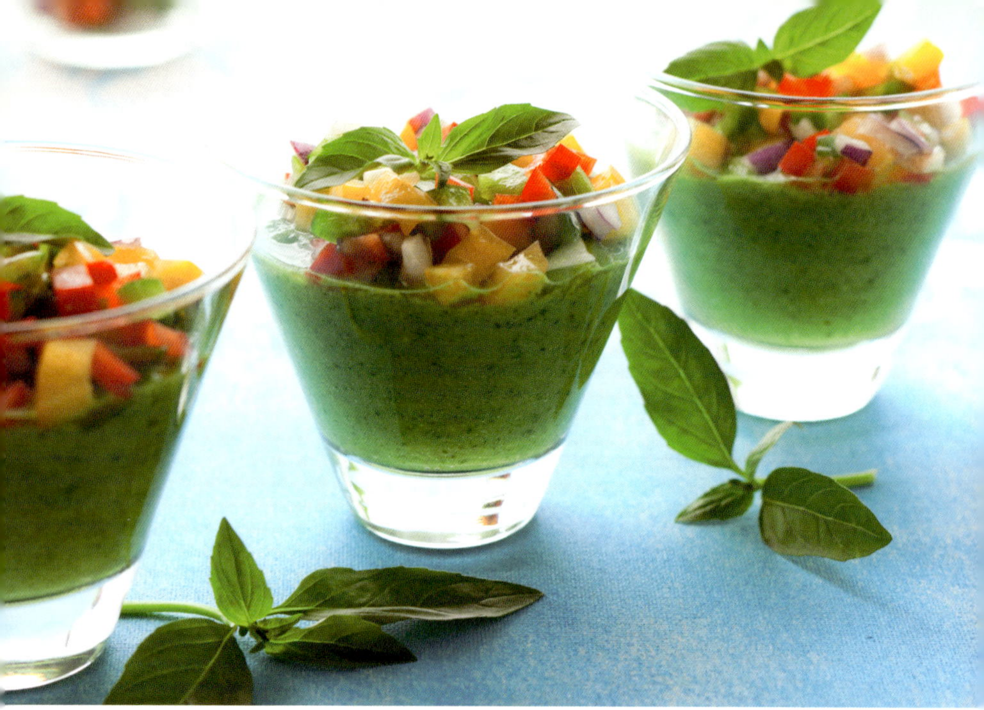

*Gönnen Sie sich immer wieder frisch zubereitete rohe Köstlichkeiten: Diese grüne Gazpacho schmeckt lecker und gibt Ihrem Körper alles, was er braucht*

Dass so viele Menschen sich immer noch an die Grundsätze unseres Programms halten, das so sehr im Widerspruch steht zu den durchschnittlichen amerikanischen Essgewohnheiten, zeugt zum einen vom Erfolg unseres Programms, zum anderen vom Bedürfnis zahlloser Menschen, gesund zu sein und sich wohlzufühlen. Wir führen solche schriftlichen Befragungen immer wieder einmal durch, weil etwa 80 Prozent unserer Gäste wieder zu uns kommen, um sich noch einmal innerlich „durchputzen" zu lassen. Die einen tun das, weil sie sich nicht mehr nach den bei uns gelernten Grundsätzen richten und die Möglichkeiten des *Hippocrates Institute* nutzen wollen, um wieder in diese Lebensweise hineinzufinden. Doch wir stellen immer wieder fest, dass gut die Hälfte unserer „Absolventen" auch danach bei unserem Programm bleibt. (Daher sprechen wir auch von „Gästen" und nicht von „Klienten" oder „Patienten". Wir möchten, dass die Menschen sich mit uns auf Augenhöhe fühlen, dass sie ihre Verantwortung für ihren Gesundungsprozess erkennen und annehmen.)

Was immer Sie aus *WunderLebensMittel* lernen, bleibt totes Wissen, wenn Sie es nicht im Alltag anwenden. Wie in allen praktischen Dingen muss Information umgesetzt werden, wenn sie etwas bewirken soll. Wenn Sie nach dem Hippocrates-Programm leben wollen, können Sie das nicht halbherzig tun. Geben Sie Ihr Bestes, so werden Sie auch zu Ihrer persönlichen Bestform auflaufen – und das wird Ihnen selbst und Ihrer Umgebung guttun.

Wie im großen Zyklus des Lebens sind wir an den Anfang zurückgekehrt – zurück zu der Verantwortung, die jeder von uns für seine eigene Gesundheit, sein Wohlbefinden trägt. Wenn wir das Leben in seiner Gesamtheit und Ewigkeit sehen, dann muss uns klar sein, dass wir dem Leben als Ganzem schaden, wenn wir einem Lebewesen Schaden zufügen. Oder wie Dag Hammarskjöld, ehemals Generalsekretär der Vereinten Nationen, sagte: „Unsere Arbeit für den Frieden muss jeder von uns in seiner eigenen Welt beginnen."

Jeder sollte also dort, wo er steht, das große Hippokratische Prinzip anwenden: „*Primum non nocere* – Dein erstes Bestreben sei, nichts und niemandem zu schaden." Das sollten wir in jedem unserer Gedanken, unserer Beweggründe, in jeder unserer Handlungen beherzigen. Wenn wir diesen Grundsatz leben, wird dieses Prinzip eine Eigendynamik entfalten. Es wird die Beziehungen der Menschen untereinander durchwirken, die Beziehung, die der Mensch zu den Tieren, zur Natur und zu anderen Geschöpfen hat – und diese Welle wird sich von Ort zu Ort, von Zeitalter zu Zeitalter fortsetzen, bis der gesamte Planet von Liebe, Güte und Segen erfüllt ist.

Kapitel 9

# Rezepte aus der Hippocrates-Küche

Natürlich finden Sie heutzutage ohne Weiteres Abertausende Rezepte für die leckersten veganen Gerichte in Kochbüchern oder im Internet. Und natürlich kann ich *Healthful Cuisine,* das Buch meiner Frau Anna Maria Clement sehr empfehlen, das sie zusammen mit der Küchenchefin Kelly Serbonich geschrieben hat. Und das Buch *Going Raw* von Judita Wignall, in dem auch die Grundlagen veganer Küche vorgestellt werden: Sie lernen, wie Sie Sprossen ziehen, Smoothies mixen und Köstlichkeiten wie Hanfkäse, Mandelmilch oder Kokosjoghurt herstellen sowie, wie Sie mit dem Dörrautomaten umgehen.

Die folgenden Rezepte stammen von unseren Küchenchefs im Hippocrates Institute. Sie sollen Ihnen nur ein paar Anregungen geben, wie man köstliche vegane Rohkost-Speisen herstellt, die dem Körper guttun.

# Bunter Blumenkohlsalat

Ergibt: 2 bis 4 Portionen

*Diesen fantastischen Salat können Sie zu jeder Gelegenheit reichen.*

½ Blumenkohl, in Röschen zerpflückt
½ Brokkoli, in Röschen zerpflückt
2 rote Paprikaschoten, entkernt und gewürfelt
½ Tasse frische Petersilie, gehackt
1 Tasse Pinienkerne in Rohkost-Qualität, 12 Std. eingeweicht
¼ Tasse Wasser
½ Teelöffel getrockneter Ingwer, gemahlen
1 bis 2 Teelöffel Nama-Shoyu-Sojasauce (nicht pasteurisiert)
1 Knoblauchzehe, fein gehackt

Blumenkohl, Brokkoli und Paprika in einer Schüssel vermischen. Petersilie vorsichtig unterheben. Für das Dressing die Pinienkerne abgießen und spülen. In einen Mixer geben, Wasser und Ingwer zufügen, glatt mixen. Die Sojasauce unterrühren, mit Knoblauch würzen. Die Sauce über das Gemüse geben und das Ganze vorsichtig vermengen. 30 Minuten bei Zimmertemperatur ziehen lassen, damit sich die Aromen gut mischen.

**Varianten:**

- Frisch geriebenen Ingwer und italienische Gewürze statt Petersilie verwenden.
- Die Sojasauce weglassen und stattdessen für den Geschmack ein paar zerkleinerte Dulse-Algen oder Kelp-Pulver hinzugeben.

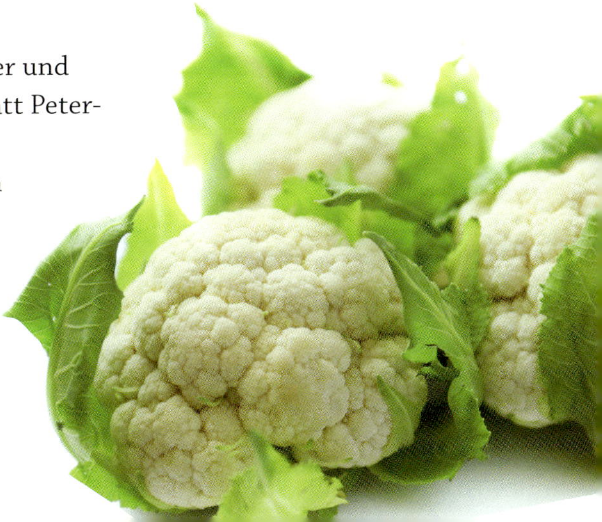

# Hummus-Swing

Ergibt: 4 Portionen

*Ein wunderbarer Dip, den Sie mit rohen Leinsamencrackern oder rohem Gemüse genießen können.*

2 Tassen Kichererbsen, 12 Stunden eingeweicht und 24 Stunden gekeimt
½ Tasse Wasser
2 bis 4 Knoblauchzehen, fein gehackt
1½ Teelöffel Kreuzkümmel (wenn gewünscht)
¼ Tasse frisch gepresster Zitronensaft
2 Esslöffel Tahin (Sesammus) in Rohkost-Qualität
3 Teelöffel Nama-Shoyu-Sojasauce

Die Kichererbsen mit Wasser und Knoblauch in den Mixer geben und glatt rühren. Kreuzkümmel, Zitronensaft, Tahin und Sojasauce zugeben. Mixen, bis alles gut püriert ist. Vor dem Servieren 30 Minuten bei Zimmertemperatur ziehen lassen.

**Varianten**:

- ¼ Bund fein gehackte, frische Petersilie unter das fertige Hummus ziehen.
- Die Sojasauce weglassen und stattdessen für den Geschmack ein paar zerkleinerte Dulse-Algen oder Kelp-Pulver hinzufügen.

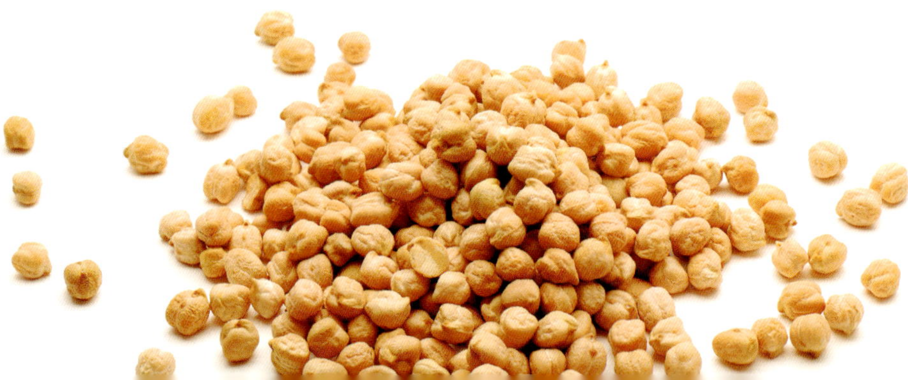

# Würzige Guacamole

Ergibt: 4 bis 6 Portionen

*Genießen Sie diesen Dip als Hauptmahlzeit mit rohen Leinsamencrackern, Sticks von Karotten oder anderen leckeren Gemüsesorten.*

4 große, reife Avocados, gewürfelt
½ Bund Koriandergrün, Basilikum oder Dill, fein gehackt
½ Tasse Frühlingszwiebel, in Scheiben geschnitten
1 kleine rote Paprikaschote, entkernt und gewürfelt
2 Knoblauchzehen, fein gehackt
Frisch gepresster Zitronensaft nach Geschmack
1 Prise Cayennepfeffer

Avocados mit Frühlingszwiebeln, Paprika, Koriandergrün (Basilikum oder Dill) und Knoblauch in die Küchenmaschine geben und kurz mixen, sodass alles gut vermischt wird, aber noch stückig ist. Mit Zitronensaft und Cayennepfeffer abschmecken.

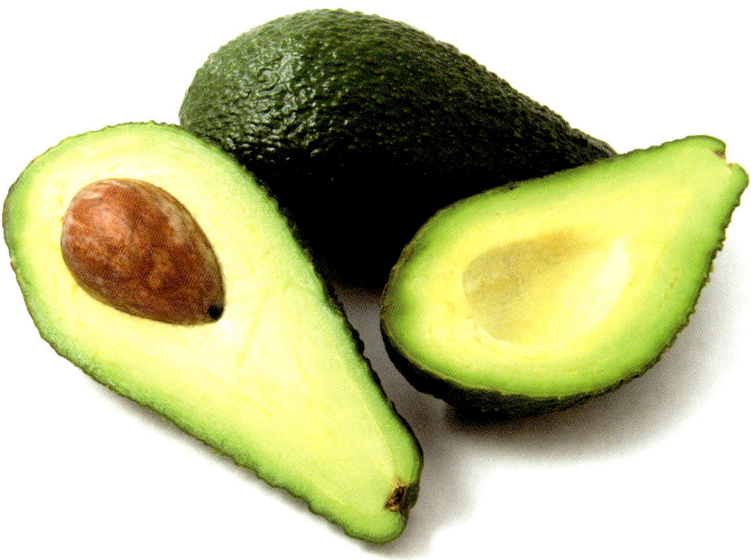

# Frische Fantasien

Ergibt: 2 bis 4 Portionen

*Dieser Salat ist eine nahrhafte und köstliche Ergänzung für jede Mahlzeit.*

½ Tasse Mandeln oder Haselnüsse in Rohkost-Qualität, 12 Stunden eingeweicht
2 Tassen Rot- oder Weißkohl, fein geschnitten
½ Tasse Jicama-Wurzel, in feine Streifen geschnitten (wahlweise Wasserkastanien-Knollen)
½ Tasse frische Zuckererbsen
½ Tasse Dulse-Algen, zerkleinert und eingeweicht
1 rote Paprikaschote, entkernt und klein gehackt
1 Tasse Wasser
2 Esslöffel Leinsamen
1 Tasse rote Paprikaschote, in feine Streifen geschnitten

Die Nüsse abgießen und waschen, in eine Schüssel geben. Kohl, Jicama, Zuckererbsen und Algen untermengen.
Für das Dressing den gehackten Paprika, Wasser und Leinsamen in einen Mixer geben und glatt rühren. Die Sauce über die Salatzutaten gießen und das Ganze mit den Paprikastreifen garnieren. Vor dem Servieren im Kühlschrank 15 bis 30 Minuten lang ziehen lassen.

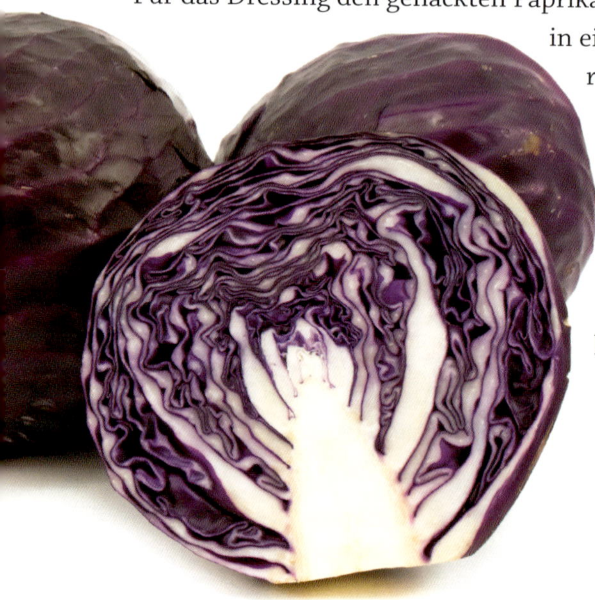

# Sesam-Pilz-Medley

Ergibt: 2 bis 3 Portionen

*Dieser Salat überzeugt durch seinen Geschmack und seinen Biss noch mehr, wenn Sie ihn eine Weile ziehen lassen.*

1 Pfund Shiitake-Pilze, in Scheiben geschnitten
1 rote Paprikaschote, entkernt und gewürfelt
Frühlingszwiebeln, diagonal in Scheiben geschnitten
Saft von 2 Limetten
¼ Tasse Sesamsamen in Rohkost-Qualität
1 Esslöffel kalt gepresstes Oliven- oder Sesamöl
1 Teelöffel gemahlener Koriander
1 Prise Cayennepfeffer
Nama-Shoyu-Sojasauce zum Würzen

Pilze, Paprika und Frühlingszwiebeln in einer großen Schüssel vermengen. Limettensaft, Sesamsamen, Olivenöl, Koriander und Cayennepfeffer verrühren und darübergießen. Vorsichtig durchmischen. Mit Sojasauce abschmecken.

**Variante:**

- Fein gehackten Knoblauch oder geraspelten Ingwer unter das Dressing rühren.

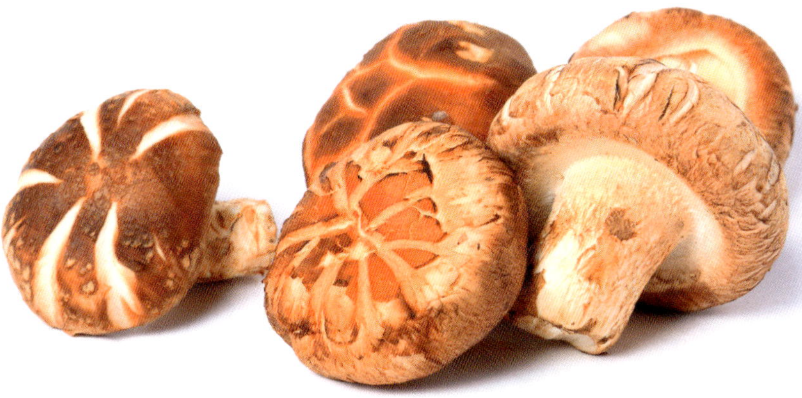

# Grünkohl mit Senf

Ergibt: 4 bis 6 Portionen

*Ein Salat mit dem gewissen würzigen Etwas. So können Sie grünes Blattgemüse auf pikante Weise in Ihre tägliche Ernährung einbauen.*

- 2 bis 3 Bund Grünkohl
- 2 große rote Paprikaschoten, entkernt und in Streifen geschnitten
- 3 bis 4 getrocknete Nuss- oder Sesamburger oder -cracker (wenn gewünscht)
- 2 Esslöffel Senfpulver
- etwas Wasser
- 4 Esslöffel frisch gepresster Zitronensaft
- kalt gepresstes Olivenöl nach Bedarf

Für den Salat den Grünkohl von den Stielen befreien. Die Blätter in mundgerechte Stücke schneiden. Mit den Paprikastreifen und den zerkrümelten Burgern oder Crackern in eine Schüssel geben. Für das Dressing das Senfpulver mit Wasser zu einer dicken Paste rühren. Zitronensaft und Olivenöl zugeben, bis die Konsistenz der Salatsauce Ihren Wünschen entspricht. Über das Gemüse gießen und vorsichtig unterheben. Den Salat vor dem Servieren 1 Stunde lang bei Zimmertemperatur ziehen lassen.

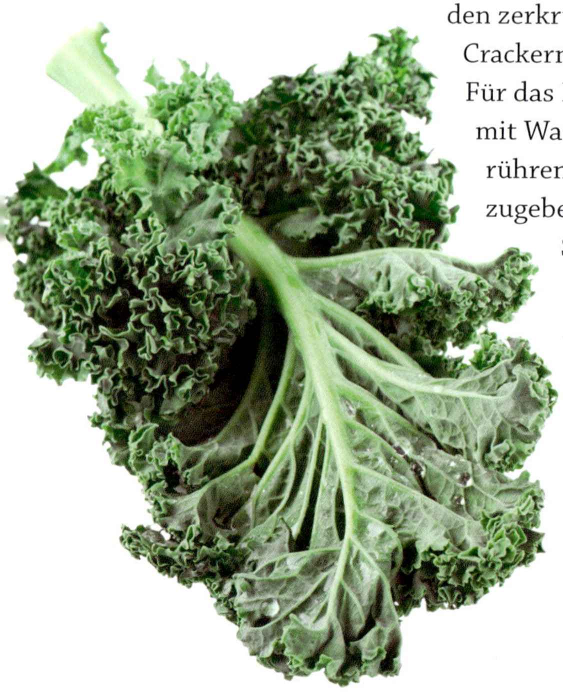

# Kürbis-Süßkartoffel-Salat

Ergibt: 4 bis 6 Portionen

*Eine gesunde und äußerst leckere Alternative zum klassischen Kartoffelsalat.*

3 Tassen Kürbis, gewürfelt
3 Tassen Zucchini, gewürfelt
1 Tasse Süßkartoffeln, geraspelt
1 Tasse Karotten, geraspelt
¼ Tasse frischer Estragon, fein gehackt
3 Knoblauchzehen, zerdrückt
3 Esslöffel kalt gepresstes Oliven- oder Leinöl
Nama-Shoyu-Sojasauce

Zucchini- und Kürbiswürfel in eine große Schüssel geben. Süßkartoffeln, Karotten, Estragon und Knoblauch zugeben und mischen. Öl darüberträufeln und alles noch einmal gut vermengen. Mit Sojasauce würzen.

**Variante:**

- Die Sojasauce weglassen und stattdessen für den Geschmack Kelp-Pulver oder zerkleinerte Dulse-Algen hinzufügen.

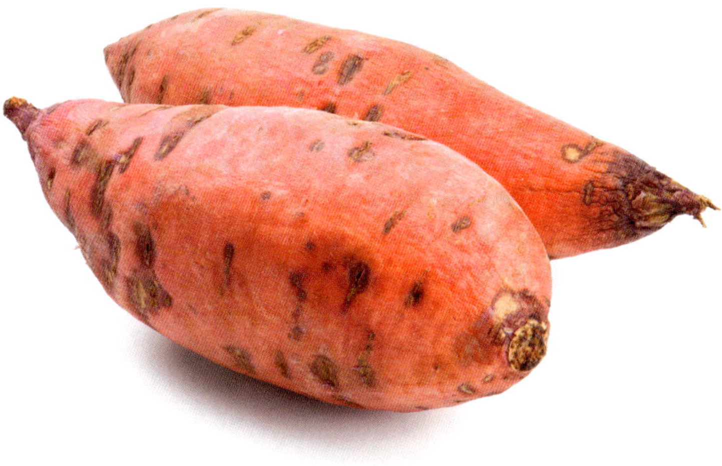

# Salat von Meeresgemüse

Ergibt: 4 bis 6 Portionen

*Ein köstliches Gericht aus Asien mit einem Feuerwerk an Nährstoffen.*

30 Gramm Dulse-Algen, in feine Streifen geschnitten
30 Gramm Arama-Algen
30 Gramm Hijiki-Algen
2 Blätter Nori-Algen
1 Tasse Karotten, geraspelt
1 Tasse Daikon-Rettich, geraspelt
6 Frühlingszwiebeln, diagonal in Scheiben geschnitten
Saft von 2 großen Zitronen
3 Esslöffel Sesamsamen in Rohkost-Qualität
Nama-Shoyu-Sojasauce

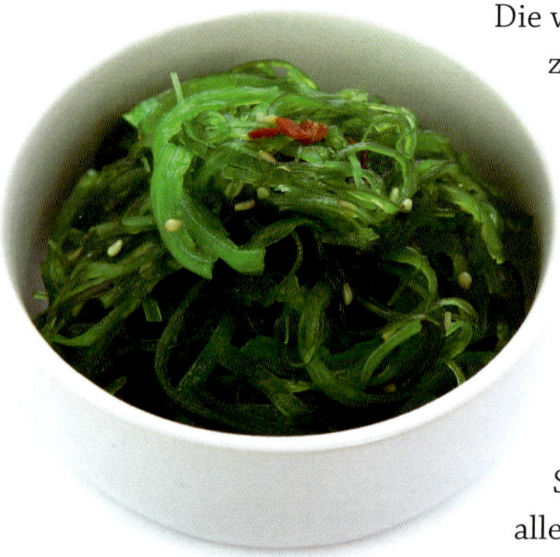

Die verschiedenen Algensorten einzeln in Wasser legen, bis sie weich sind. Abgießen. Die Nori-Blätter in Quadrate von 2,5 Zentimetern Seitenlänge schneiden. Dann alle Algen in einer großen Schüssel vermengen. Karotten, Daikon und Frühlingszwiebeln zugeben. Mit Zitronensaft beträufeln, Sesamsamen darüberstreuen und alles gut durchmischen. Mit Nama-Shoyu-Sojasauce würzen.

**Variante:**

- Noch mehr nach Asien schmeckt es, wenn Sie frisch geraspelten Ingwer hinzugeben.

# Bohnen-Artischocken-Symphonie

Ergibt: 4 bis 6 Portionen

*Besonders leckerer Salat als Auftakt zu einem Abendessen all'italiana.*

2 Tassen in Stücke geschnittene Wachsbohnen
1 Kopf Radicchio, grob gehackt
1 Kopf Endivie, grob gehackt
½ Tasse schwarze Oliven, entkernt und halbiert
1 Tasse rohe Artischockenherzen
3 Esslöffel kalt gepresstes Olivenöl
frische italienische Kräuter, fein gehackt

Wachsbohnen, Radicchio und Endivie in einer großen Schüssel vermischen. Oliven und Artischocken unterheben. Olivenöl darüberträufeln, mit den Kräutern abschmecken. Alles gut miteinander vermengen.

**Variante:**

- Frisch gepressten Zitronensaft zugeben.

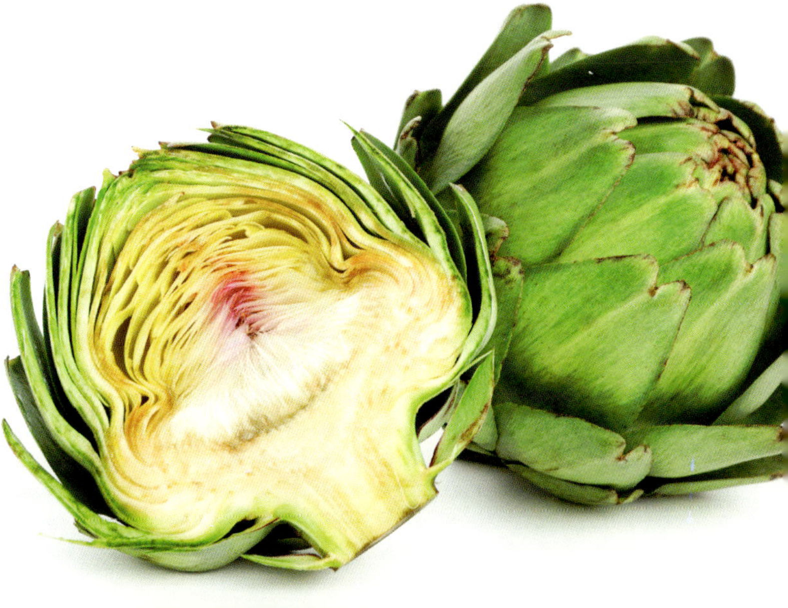

# Pak Choi mit Wasabi

Ergibt: 4 bis 6 Portionen

*Ein exotischer Salat von köstlichem Geschmack. Achten Sie jedoch darauf, nicht zu viel von dem höllisch scharfen Wasabi zu verwenden.*

2 Pfund Pak Choi
Wasabi-Pulver
1 mittlere weiße Zwiebel, in dünne Scheiben geschnitten
250 g Bohnensprossen

Den Kohl waschen und in mundgerechte Stücke schneiden. Noch feucht in die Schüssel geben und das Wasabi-Pulver darüberstreuen. Zwiebelringe und Bohnensprossen zugeben, vorsichtig vermengen und sofort servieren.

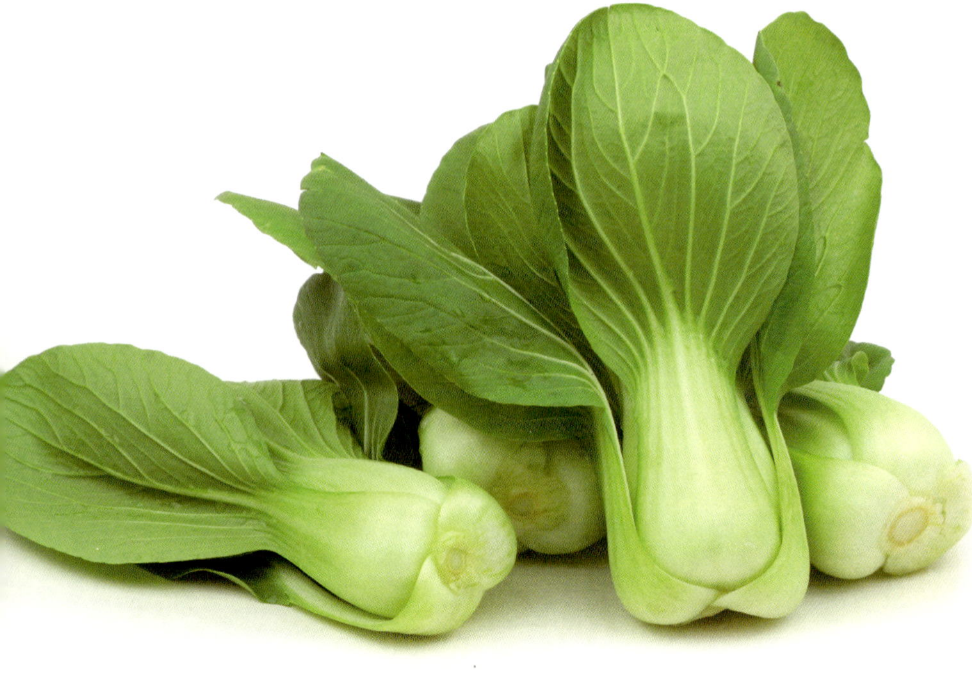

# Italienischer Gemüsesalat

Ergibt: 4 bis 6 Portionen

*Ein traditionelles Gericht, das einfach köstlich schmeckt und leicht zuzubereiten ist.*

½ Pfund Zucchini, in Scheiben geschnitten
½ Pfund Kürbis, gewürfelt
½ Pfund roter Paprika, entkernt und in Streifen geschnitten
½ Pfund Brokkoliröschen, in dünne Scheiben geschnitten
1 Kopf Radicchio, grob zerpflückt (wenn gewünscht)
¼ Tasse frisches Basilikum, fein gehackt
¼ Tasse Olivenöl, kalt gepresst
¼ Tasse frisch gepresster Zitronensaft
2 bis 3 Knoblauchzehen, fein geschnitten
3 Esslöffel Pizzagewürz (wenn gewünscht)

Zucchini, Kürbis, Paprika und Brokkoli in eine große Schüssel geben und vorsichtig vermengen. Nach Wunsch Radicchio zugeben, Basilikum unterheben. Olivenöl, Zitronensaft und Knoblauch verrühren. Das Dressing über den Salat gießen und unterziehen. Nach Wunsch mit Pizzagewürz abschmecken, noch einmal gut durchmischen. 1 Stunde ziehen lassen, dann servieren.

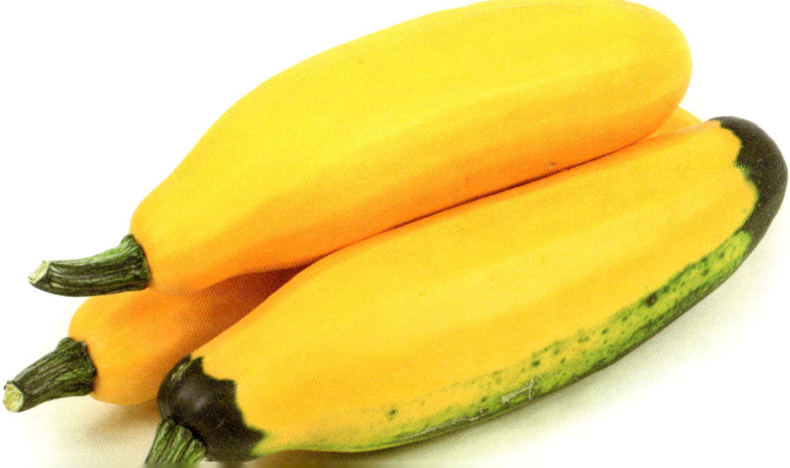

# Gemüsesalat asiatisch

Ergibt: 3 bis 4 Portionen

*Dieses cremige asiatische Gericht ist leicht und sättigt dennoch.*

2 Tassen Brokkoliröschen, zerpflückt
2 Tassen Mungbohnensprossen
1 Tasse roter Paprika, entkernt und in Streifen geschnitten
2 Esslöffel Sesamöl in Rohkost-Qualität
2 Esslöffel Nama-Shoyu-Sojasauce
1 Esslöffel gemahlener Koriander
½ Teelöffel Cayennepfeffer
¼ Tasse Sesamsamen in Rohkost-Qualität,
2 bis 3 Stunden eingeweicht

Brokkoli, Bohnensprossen und Paprika in einer mittelgroßen Schüssel vermischen. Für das Dressing Öl, Sojasauce, Koriander und Cayennepfeffer im Mixer verrühren, bis die Sauce andickt. Über das Gemüse gießen. Sesamsamen abgießen und spülen, zum Salat geben. Alles vorsichtig vermengen. Vor dem Servieren 30 Minuten ziehen lassen.

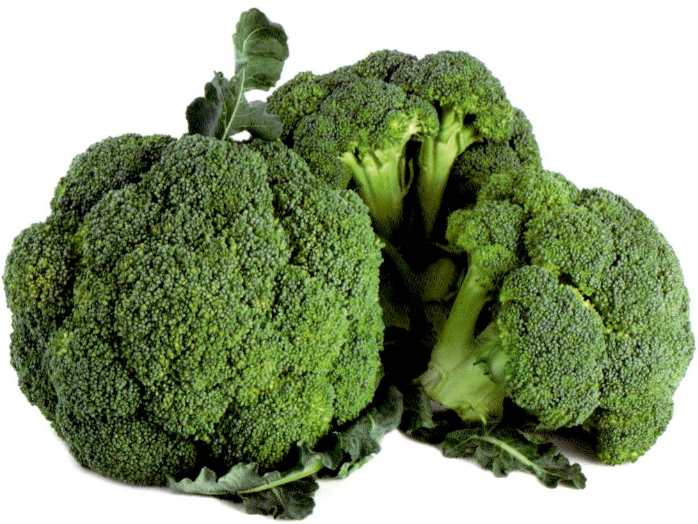

# Salatdressing „Grüne Welle“

Ergibt: 2 bis 4 Portionen

*Eine göttliche Salatsauce, die zu jedem Gemüse passt!*

1 große Avocado, entkernt und in Stücke geschnitten
1 kleine Zwiebel, grob gehackt
2 Stängel Staudensellerie, in 2 Zentimeter lange Stücke geschnitten
¼ Tasse frische Petersilie, grob gehackt
¼ Tasse frischer Dill, grob gehackt
¼ Tasse frisches Basilikum, grob gehackt
¼ Tasse Brunnenkresse
1 kleine Gurke, geviertelt
Saft von 1 Zitrone
1 Knoblauchzehe
Wasser nach Bedarf
Nama-Shoyu-Sojasauce, Kelp-Pulver oder zerkleinerte Dulse-Algen

Avocado, Zwiebel und Selleriestücke in den Mixer geben und glatt rühren. Petersilie, Dill, Basilikum und Brunnenkresse hinzufügen und alles erneut gut durchmixen. Gurke, Zitronensaft und Knoblauch zugeben, noch einmal glatt mixen. So viel Wasser zugeben, bis die Mischung die gewünschte Konsistenz hat. Mit Sojasauce oder Algen würzen.

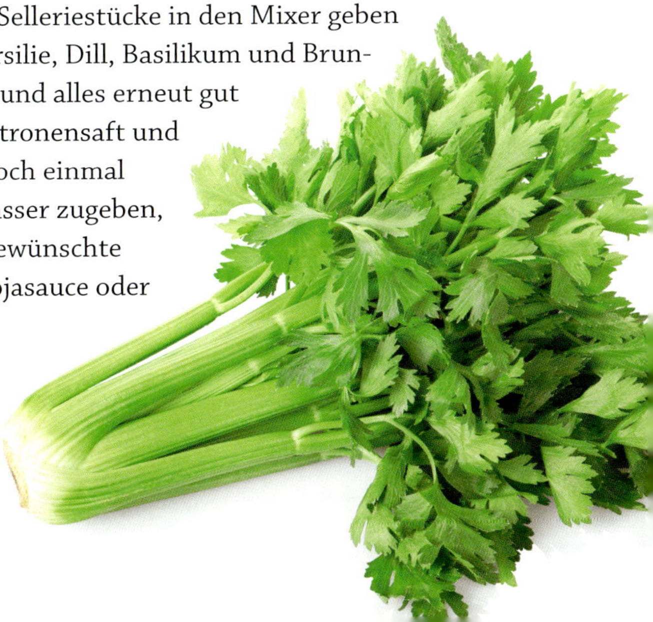

# Salatdressing „Rot wie die Liebe"

Ergibt: 2 bis 4 Portionen

*Diese köstliche Salatsauce passt zu jedem Gemüse und hält sich im Kühlschrank 3 Tage lang.*

2 Tassen Mandeln in Rohkost-Qualität, 12 Stunden eingeweicht
1 Tasse frisches Basilikum, grob gehackt
2 Knoblauchzehen
Wasser nach Bedarf
6 große rote Paprikaschoten, entkernt und in Streifen geschnitten
Nama-Shoyu-Sojasauce, Kelp-Pulver oder zerkleinerte Dulse-Algen

Mandeln abgießen, in den Mixer geben und pürieren. Basilikum und Knoblauch und esslöffelweise so viel Wasser zugeben, bis die Mischung sich leicht mixen lässt. (Sie sollte die Konsistenz von Pfannkuchenteig haben.) Den Mixer auf mittlerer Geschwindigkeit weiterlaufen lassen, dabei die Paprikastreifen einzeln durch die Öffnung im Deckel hinzufügen und gut pürieren. Das Salatdressing glatt rühren und mit Sojasauce oder Algen abschmecken.

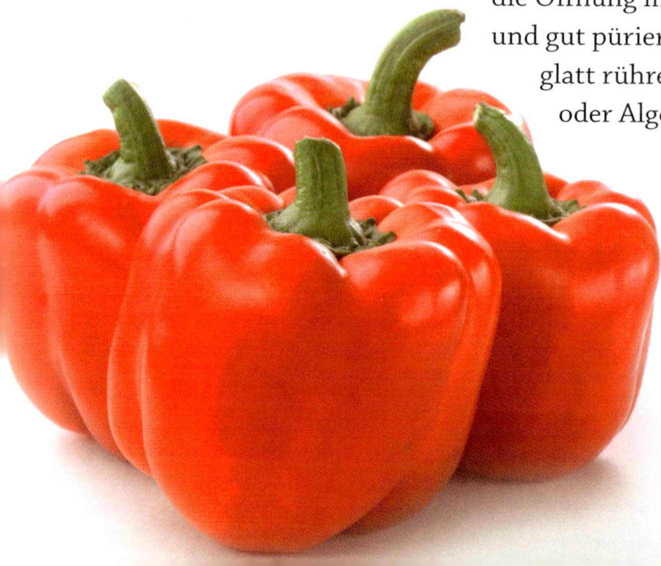

**Variante:**

- 3 Esslöffel Pizzagewürz in die Salatsauce geben.

# Pekannuss-Salatsauce

Ergibt: 2 bis 4 Portionen

*Wenn Sie nussige Dressings für Ihren Salat mögen, sind Sie hier genau richtig!*

2 Tassen Pekannusskerne in Rohkost-Qualität,
12 Stunden eingeweicht
½ Tasse frische Petersilie, grob gehackt
¼ Tasse rote Zwiebel, in Scheiben geschnitten
2 bis 3 Knoblauchzehen
Wasser
Nama-Shoyu-Sojasauce

Die Pekannüsse abgießen, mit Petersilie, Zwiebeln und Knoblauch in den Mixer geben und pürieren. Esslöffelweise so viel Wasser hinzufügen, dass die Mischung sich gut mixen lässt. Wenn sie cremig und glatt ist, mit Sojasauce abschmecken.

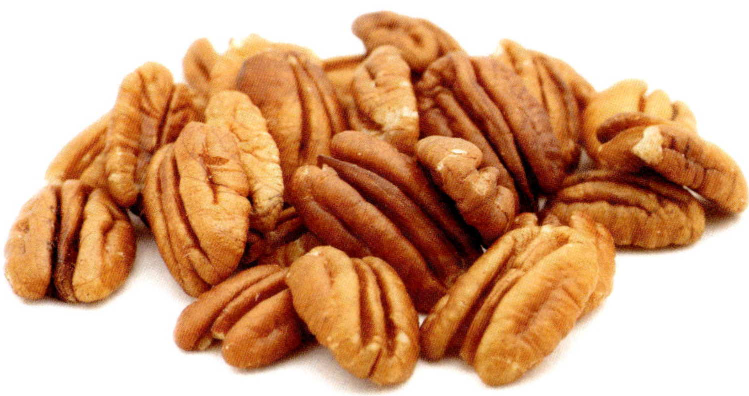

# Kalte Spargelsuppe

Ergibt: 2 Portionen

*Ein sommerliches Gericht und eine vollwertige Mahlzeit!*

3 Tassen Karotten, in Scheiben geschnitten oder
½ Tasse frischer Karottensaft
2 Tassen Spargel, in Stücke geschnitten
¼ Tasse Tahin (Sesammus) in Rohkost-Qualität
3 Knoblauchzehen
½ Tasse frischer Ingwer, geraspelt
Nama-Shoyu-Sojasauce, Kelp-Pulver oder
zerkleinerte Dulse-Algen
¼ Tasse Schnittlauch, grob geschnitten

Karotten beziehungsweise Karottensaft, Spargel, Tahin, Knoblauch und Ingwer im Mixer glatt rühren. Die Suppe mit Sojasauce oder Algen abschmecken. Im Kühlschrank 1 Stunde lang kalt stellen. Mit dem Schnittlauch bestreut servieren.

**Variante:**

- Lassen Sie Karotten, Tahin und Ingwer weg. Geben Sie stattdessen 1 in kleine Stücke geschnittene Avocado und 2 in dünne Scheiben geschnittene Stängel Staudensellerie hinzu.

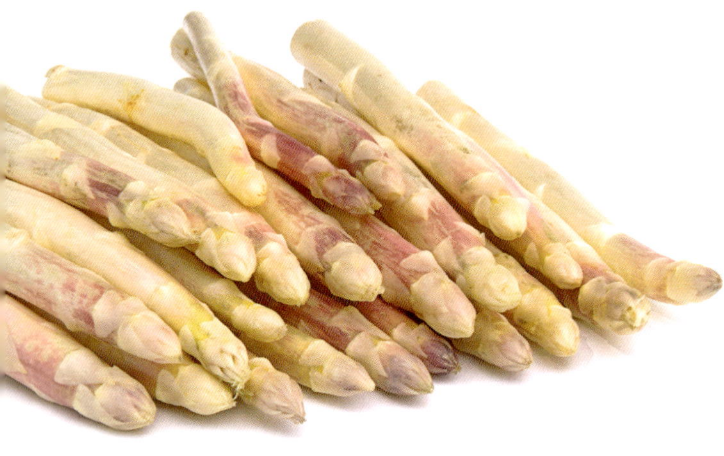

# Kalte Karotten-Mandel-Suppe

Ergibt: 2 bis 3 Portionen

*Eine leckere süße Suppe – ein Erlebnis für Ihre Geschmacksknospen!*

1 Tasse Mandeln in Rohkost-Qualität, 12 Stunden eingeweicht
3 Tassen frischer Karottensaft
1 rote oder gelbe Paprikaschote, entkernt und grob gehackt
1 Knoblauchzehe
½ Bund Dill, Petersilie, Basilikum oder Koriandergrün
Nama-Shoyu-Sojasauce, Kelp-Pulver oder zerkleinerte Dulse-Algen

Die Mandeln abgießen, mit Karottensaft, Paprika und Knoblauch in den Mixer geben. Alles glatt pürieren. Kräuter zugeben, erneut gut durchmixen. Mit Sojasauce oder Algen würzen.

**Variante:**

- Nehmen Sie statt der Mandeln ¼ Tasse Pinienkerne, die Sie 12 Stunden einweichen.

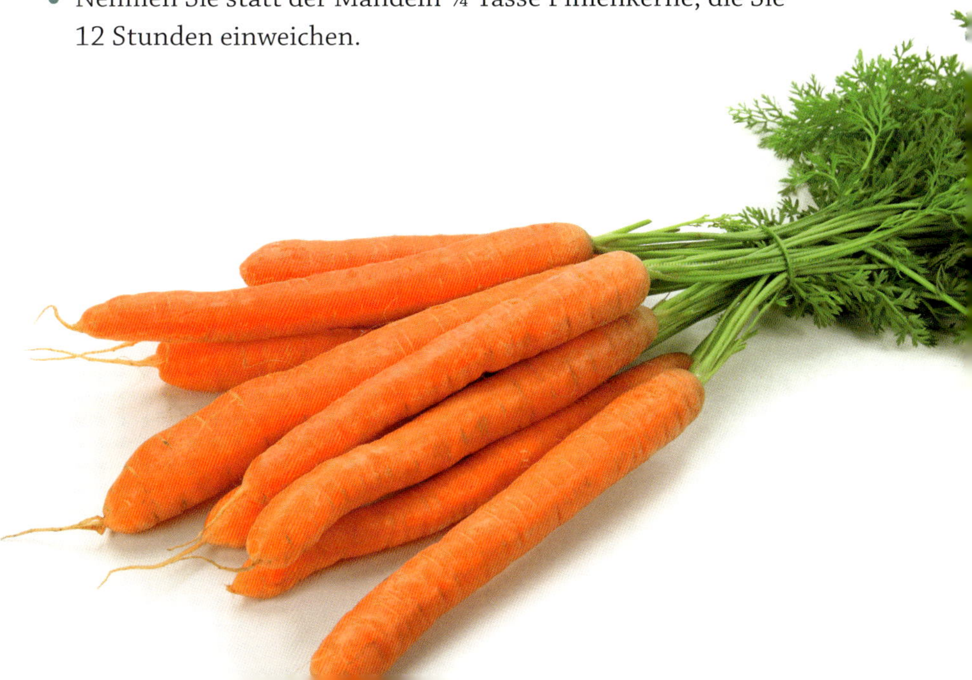

# Kalte Avocado-Spinat-Suppe

Ergibt: 2 bis 3 Portionen

*Eine cremige Köstlichkeit: prima als Vorspeise oder als rohköstliche Mahlzeit.*

4 Tassen frischer Karotten- oder Gurkensaft
2 Avocados, gewürfelt
3 Knoblauchzehen
1½ Pfund Spinatblätter, von den Stielen befreit
etwas frische Muskatnuss, gerieben
Nama-Shoyu-Sojasauce, Kelp-Pulver oder zerkleinerte Dulse-Algen

Karotten- oder Gurkensaft, Avocados und Knoblauch in den Mixer geben und pürieren. Den Mixer auf niedriger Stufe laufen lassen, den Spinat blattweise durch die Öffnung im Deckel hinzugeben und langsam glatt unterrühren. Die Suppe glatt pürieren, mit Muskatnuss und Sojasauce oder Algen würzen.

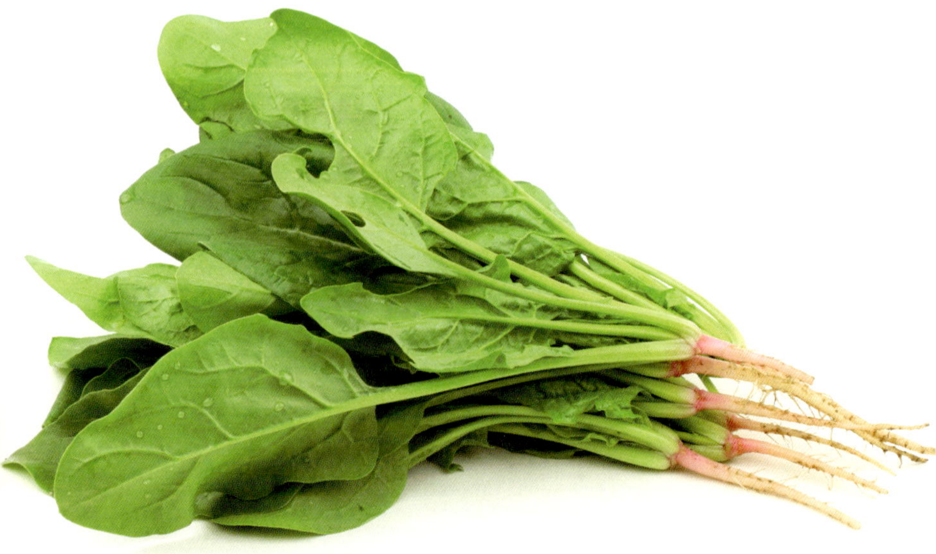

# Thunfischsteak ohne Fisch

Ergibt: 4 bis 6 Portionen

*Dieses Gericht schmeckt wie Thunfischsteak – ohne alle tierische Produkte.*

3 Tassen Walnüsse in Rohkost-Qualität, 12 Stunden eingeweicht
3 Tassen Karotten, fein gehackt
1 mittelgroße Zwiebel, in feine Scheiben geschnitten
1 Tasse Staudensellerie, fein gehackt
½ Tasse frische Petersilie, fein gehackt
¼ Tasse frischer Estragon, fein gehackt
¼ Tasse frischer Dill, fein gehackt
3 Knoblauchzehen, fein gehackt
Saft von 2 Zitronen
2 Tassen getrocknetes Gemüse (wenn gewünscht)
Nama-Shoyu-Sojasauce, Kelp-Pulver oder
zerkleinerte Dulse-Algen
frische Kräuter zum Garnieren

Walnüsse abgießen und mit den Karotten in den Mixer geben. Ein paar Mal die Pulse-Taste drücken, bis die Mischung grob zerkleinert ist. Das Ganze in eine Schüssel geben. Zwiebeln, Staudensellerie, Petersilie, Estragon, Dill und Knoblauch in den Mixer geben, wieder mit der Pulse-Taste grob zerkleinern und die Karotten-Walnuss-Mischung hinzufügen. Mit Zitronensaft, Trockengemüse und Sojasauce oder Algen würzen. Erneut kurz durchmixen und zu kleinen Laiben formen. Mit Kräutern bestreut servieren.

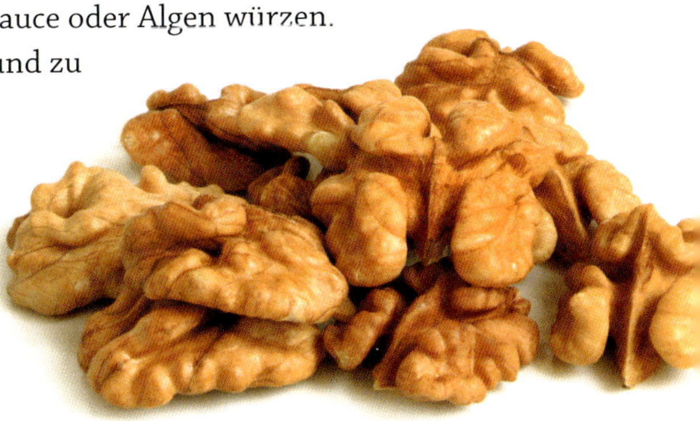

# Kürbiskern-Walnuss-Brot

Ergibt: 4 bis 6 Portionen

*Dieses Gericht können Sie einen Tag vor dem Servieren zubereiten und bis zum Verzehr kühl stellen. Auf diese Weise verbinden sich die Aromen besser und das Brot schmeckt noch köstlicher.*

2 Tassen Walnüsse in Rohkost-Qualität, 12 Stunden eingeweicht
2 Tassen Kürbiskerne in Rohkost-Qualität,
6 Stunden eingeweicht
1 Tasse Karotten, in Scheiben geschnitten
1 Tasse roter Paprika, entkernt und in Ringe geschnitten
1 Tasse Zwiebeln, gewürfelt
1 Tasse frische Petersilie, grob gehackt
1 Tasse frische oder getrocknete Pilze (eingeweicht)
2 Knoblauchzehen, zerdrückt
2 Esslöffel Tahin in Rohkost-Qualität (wenn gewünscht)
frische Kräuter zum Garnieren (wenn gewünscht)

Walnüsse und Kürbiskerne abgießen, zusammen mit den Karotten durch den Fleischwolf geben. Oder in einer Küchenmaschine mit S-Klinge glatt rühren. In eine große Schüssel geben.

Paprika, Zwiebeln, Petersilie, Pilze und Knoblauch in den Mixer geben, mit der Pulse-Taste grob pürieren, sodass die Masse noch Biss hat. Karotten-Nuss-Mischung zugeben und alles gut vermengen. Tahin darübergießen, noch einmal mit dem Pulse-Knopf mixen. Die Masse auf einen großen Teller stürzen, einen Laib daraus formen und im Kühlschrank gut durchziehen lassen. Vor dem Servieren mit frisch gehackten Kräutern bestreuen.

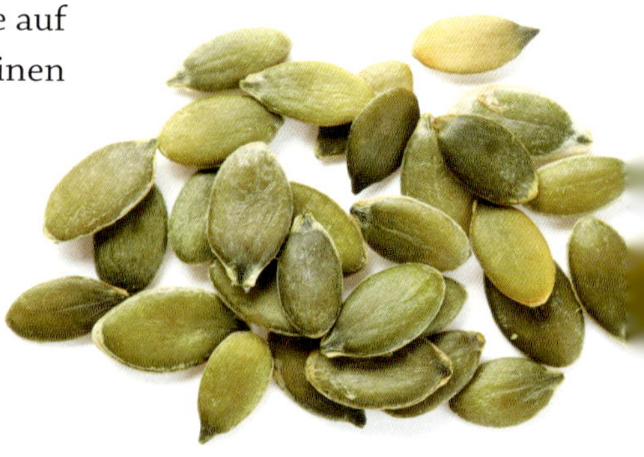

# Pilz-Dip

Ergibt: 4 Portionen

*Ein Dip für spezielle Anlässe ... Servieren Sie es mit Gemüsesticks oder rohköstlichen Leinsamencrackern.*

1 Tasse Sonnenblumenkerne in Rohkost-Qualität, 8 bis 12 Stunden eingeweicht
½ Tasse Walnüsse, 8 bis 12 Stunden eingeweicht
3 Tassen frische Pilze, grob gehackt
1 Karotte, grob gehackt
1 Zucchini, grob gehackt
1 rote Paprikaschote, entkernt und grob gehackt
½ Tasse Frühlingszwiebel, grob gehackt
½ Stängel Staudensellerie, grob gehackt
⅓ Tasse Wasser, eventuell mehr, je nach Bedarf
1 Esslöffel Olivenöl, kalt gepresst
2 Teelöffel Nama-Shoyu-Sojasauce
italienische Gewürze (wenn gewünscht)

Sonnenblumenkerne und Walnüsse abgießen, in eine Küchenmaschine mit S-Klinge geben. Pilze, Karotte, Zucchini, Paprika, Frühlingszwiebeln, Sellerie und Wasser hinzufügen. Rühren, bis sich alles gut vermengt hat. Olivenöl und Sojasauce über die Masse gießen und alles glatt rühren. Esslöffelweise so viel Wasser hinzugeben, dass sich die Mischung gut mixen lässt. Mit italienischen Gewürzen abschmecken, wenn gewünscht.

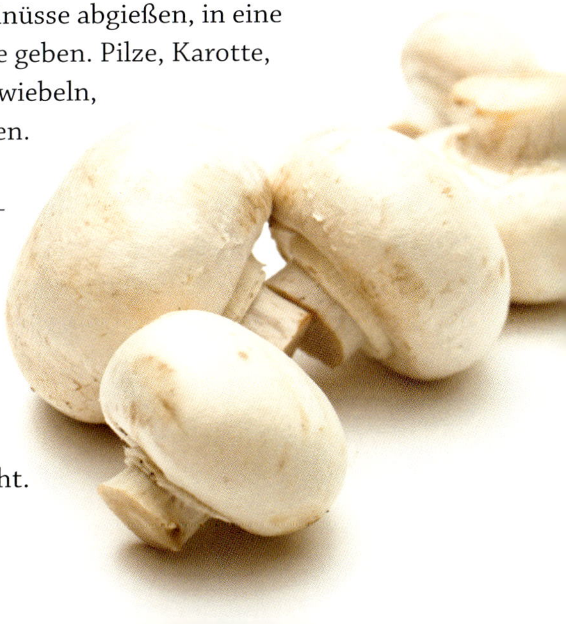

# Nusslaib für Festtage

Ergibt: 4 bis 6 Portionen

*Dieses Gericht ist ein Genuss und es kann einen Tag vor dem Servieren zubereitet und ihm Kühlschrank kalt gestellt werden. So haben auch Sie etwas vom Festtag.*

1 Tasse Mandeln in Rohkost-Qualität, 8 bis 12 Stunden eingeweicht
½ Tasse Sonnenblumenkerne in Rohkost-Qualität, 8 bis 12 Stunden eingeweicht
½ Tasse Sesamsamen in Rohkost-Qualität, 8 bis 12 Stunden eingeweicht
2 große Karotten, in Scheiben geschnitten
1 kleine rote Paprikaschote, entkernt und in Streifen geschnitten
1 Stängel Staudensellerie, grob gehackt
¼ Tasse Zwiebeln, fein gehackt
2 Esslöffel frische Petersilie, fein gehackt
2 Knoblauchzehen
Nama-Shoyu-Sojasauce, Kelp-Pulver oder zerkleinerte Dulse-Algen
italienische Gewürze

Mandeln, Sonnenblumenkerne und Sesamsamen abgießen. In eine Küchenmaschine mit S-Klinge geben. Karotten, Paprika, Sellerie, Zwiebeln, Petersilie und Knoblauch zugeben. Verrühren, bis alles gut vermischt ist und die Mandeln zerkleinert sind. Mit Sojasauce und italienischen Gewürzen abschmecken. Masse auf einen großen Teller stürzen, zu einem Laib formen. Bis zum Servieren kalt stellen.

**Variante:**

- Statt italienischer Gewürze frische Kräuter verwenden: Oregano, Basilikum, Thymian, Dill, Koriander. Oder mit getrocknetem Koriander beziehungsweise Kümmel würzen.

**Anmerkung:**

- Im Kühlschrank hält der Nusslaib 2 Tage.

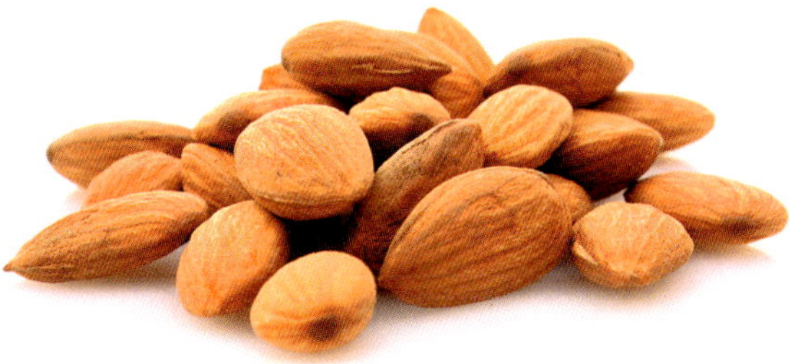

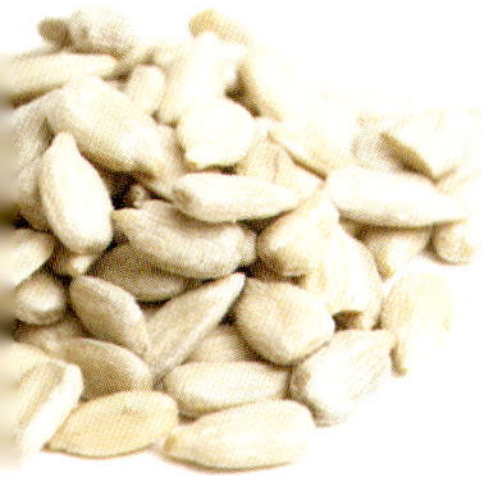

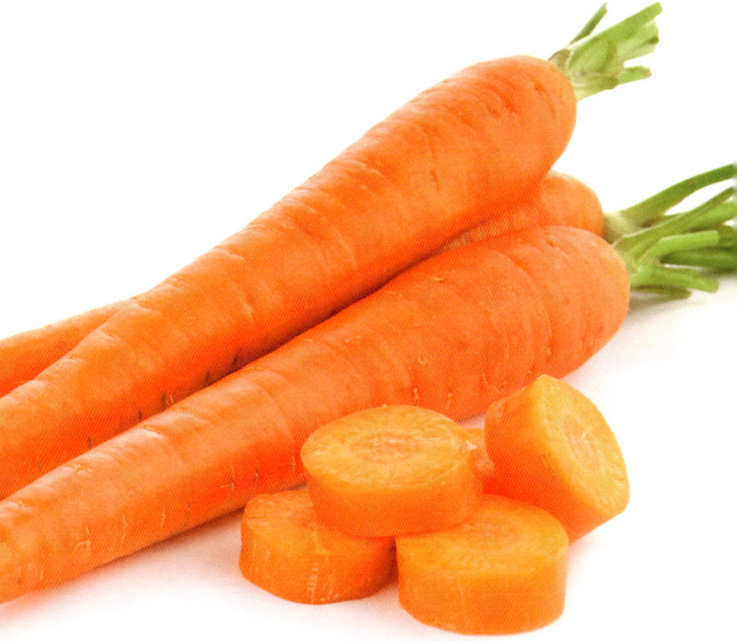

Kapitel 10

# Therapeutisches Saftfasten

Säfte enthalten die Essenz der pflanzlichen Nährstoffe. Sie sind gleichsam das Blut der Pflanzen. Blut hält uns am Leben, und so ist es auch bei den pflanzlichen Organismen, mit denen wir die Erde teilen. Das Sonnenlicht durchpulst alles Leben und Pflanzen speichern dieses Licht. Daher sind Säfte die wichtigsten „Nahrungsergänzungsmittel" überhaupt: Sie enthalten ein Maximum an Nährstoffen und an gespeichertem Sonnenlicht.

Wird diese Essenz nun aus vielen verschiedenen Pflanzen gewonnen, erhalten wir einen wahren Zaubertrank voller Vitamine, Mineralstoffe, Spurenelemente, Sauerstoff, Enzyme, Hormone und sekundärer Pflanzenstoffe. Frische Säfte sollten Sie innerhalb von 15 Minuten nach Zubereitung trinken, sodass Sie auch wirklich alle Nährstoffe aufnehmen, die dieser köstliche Trank Ihnen bietet.

Gewöhnlich sind es Gemüse und Früchte, die man zu Saft verarbeitet. Diese Säfte können Sie aufpeppen, wenn Sie zusätzlich noch Weizengras, Sprossen, frische Kräuter beziehungsweise essbare Wildpflanzen oder essbare Blüten in den Entsafter geben.

Untersuchungen an unserem Gesundheitszentrum haben ergeben, dass reine, unverdünnte Fruchtsäfte bestimmte Erkrankungen sogar unterstützen können. Daher empfehlen wir unseren Gästen Säfte aus grünen Gemüsesorten und Keimlingen. Vom Genuss reiner Fruchtsäfte raten wir ab.

Ein gesunder Mensch kann Säfte gut vertragen, die zu etwa 10 Prozent aus Frucht und zu 90 Prozent aus Wasser bestehen. Wer jedoch in irgendeiner Form gesundheitlich angeschlagen ist, sollte auf Fruchtsäfte ganz verzichten. Das gilt auch für „süße" Gemüse wie Karotten oder Rote Bete. Denn auch sie enthalten viel Fruchtzucker. Und wenn Sie Gräser oder Blüten für Ihren Saftmix verwenden, sollten Sie das sparsam tun. Beides ist hochkonzentriert – wie ein Arzneimittel.

Wenn Sie Gemüse, Früchte, Sprossen, Kräuter, Wildpflanzen oder Blüten entsaften, sollten Sie die Flüssigkeit anschließend durch ein Sieb geben. Der Effekt der Säfte wird durch die Kombination verschiedener Gemüse und Keimlinge beziehungsweise Sprossen häufig noch gesteigert. Und frischer grüner Saft tut jedem Menschen gut. Zwei Gläser (300 bis 500 Milliliter) Saft aus Sprossen und Gemüse täglich gehören zum Hippocrates-Programm. Außerdem sollten Sie täglich mindestens 60 Milliliter Saft aus Getreidekeimlingen trinken, vorzugsweise aus Weizen, Dinkel, Kamut oder Gerste beziehungsweise einer Kombination dieser Keimlinge. Mit grünen Säften aus Gemüse, Sprossen und Weizengras regeneriert sich Ihr Blut und damit Ihr Körper und beides wird tiefengereinigt.

Säfte gehören einfach zur menschlichen Ernährung. Frische, naturbelassene Säfte von biologisch-organisch angebauten Lebensmitteln bieten uns die Nährstoffe der Pflanzen in ihrer am leichtesten verdaulichen Form. Diese Art enzymreicher Ernährung schenkt Ihnen nicht nur Kraft und Ausdauer. Sie reinigt außerdem und heilt, sie versorgt Ihren Körper mit Flüssigkeit, hält den Elektrolythaushalt im Gleichgewicht und entlastet Nieren und Atmung.

**Tabelle 11: Die therapeutische Wirkung von Sprossensäften**

| Saft aus Sprossen von | Wirkung auf die Gesundheit |
|---|---|
| *Alfalfa* | wirkt blutstärkend, gewebebildend, stärkt Muskeln und Knochen und wirkt gegen Wasseransammlungen im Körper. |
| *Anis* | ist gut für Atmung und Kreislauf, wirkt positiv auf die T-Zellen-Bildung und so auf das Immunsystem. |
| *Bärentraube* (Uva ursi) | wirkt auswurffördernd, daher gut bei viralen und bakteriellen Infekten; wirkt zudem ausschwemmend, adstringierend, antiseptisch und desinfizierend. |
| *Bockshorn-klee* | beseitigt Störungen des Magen-Darm-Trakts ebenso wie Körpergeruch, normalisiert den Blutzuckerspiegel und hilft so bei Unterzucker und Diabetes. |
| *Brokkoli* | ist reich an sekundären Pflanzenstoffen, schützt vor Veränderungen des Erbguts, auch vor Krebs, und sorgt für eine gesunde, regelmäßige Ausscheidung. |
| *Brunnen-kresse* | wirkt blutbildend, fördert die Bildung roter Blutkörperchen, entgiftet die Atemorgane, schützt vor Fibromen und Zysten und wirkt anti-karzinogen. |
| *Cantaloupe-Melone* | fördert Spermienproduktion und Eireifung und reguliert einen zu hohen oder zu niedrigen Blutzuckerspiegel. |
| *Chilischoten* | hat eine positive Wirkung bei Herzanfällen, Schlaganfällen, schlechter Durchblutung und stärkt Herz und Kreislauf. |
| *Fenchel* | fördert die Bildung weißer und roter Blutkörperchen und regt die Bildung von Verdauungsenzymen an. |

| | |
|---|---|
| *Grünkohl* | ist reich an Calcium und Sulfur, wirkt knochenbildend, stützt die Verdauung, lindert Schmerzen. |
| *Ingwer* | hilft bei der Regulierung des Wärmehaushaltes, bei leichtem Fieber und beseitigt Mikroben sowie erbgutbelastende Faktoren; wirkt außerdem gut bei Reiseübelkeit. |
| *Knoblauch* | wirkt gegen Krebs, Magengeschwüre und Parasiten und verbessert den Proteingehalt der Blutzellen. |
| *Kohlsorten* | ist gut bei Darmreizungen oder -entzündungen, Magengeschwüren, Krebs, Osteoarthritis und Osteoporose. |
| *Mango* | ist reich an Enzymen, sorgt für eine gute Verdauung und Ausscheidung; füllt die Vitamin- und Mineralstoffspeicher des Körpers auf, die bei Wachstum und Regeneration gebraucht werden. |
| *Orange* | enthält hochwirksame sekundäre Pflanzenstoffe und wirkt daher gut bei viralen und bakteriellen Infekten; unterstützt die Funktion der Nervenzellen im Gehirn. |
| *Papaya* | ist äußerst enzymreich, unterstützt die Bildung von Verdauungssäften und Blutplättchen; reduziert Narbenbildung außen und innen. |
| *Paprika, roter* | ist eine Vitamin-C-Bombe; verhindert und heilt virale Infektionen; schützt vor Blutgerinnseln und damit vor Schlaganfällen. |
| *Quinoa* | enthält viel Protein und hat einen niedrigen Glykämischen Index – ist somit ein Super-Kraftstoff, der alle Körperfunktionen unterstützt. Schenkt Energie und Ausdauer, fördert die Muskelbildung. Zur Saftherstellung sollten die Sprossen am 5. Tag geerntet werden. |
| *Radieschen/ Rettich* | stärkt die Verdauungsfunktion; reduziert das Wachstum von Fibromen und Zysten; schützt vor Veränderungen des Erbguts und wirkt hochgradig anti-karzinogen. |

| | |
|---|---|
| *Senf* | wirkt gegen Hämorrhoiden, aber auch auswurffördernd und verkürzt die Erkrankungsdauer bei Erkältungen. |
| *Spitzklette* (*Xanthium*) | wirkt gegen Viren; hilft bei Hepatitis A, B und C, HIV-Erkrankungen, Erkältungen, SARS und anderen mikrobiell bedingten Infekten. |
| *Süßkartoffel* | wirkt gewebebildend, gleicht Mangelernährung aus und sorgt für elastische Bänder. |
| *Tomaten* | fördert die Verdauung und hilft beim Abnehmen; löst Wasseransammlungen im Körper auf und wirkt gegen Hepatitis A, B und C. Lykopin und andere sekundäre Pflanzenstoffe bewahren vor Prostata-, Brust- und Darmkrebs. |
| *Yamswurzel* (*Dioscorea*) | wirkt ausgleichend auf den Hormonspiegel, lindert die Beschwerden bei PMS (Prämenstruellem Syndrom) und während der Menopause; wirkt ausgleichend bei Stimmungsschwankungen und verringertem Sexualtrieb. |
| *Yucca* | erhöht Ausdauer und Energie, stimuliert die Immunfunktion von Glykosiden und trägt so zur Bekämpfung von Erkrankungen bei. |
| *Zwiebel* | bewahrt vor Erbgutschäden, wirkt anti-karzinogen; reinigt Leber, Gallenblase, Milz, Dünn- und Dickdarm; fördert den Aufbau des Immunsystems und die Bildung roter Blutkörperchen. |

## Tabelle 12: Die therapeutische Wirkung von Gemüsesäften

| Gemüsesaft von | Wirkung auf die Gesundheit |
|---|---|
| *Artischocke* | stärkt Verdauung, Nieren und Immunsystem. |
| *Blumenkohl* | unterstützt Knochenbau, Verdauung und Ausscheidung. |
| *Brunnenkresse* | fördert, in kleinen Mengen genossen, die Blutbildung, schützt vor Blutarmut; hilft bei niedrigem Blutdruck; stärkt Gelenke, Sehnen, Bänder und Knorpel; verbessert den Blutkreislauf und trägt dazu bei, das Tumorwachstum zu vermindern. |
| *Daikon-Rettich* | verdünnt das Blut; unterstützt die elektromagnetische Funktion des Solarplexus. |
| *Endivie* | stärkt die Augen, reduziert die Wahrscheinlichkeit, dass man Grauen Star bekommt, beziehungsweise hemmt sein Voranschreiten, stärkt den Herzmuskel. |
| *Gurke* | unterstützt Atmung, Nieren, Gelenke und Bänder; macht die Haut geschmeidig. |
| *Irisblüte* | stärkt Bänder, Sehnen und Knorpel; verbessert die Gelenkfunktion und die Entwicklung von Membranen. Vorsicht: Die Wurzel führt zu Brechreiz! |
| *Kapuzinerkresse* | stärkt das Immunsystem, erhöht die Anzahl der Abwehrzellen und der Eosinophilen; reinigt Blut und Lymphsystem. |
| *Kartoffel* | enthält äußerst viele Mineralstoffe, vor allem Kalium; stärkt die Nierenfunktion und das Herz-Kreislauf-System; wirkt gegen Arthritis und Osteoporose. |

| | |
|---|---|
| ***Kohlrüben-Grün*** *(Blätter)* | fördert in kleinen Mengen die Blutbildung, erleichtert die Verdauung und schützt vor Darmpolypen und Hämorrhoiden. |
| ***Kopfsalat*** | wirkt stimmungsaufhellend und als subtiles Aphrodisiakum; kräftigt Haut und Haare. |
| ***Kürbis*** | steckt voller Mineralstoffe, trägt daher zur Knochenbildung bei; wirkt entwässernd und verhindert Verstopfung. |
| ***Lauch*** | bewahrt vor Veränderungen des Erbguts; wirkt antikarzinogen; schützt vor Magengeschwüren und Parasiten. |
| ***Lilienblüte*** | hilft beim Aufbau kleinster Blutgefäße (Kapillaren); stärkt Sehvermögen und Gehör; fördert die H-Zellen-Bildung, stärkt also das Immunsystem. |
| ***Löwenzahn*** | fördert die Bildung roter Blutkörperchen; stärkt Zähne und Zahnfleisch; fördert Knochenbildung (auch im Zahnbereich). |
| ***Meerrettich*** | wirkt, in kleinen Mengen genossen, auswurffördernd und entwässernd; ist bei Erkältungen wirksam. |
| ***Paprika*** *(nur reif, also roter, gelber, violetter)* | wirkt gegen Blähungen, Koliken und Darmentzündung; ist reich an Vitamin C; stärkt den Stoffwechsel und das Herz; reduziert die Gefahr eines viralen Infekts. |
| ***Petersilie*** | lindert Menstruationsschmerzen; wirkt gegen Herzkrankheiten, Grauen Star, Bindehautentzündung und Grünen Star; verbessert das Sehvermögen, die Funktion des Herz-Kreislauf-Systems und die Zusammensetzung des Blutes. |
| ***Rosenkohl*** | enthält ein Protein, das bei der Insulinbildung hilft; unterstützt die Funktion der Bauchspeicheldrüse und lindert Verdauungsbeschwerden. |

| | |
|---|---|
| *Rote Bete* | reinigt und regeneriert, in kleinen Mengen genossen, das Blut; wirkt Krampfadern entgegen, reinigt Arterien und das Herz-Kreislauf-System. |
| *Sauerampfer* | unterstützt die Knochenbildung und die Regeneration der Haut; stärkt die Knochendichte in den unteren Extremitäten. |
| *Sauerkraut (roh)* | verbessert Geschmeidigkeit und Erscheinungsbild der Haut; reinigt und regeneriert die Ausscheidungsorgane; wirkt probiotisch auf den Verdauungstrakt und stärkt so das Immunsystem. |
| *Spargel* | unterstützt die Nierenfunktion; treibt Nieren- und Gallensteine aus; reguliert die Harnbildung. |
| *Spinat* | wirkt gegen Blutarmut, Krämpfe, Störungen des Gehirns und Nervensystems sowie der Nebennierenrinde; fördert die Bildung roter Blutkörperchen, reinigt die Leber und stärkt das Immunsystem. |
| *Staudensellerie* | unterstützt den Kreislauf und die Entgiftung der Haut; senkt den Harnsäurespiegel; verbessert den Elektrolythaushalt; entgiftet nach Nikotin- und Koffeingenuss; macht die Haut geschmeidig. |
| *Tomaten (frischen)* | hilft wegen des Lykopin-Gehaltes gegen Prostata-, Brust- und Darmkrebs sowie gegen Hepatitis A, B und C; entgiftet Leber und Galle. Der Saft aus Tomatensprossen enthält jedoch sehr viel höhere Dosen Lykopin und ist daher effektiver. |
| *Topinambur* | reguliert den Blutzuckerspiegel und schenkt Energie. |
| *Veilchenblüte* | regt, in kleinen Mengen genossen, die Milz an und fördert die Bildung roter Blutkörperchen; schenkt kräftige Nägel. |

Kapitel 11

# Sprossen

Keimlinge beziehungsweise Sprossen gehören zu den Superfoods – zu den Nahrungsmitteln also, deren Gehalt an Nährstoffen so hoch ist, dass man sie mit Arzneimitteln vergleichen kann. Seit Gründung des *Hippocrates Institute* spielen Sprossen bei uns eine wichtige Rolle in der Ernährung. Weicht man Nüsse ein und lässt man Gemüsesamen, Getreide und Hülsenfrüchte keimen, so enthalten sie 10- bis 30-mal mehr leicht verdauliche Nährstoffe als das nährstoffreichste Gemüse. Durch das Einweichen der Nüsse und das Keimen von Gemüsesamen, Getreide und Hülsenfrüchten steigt ihr Nährstoffgehalt bis um das 8-Fache an.[26] In Tabelle 13 sind nur einige der leckeren Keimlinge aufgeführt, die Sie selbst ziehen können.

26 Beim Keimen finden in der Pflanze Umbauprozesse statt, die zur Folge haben, dass der Nährwert der Keimlings gegenüber dem Samen erheblich zunimmt. Der Keimling enthält mehr Vitamine und Ballaststoffe und seine Mineralienverfügbarkeit steigt. Wertmindernde Stoffe werden teilweise abgebaut. Der Energiegehalt des Keimlings ist geringer als der des Samens, auch wegen der hohen Wasseraufnahme der Pflanzen. Anm. d. dt. Hrsg.

## Tabelle 13: Sprossen und ihre gesundheitsfördernde Wirkung

| Die Sprossen von | Wirkung auf die Gesundheit |
|---|---|
| *Äpfeln und Aprikosen* | sind in der Krebstherapie nützlich, wie wissenschaftliche Untersuchungen zeigen. Apfelkerne und Aprikosensamen sind reich an Abscisinsäure (einem Pflanzenhormon, das anti-karzinogen wirkt). |
| *Baldrian* | sollten nur in kleinen Mengen genossen werden. Sie wirken auf das Nervensystem und helfen bei Schlaflosigkeit. Daher vorzugsweise vor dem Schlafengehen verzehren. |
| *Bockshornklee* | gehören zu den gesündesten Sprossen überhaupt. Sie geben ein Gel ab, das gegen Diabetes, Verdauungsstörungen und Körpergeruch wirkt. |
| *Brokkoli* | sind deutlich effektiver als die anderer Gemüsesorten aus der Familie der Kreuzblütengewächse (die alle sekundäre Pflanzenstoffe enthalten, die vor Krebs schützen). |
| *Butternut-Kürbis* | wirken blutbildend, unterstützen das Herz und helfen bei kardiovaskulären Problemen jeder Art. Getrocknete Samen in Bio-Pflanzerde keimen lassen, um frische grüne Sprossen zu erhalten (die aussehen wie Weizensprossen). |
| *Daikon-Rettich* | wirken sich ebenso positiv aus wie die anderer Rettiche: blutreinigend, kreislauffördernd und anti-karzinogen. |
| *Dill* | lindern Menstruationsbeschwerden und helfen, den Blutdruck stabil zu halten. |
| *Echter Bärentraube* (Arctostaphylos uva-ursi) | wirken auswurffördernd, ausschwemmend, adstringierend, antiseptisch und desinfizierend. (Diese wunderbare immergrüne Pflanze wird in den USA auch „Nordland-Cranberry" genannt.) |

| | |
|---|---|
| ***Erbsen*** | unterstützen die Muskelbildung, stärken die Zähne und regen die Bildung von H-Zellen an. (Erbsensprossen 5 Tage lang in der Erde ziehen, dann ernten.) |
| ***Eukalyptus*** | sind hochwirksam: Sie helfen bei Erkrankungen der Atemwege und bei Pigmentstörungen. |
| ***Fenchel*** | fördern die Bildung roter Blutkörperchen, wirken blutreinigend, verhindern Blutgerinnsel und lindern Atemwegserkrankungen. |
| ***Fichte*** | stärken die Lungenfunktion und unterstützen die Gehirntätigkeit. (Fichtenzapfen in Bio-Erde stecken, 2-mal täglich mit warmem Wasser gießen. Sprossen ernten, solange sie noch keine 7 Zentimeter lang sind.) |
| ***Flaschenkürbis*** | wirken sich positiv auf Nervensystem und Knochenstruktur aus. Gewöhnlich nimmt man Flaschenkürbisse zur Zierde. |
| ***Grünkohl*** | enthalten viel Schwefel und sekundäre Pflanzenstoffe, die die Zellfunktion stützen. Sie schützen zudem vor Krebs und tragen zur Knochenbildung bei. (Grünkohl gehört zu den Kreuzblütengewächsen.) |
| ***Hopfen*** | wirken beruhigend und fördern die Aktivität der Gehirnzellen. |
| ***Ingwer*** | enthalten Wirkstoffe, die die Körpertemperatur regulieren, Mikroben bekämpfen, vor Veränderungen des Erbguts schützen und bei Reiseübelkeit helfen. (Ingwer in Bio-Erde setzen und regelmäßig wässern. Den Stängel verzehren, bevor er 5 Zentimeter hoch ist.) |
| ***Jojoba*** | enthalten viele Fettsäuren, die positiv auf Gehirn und Kreislauf wirken, und die Bildung von T-Zellen unterstützen. |
| ***Karotten*** | enthalten (wie frisches Karotten-Grün) Betakarotin, das für gesunde Augen sowie eine frische Hautfarbe sorgt und blutreinigend wirkt. |

| | |
|---|---|
| *Kava* | lindern Depressionen ohne schädliche Nebenwirkungen auf die Leber. |
| *Knoblauch* | wirken anti-fungal, anti-viral und anti-bakteriell. Knoblauch gehört zu den Liliengewächsen und verhindert Schäden am Erbgut. |
| *Kohl* | enthalten sekundäre Pflanzenstoffe, die anti-karzinogen wirken und Magengeschwüre sowie Verdauungsbeschwerden lindern. Das trifft auf die Keimlinge aller Kohlsorten zu. |
| *Lauch* | unterstützen die Atmung, das Hörvermögen und die Drüsenfunktion. (Der Lauch gehört zur Familie der Zwiebel.) |
| *Limabohnen* | unterstützen die Funktion von Nieren sowie Bauchspeicheldrüse und wärmen den Körper. |
| *Mangos* | sind reich an Enzymen, helfen beim Abnehmen, bei Gallenproblemen und regulieren den Cholesterinspiegel. (Den Kern der Mango trocknen, in Bio-Pflanzerde setzen und 2-mal täglich gießen. Den Spross ernten, bevor er 5 Zentimeter hoch ist.) |
| *Mohnsamen* | wirken entspannend und stimmungsaufhellend. (Mohnsamen 6 Stunden einweichen, danach auf ein ungebleichtes Küchenkrepp legen und mindestens 3-mal täglich mit frischem Wasser besprühen. Am 4. oder 5. Tag ernten.) |
| *Mungbohnen* | sind leicht verdaulich; sie enthalten Zink, andere Mineralstoffe und Proteine, die sich bei Prostata-Beschwerden positiv auswirken; verhindern Drüsenfehlfunktionen und Brustkrebs, vorzeitige Glatzenbildung und Grauwerden des Haars. (Mungbohnensprossen werden meist für chinesische Gerichte verwendet.) |
| *Nesseln* | reinigen das Blut und unterstützen die Blutbildung. (Brennnesselsamen können Sie im Sommer selbst sammeln.) |

| | |
|---|---|
| ***Nüsse*** | sind äußerst proteinreich und enthalten viele essenzielle Fettsäuren. Sie stärken die Zellen, erleichtern die Muskelbildung und unterstützen das Herz. (Alle Nüsse in Rohkost-Qualität können eingeweicht und dann in angekeimtem Zustand weiterverwendet werden. Haselnüsse, Mandeln, Walnüsse und Pinienkerne sowie Pistazien müssen 6 bis 8 Stunden (also über Nacht) gewässert werden und Cashewkerne, Paranüsse, Pekannüsse und Makadamianüsse 4 Stunden.) |
| ***Orangen*** | wirken adstringierend, anti-bakteriell und unterstützen weiße Blutkörperchen beim Eliminieren von Schlackstoffen. (Orangenkerne trocknen, dann 3 Tage lang keimen lassen.) |
| ***Oregano*** | gehören zu den wirksamsten Nahrungsmitteln gegen Pilz- und Hefepilzbefall. |
| ***Quinoa*** | gehören zu den Super-Kraftstoffen, die alle Körperfunktionen unterstützen, Energie und Ausdauer schenken und die Muskelbildung fördern, da sie relativ viel Protein enthalten und einen niedrigen Glykämischen Index haben. (Quinoasprossen nach 2 Tagen ernten.) |
| ***Radieschen/ Rettich*** | erleichtern die Verdauung und Ausscheidung, reinigen das Blut und wirken (wie Radieschensprossen) Veränderungen des Erbguts entgegen. |
| ***Roggen*** | stärken Leber und Galle, schenken Energie und steigern die sexuelle Potenz. |
| ***Sesam*** | sind gut für Haare, Zähne und Knochen. (6 Stunden einweichen, auf ein ungebleichtes Küchenkrepp geben, 3-mal täglich mit frischem Wasser besprühen und am 4. Tag ernten.) |

| | |
|---|---|
| ***Sonnen-blumen*** | enthalten viele essenzielle Aminosäuren, die der Mensch braucht, haben eine günstige Zusammensetzung an Proteinen (darunter alle essenziellen Aminosäuren) und unterstützen das Immunsystem sowie die Muskel-, Nerven- und Knochenbildung. (Sonnenblumensprossen in der Erde oder in Wasser ziehen, das mit Nährstoffen angereichert wurde. Nach 7 Tagen ernten. Sie werden im *Hippocrates Institute* häufig eingesetzt.) |
| ***Spitzklette*** (Xanthium) | Die Spitzklette wächst in China, Japan, Korea, Taiwan und in verschiedenen Regionen Europas. Wurzel, Stängel, Früchte und die haarigen Blätter werden in der Traditionellen Chinesischen Medizin gegen Erkältungen, Kopfschmerzen, Windpocken und andere Krankheiten eingesetzt. Lassen Sie den getrockneten Samen 3 Tage lang keimen. |
| ***Springkraut*** (Impatiens) | stärken das Haar und fördern das Sehvermögen. (Der ganze traubige Blütenstand ist essbar.) |
| ***Tomaten*** | enthalten viele sekundäre Pflanzenstoffe; wirken gegen endokrine Störungen, Prostata- und Brustprobleme und sind außerdem hilfreich bei Krebserkrankungen dieser Organe. |
| ***Veilchen*** | unterstützen Herz und Kreislauf sowie das Sehvermögen und die Gehirntätigkeit. |
| ***Wasser-kastanie*** (Eleocharis dulcis) | stärken Lunge und Nieren und schmecken außerdem köstlich. (Die Wasserkastanie gehört zur Familie der Sauergräser. In Bio-Pflanzerde setzen und 2-mal täglich gießen. Ernten, wenn der Spross 2 Zentimeter hoch ist. Waschen und zu Saft verarbeiten oder roh essen.) |
| ***Yamswurzel*** (Dioscorea) | regulieren Östrogen-, Progesteron- und DHA-Spiegel; wirken unterstützend auf Magen und Darm, vor allem bei Entzündungen. (Yamswurzel in Bio-Erde pflanzen und 2-mal täglich gießen. Den Spross ernten, wenn er 2 Zentimeter hoch ist.) |

| | |
|---|---|
| *Yucca* | erhöhen Ausdauer und Energie, stimulieren die Bildung weißer Blutkörperchen und tragen so zur Bekämpfung zahlreicher Erkrankungen bei. |
| ***Zwerghirse*** *(Teff;* Eragrostis tef*)* | unterstützen die Funktion von Herz, Drüsen und Kreislauf. (Zwerghirse ist in Äthiopien ein Grundnahrungsmittel.) |
| ***Zwiebeln*** | wirken gegen Giftstoffe in den Organen und im Blutkreislauf; gehören mit den Knoblauchsprossen zu den besten Nahrungsmitteln gegen Krebs. |

## Das kleine Einmaleins des Sprossenziehens

Viele Menschen kaufen ihre Keimlinge zuerst einmal im Bio-Laden, wenn sie auf Rohkost umgestiegen sind. Am besten nehmen Sie Alfalfa-, Mungbohnen-, Kichererbsen-, Linsen-, Sonnenblumen-, Erbsen- und Bockshornkleesprossen.

Am Ende aber ziehen die meisten ihre Sprossen selbst, um wirklich beste Qualität und frische Ware zu bekommen. Wenn Sie also selbst Keimlinge ziehen wollen, gibt es einige Dinge zu beachten. Natürlich können Sie auch einen Ratgeber zum Sprossenziehen lesen. Wir empfehlen Ihnen hierzu beispielsweise: *Schlank, fit und gesund mit Weizengras* von Ann Wigmore oder *Sprossen & Keime – Köstliche Kraftpakete für die Küche* von Valérie Cupillard.

Letztlich können Sie aus verschiedensten Lebensmitteln Sprossen ziehen und so Ihr Nährstoffpaket vergrößern. Bestimmte Musik soll das Wachstum der Keimlinge verbessern, das wurde festgestellt. Wissenschaftler haben Pflanzen Mozarts 5. Symphonie vorgespielt und großartige Ergebnisse erzielt. Dieser „Mozart-Effekt“ wirkt im Übrigen auch bei Menschen – sogar bei noch nicht geborenen.

Unbehandelte Nüsse, Hülsenfrüchte- und Gemüsesamen sowie Getreide in Bio-Qualität sollten Sie an einem trockenen, kühlen Ort lagern (nicht im Kühlschrank!). Und achten Sie darauf, dass Sie keimfähige Ware kaufen.

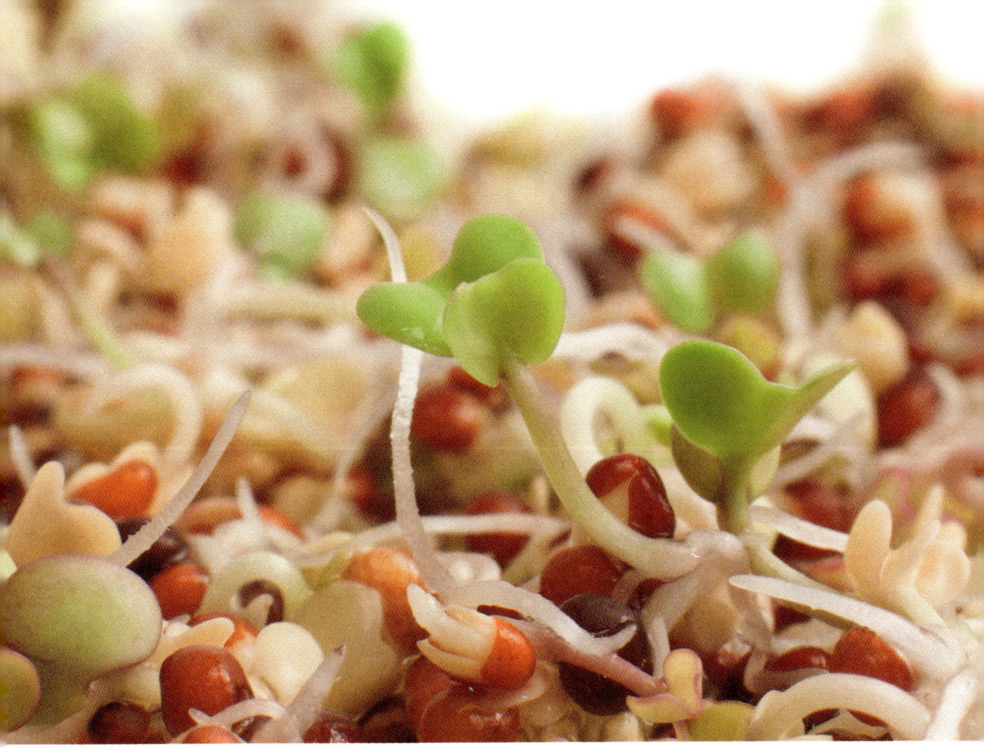

*Sprossen gehören zu den Superfoods: Ihr Nährstoffgehalt ist so hoch, dass man sie als Arzneimittel bezeichnen kann*

Tipps aus dem Hippocrates-Programm

## Und so wird's gemacht

**Einweichen**

Bevor Sie aus Getreide, getrockneten Hülsenfrüchten oder Gemüsesamen Sprossen ziehen können, müssen Sie diese einweichen. Dabei werden die Enzyminhibitoren (die vorzeitiges Keimen und den Befall durch Bakterien verhindern) aus der Trockenware ausgewaschen. Nüsse werden vor dem Verzehr ebenfalls eingeweicht.

Messen Sie Nüsse oder Samen ab und geben Sie sie in einen entsprechend großen Behälter. Fügen Sie die doppelte Menge Wasser hinzu. Wenn Sie außerdem 1 Messerspitze Algen-Pulver dazugeben, fördert das die Keimung. Nehmen Sie *MaxiCrop* oder ein anderes Produkt.

**Tipps:** Stärkehaltige Samen wie Getreide oder Gemüsesamen sollten in warmem Wasser eingeweicht werden. Nüsse oder größere Samen wie Kichererbsen werden länger als 12 Stunden eingeweicht. Erneuern Sie das Wasser hier alle 1 bis 2 Stunden. Nüsse werden nach der Einweichzeit in angekeimtem Zustand verwendet.

**Keimen**

Nüsse sollten nicht weiter keimen. Gießen Sie das Einweichwasser ab, spülen Sie die Nüsse gründlich und bedecken Sie sie mit frischem Wasser, bevor Sie sie in den Kühlschrank stellen. Andere Samen gießen Sie nach der empfohlenen Einweichzeit ab und spülen sie. Auch während des Keimens sollten Sie das Wasser alle 12 Stunden abschütten und die Keimlinge gut spülen, im Hochsommer sogar alle 6 Stunden.
**Tipps:** Stellen Sie den Behälter, in dem Sie die Sprossen ziehen, so auf, dass die eingeweichten Samen feucht bleiben (aber nicht zu nass), genug Luft bekommen und es warm haben. Anfangs können sie auch dunkel oder halbdunkel stehen, damit sie keimen können.

**Austreiben**

Wenn kleine Samen des Gemüses ihre ersten beiden (Keim-)Blättchen austreiben, beginnen sie, wenn sie Licht haben, Chlorophyll zu bilden.
**Tipp:** Diese kleinen Samen sollten Sie 1 bis 2 Tage an einen Ort stellen, an dem sie Licht bekommen, damit sie Chlorophyll bilden können. Achtung: Sie sollten allerdings nicht in der direkten Sonne stehen!

**Ernten**

Geben Sie die Sprossen in ein Sieb, um restliche Schalen unter fließendem Wasser abzuspülen. Getreide hat keine Schalen. Es muss nach dem Keimen nicht gespült werden.

**Tipps:** Legen Sie die gut gespülten Sprossen für ein paar Stunden zum Trocknen aus, bevor Sie sie in den Kühlschrank stellen. Getreidesprossen müssen nicht trocknen und können direkt in den Kühlschrank wandern.

**Aufbewahren**

Bewahren Sie die Keimlinge in gut verschließbaren Glasbehältern auf, die Sie mit ungebleichtem Küchenkrepp ausgelegt haben, um die restliche Feuchtigkeit aufzusaugen. Stellen Sie sie dann in den Kühlschrank. Eingeweichte Nüsse sollten Sie im Kühlschrank in frischem Wasser aufbewahren.

**Tipps:** Sie können die Sprossen frisch halten, indem Sie sie alle 3 bis 4 Tage gut durchspülen. Bei eingeweichten Nüssen sollten Sie das Wasser alle 3 bis 4 Tage wechseln. Auf diese Weise können Sie Sprossen und gekeimte Nüsse mehrere Wochen aufbewahren, statt nur ein paar Tage.

## Wenn Sie Mung- und Azukibohnensprossen ziehen …

Mung- oder Azukibohnen sollten Sie in handwarmem Wasser (etwa 35 bis 45 °C) einweichen. Wenn möglich, wechseln Sie das Wasser des Öfteren während des Keimens, oder stellen Sie die Bohnen an einen sehr warmen Ort.

Lange, gerade und saftige Bohnensprossen erhalten Sie, wenn Sie die Keimlinge an einem warmen Ort beispielsweise in einem Sieb ansetzen und einen Teller darauflegen, den Sie mit einem Gewicht beschweren. Keine Angst, die Keimlinge werden davon nicht zerquetscht.

## … oder wenn Sie Weizengras ziehen

Immer wieder haben wir in *WunderLebensMittel* die Rolle von Weizengras für die Gesundheit hervorgehoben. Unsere gute Meinung beruht nicht nur auf wissenschaftlichen Untersuchungen, sondern

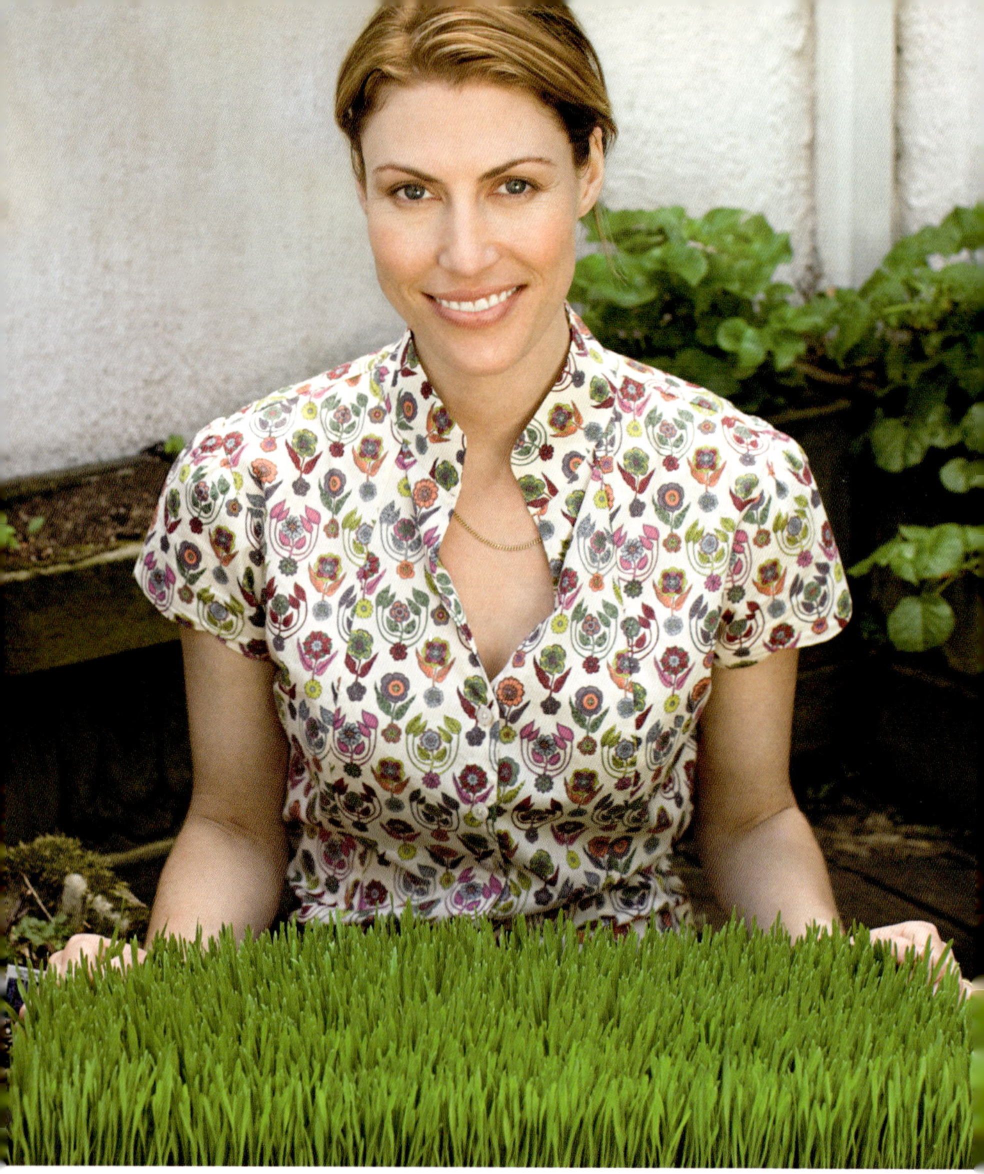

*Weizenkeimlinge sind Superkraftpakete: Sie enthalten mehr als hundert Vitalstoffe, je nachdem, auf welcher Art von Erde sie wachsen, und sind damit die heilkräftigsten aller Gräser und eine der besten Quellen für Chlorophyll sowie für Vitamin A und C*

auch auf der praktischen Erfahrung von über 300.000 Gästen, die das *Hippocrates Institute* bislang besucht haben. Wenn Sie Sprossen ziehen oder saftfasten wollen, kommen Sie um Weizengras nicht herum. Das Gras enthält mehr als hundert Vitalstoffe, je nachdem, auf welcher Art von Erde es wächst, und ist damit das heilkräftigste aller Gräser. Auf jeden Fall ist es eine der besten Quellen für Chlorophyll sowie für Vitamin A und C. Weizengrassaft reinigt gleichermaßen Leber, Magen, Bauchspeicheldrüse und Blut.

Doch es gibt noch zwei weitere Super-Kraftpakete unter den Keimlingen: Sonnenblumen- und Erbsensprossen. Sonnenblumensprossen enthalten zahlreiche Aminosäuren (die Bausteine des Proteins) und eine ordentliche Dosis Provitamin D, dazu natürlich Sonnenenergie in Form von Chlorophyll. In Erbsensprossen finden sich bioaktives Lecithin und Chlorophyll. Sie helfen, Ablagerungen zu beseitigen, die sich in den Arterien gebildet haben.

## Sprossen in der Anzuchtschale ziehen

**Keimfähige Samen (in biologisch-organischer Qualität):**

- Buchweizen
- Sonnenblumenkerne, geschält
- Weizen

**Zubehör**

- Anzuchtschale aus Plastik, 24 x 38 Zentimeter
- Sieb
- Algendünger oder Algentabletten, zerrieben
- Messbecher
- Einweckglas
- Kokoserde
- Schere oder scharfes Messer
- Löffel oder Schöpfkelle
- Sprühflasche
- Bio-Anzuchterde
- Gießkanne
- Arbeitshandschuhe

Anzuchtschale und -erde sowie Kokoserde bekommen Sie in jedem Gartenfachgeschäft und in manchen größeren Bio-Fachmärkten.

**Zusätzliches Zubehör**

- Tageslichtlampe
- Plastikfolie zum Unterlegen
- Regal für mehrere Anzuchtschalen

## Anleitung

**Pro Anzuchtschale brauchen Sie die folgende Menge Samen:**

- 3 Tassen Sonnenblumenkerne, geschält, oder
- ¾ Tasse Buchweizen (nicht geröstet) oder
- ⅜ Tasse Weizenkörner.

Geben Sie die Körner ins Einmachglas, bedecken Sie sie mindestens 5 Zentimeter hoch mit Wasser. Geben Sie Algendünger hinzu oder 1 zerdrückte Algentablette. Bei einer Zimmertemperatur von etwa 20 °C sollten Sie die Samen 6 bis 8 Stunden einweichen. Bei niedrigerer Temperatur müssen es 8 bis 10 Stunden sein. Anschließend gießen Sie die Samen durch das Sieb ab. Spülen Sie sie mit frischem Wasser. Lassen Sie sie danach auf ungebleichtem Küchenkrepp 12 bis 16 Stunden keimen.

Weichen Sie Kokoserde nach Vorschrift (siehe Packung) ein. Mischen Sie sich ein Anzuchtsubstrat aus einer Hälfte Bio-Anzuchterde und einer Hälfte Kokoserde. Füllen Sie die Anzuchtschale etwa 2 bis 3 Zentimeter hoch mit dieser Erde auf. Sprühen Sie sie ein, bis sie feucht, aber nicht nass ist. Haben Sie zu stark gewässert, gießen Sie das überschüssige Wasser über eine Ecke der Anzuchtschale vorsichtig ab.

Verteilen Sie die gekeimten Samen gleichmäßig auf der Erde: Sie haben jetzt etwa 2½ Tassen eingeweichten Weizen, 3 Tassen eingeweichten Buchweizen oder 3¾ Tassen eingeweichte Sonnenblumenkerne pro Anzuchtschale. Stellen Sie die Schale auf eine ebene Fläche an einen hellen Ort, allerdings ohne direkte Sonneneinstrahlung, oder unter eine Tageslichtlampe.

Sie können die Samen auch mit einer dünnen Schicht Erde bestreuen, die Anzuchtschale in eine Plastiktüte schieben oder mit Haushaltsfolie oder Küchenkrepp bedecken. Plastiktüte, Haushaltsfolie oder Küchenkrepp sollten nach 3 Tagen abgenommen werden. So schützen Sie Erde und Sämlinge vor dem Austrocknen. Nach 3 Tagen hebt die Kraft der treibenden Keimlinge die Abdeckung ohnehin nach oben.

Wenn die Sprossen nicht mit Plastik abgedeckt sind, sollten Sie sie einmal täglich gießen. Gießen Sie das überschüssige Wasser nach 10 Minuten vorsichtig über eine Ecke der Anzuchtschale ab. Normalerweise brauchen Sonnenblumenkerne mehr Wasser als Weizen oder Buchweizen. Haben Sie die Anzuchtschale in eine Plastiktüte geschoben oder mit Haushaltsfolie bedeckt, müssen Sie erst nach Abnehmen der Hülle gießen.

Ernten können Sie nach 7 bis 9 Tagen. Schneiden Sie die Sprossen mit einem scharfen Messer oder mit der Schere direkt über der Erde ab.

## Häufig gestellte Fragen

- *Warum keimen meine Samen nicht?*
  Entweder haben Sie sie zu lange eingeweicht oder Sie haben keine keimfähige Ware eingekauft.
- *Meine Samen keimen, wachsen aber dann nicht weiter. Wie kommt das?*
  Vielleicht war die Erde nicht feucht genug oder im Gegenteil zu nass. Achten Sie darauf, dass Sie nur ungedüngte Anzuchterde in Bio-Qualität verwenden und die Kokoserde entsprechend wässern, bevor Sie das Gemisch ansetzen. Gießen Sie die Anzuchterde mit Wasser, in dem Sie eine zerdrückte Algentablette aufgelöst haben.
- *Warum schimmelt meine Mischung?*
  Samen, die zu feucht gehalten werden, schimmeln. Also waren entweder die Erde oder der Samen zu nass. Vielleicht haben Sie die Samen auch zu eng nebeneinander ausgelegt, sodass sie keine Luft hatten. Stellen Sie sicher, dass Sie beim nächsten Mal mehr Platz lassen und die Samen mehr Luft bekommen. Lassen Sie beispielsweise die Plastiktüte weg, wenn Sie eine solche verwendet haben.

Kapitel 12

# Sekundäre Pflanzenstoffe und hilfreiche Mikroorganismen

Sekundäre Pflanzenstoffe sind natürliche chemische Verbindungen, die nur in speziellen Zelltypen der Pflanze hergestellt werden und für Letztere lebensnotwendig sind. Die pflanzlichen Sekundärstoffe dienen der Pflanze auf unterschiedliche Weise: als effektive chemische Abwehrstoffe gegen Tiere, die sich von ihnen ernähren, und gegen Krankheitserreger; sie schützen vor UV-Strahlung und gegen Verdunstung oder locken als Farb- und Aromastoffe Blütenpollen verbreitende Insekten und Samen verbreitende Früchtefresser an. Und so ist es nicht verwunderlich, dass einige von ihnen auch uns vor Krankheiten schützen. Mittlerweile hat die Wissenschaft mehr als tausend solcher Stoffe gefunden und darüber hinaus festgestellt, dass deren Konzentration in der Pflanze wesentlich höher ist, wenn diese biologisch-organisch gezogen wurde. In einer Mahlzeit aus rohen, biologisch-organisch gezogenem Gemüse können mehr als hundert verschiedene solcher Naturstoffe enthalten sein. Das Krebsforschungszentrum der amerikanischen Gesundheitsbehörden (*National Cancer Institute*) untersuchte bereits in den 1980er-Jahren die vorbeugenden und lindernden Wirkungen der sekundären Pflanzenstoffe im Bereich bei Krebserkrankungen. Heute hat man viele der Stoffe und ihre Auswirkungen auf unsere Gesundheit eingehender untersucht.

Doch trotz der allerorten aufflammenden Begeisterung sollten wir uns klarmachen, dass wir in der Erforschung der sekundären Pflanzenstoffe noch ganz am Anfang stehen. Offensichtlich entfalten synthetische Nachbauten der Wirkstoffe nicht dieselbe schützende Wirkung wie der Stoff im Verbund mit allen anderen Substanzen der rohen Pflanze. Der isolierte Stoff hat mit dem heilsamen Cocktail, der „Symphonie der Gesundheit“, den die Pflanze uns zu bieten hat, wenig zu tun.

Die meisten Wissenschaftler, die sich mit der Erforschung sekundärer Pflanzenstoffe beschäftigen, sind immer noch damit beschäftigt, die Wirkkomplexe zu identifizieren, die eine einzelne Pflanze enthält. Was sie nicht oder nur selten berücksichtigen, ist die Tatsache, dass etliche sekundäre Pflanzenstoffe Temperaturen von über 47 °C nicht überstehen, denn das zerstört ihre Molekularstruktur und damit ihre positive Wirkung. Obwohl es eine Theorie gibt, nach der gekochte Nahrung in bestimmten Fällen einen höheren Gehalt an sekundären Pflanzenstoffen hat als rohe, muss man doch unterstreichen, dass diese Behauptung wissenschaftlich gesehen keinen Sinn macht.

Möglicherweise sind die gut tausend sekundären Pflanzenstoffe, die wir bislang entdeckt haben, nur ein winziger Teil dessen, was rohe Pflanzen enthalten. Die Natur hat offensichtlich einen gewaltigen Bestand an Arzneimitteln zu unserer Heilung bereitgestellt. Am Erstaunlichsten ist wohl die Tatsache, dass einzelne dieser Stoffe schon vor Millionen von Jahren entstanden, lange bevor es den Menschen und seine Krankheiten gab. Das Heilmittel gab es also schon vor der Krankheit!

Mehrere wissenschaftliche Untersuchungen legen den Schluss nahe, dass Keimlinge von Hülsenfrüchten, Getreide und Gemüse sowohl das breiteste Spektrum als auch die höchsten Mengen an sekundären Pflanzenstoffen enthalten. Obwohl jede dieser Sprossen sich zu einer ausgewachsenen Pflanze entwickeln kann, die ihrerseits wieder Hunderte sekundärer Pflanzenstoffe enthält, bieten Ihnen die Keimlinge doch mehr als die ausgewachsene Pflanze.

## Die Inhaltstoffe im Einzelnen

In Tabelle 14 finden Sie die sekundären Pflanzenstoffe aufgelistet, deren positive Wirkung auf unsere Gesundheit bislang am besten erforscht ist. Der positive Effekt potenziert sich, wenn Sie aus den Samen dieser Pflanzen Sprossen ziehen.

**Tabelle 14: Sekundäre Pflanzenstoffe in unseren Lebensmitteln**

| Lebensmittel | Sekundäre Pflanzenstoffe |
|---|---|
| **Bohnen, Getreide** *(Gerste, Hafer, Vollreis, Vollweizen)*, **Samen** *(Leinsamen, Mungbohnen)* | Flavonoide (Isoflavone), Phytinsäure, Saponine |
| **Doldenblütler** *(Karotten, Koriandergrün, Pastinaken, Petersilie, Staudensellerie)* | Carotinoide, Phthalide, Polyacetylen |
| **Früchte** *(Äpfel, Beeren, Cantaloupe-Melone, Granatapfel, Kirschen, Trauben, Wassermelone)* | Ellagsäure, Flavonoide (Quercetin), Phenole |
| **Korbblütler** *(Artischocke, Mariendistel)* | Silymarin |
| **Nachtschattengewächse** *(Auberginen, Paprikas, Tomaten)* | Lykopin |
| ***Zitrusfrüchte (Grapefruit, Orangen, Zitronen)*** | Carotinoide, Glucarate, Monoterpene (Limonen) |

## Probiotika und Effektive Mikroorganismen

Probiotika und Effektive Mikroorganismen (EM)[27] sind Mikroorganismen, die positive Reaktionen im Körper hervorrufen können – die uns zum Beispiel eine gute Verdauung, einen tiefen Schlaf, ein starkes Immunsystem und mehr Energie schenken.

**Tabelle 15: Hilfreiche Mikroorganismen**

| Probiotika und Effektive Mikroorganismen | |
|---|---|
| *Lebensmittel* | Probiotika und Sauerkraut (roh) |
| *Mangelerscheinungen* | Asthma, Allergien, Autoimmunkrankheiten, Divertikulitis, Morbus Crohn, Reizdarmsyndrom, Verdauungsstörungen, |
| *Überdosierung* | Bis heute sind keine Nebenwirkungen von Probiotika oder Effektiven Mikroorganismen bekannt. |

27 Eine biologische der landwirtschaftlichen Bodenverbesserung und Pflanzenbehandlung mithilfe einer Mischung von Mikroorganismen, die vor allem aus Milchsäurebakterien, Hefen und Nichtschwefelpurpurbakterien besteht. EM-Produkte werden auch als Nahrungsergänzungs- und Lebensmittel, Tierfutter, Haushalts- und Kosmetikprodukte u.v.m. angeboten. Anm. d. dt. Hrsg.

Kapitel 13

# Vitamine, Proteine, Fette, Mineralstoffe & Spurenelemente

Charley: „Also was ist mit Vitaminen?"
Willy: „Fördern den Knochenbau. Chemie."
Arthur Miller, *Tod eines Handlungsreisenden*

In den letzten Jahrzehnten haben sich Nahrungsergänzungsmittel bei weiten Teilen der Bevölkerung durchgesetzt. Unglücklicherweise geht diese Entwicklung mit einer besorgniserregenden Tatsache einher: Die Herstellung und die Ausgangsprodukte für diese Stoffe werden keiner genaueren Überprüfung unterzogen. Das führte dazu, dass mehr als 90 Prozent der heute angebotenen Nahrungsergänzungsmittel entweder aus fragwürdigen Stoffen bestehen (beispielsweise Erdölprodukten) oder in ebenso fragwürdigen Herstellungsverfahren gefertigt werden. Im Übrigen kommt es immer öfter zu Überdosierungen. Gerade einzelne, isoliert eingenommene Stoffe können als Nahrungsergänzungsmittel negative Auswirkungen auf den Körper haben. Glücklicherweise sind Vitamine, Mineral- und andere Vitalstoffe zunehmend auch als vegane, vollwertige, gesunde Lebensmittel erhältlich, die die Lücke füllen, die die Lebensmittelindustrie mit ihren hochverarbeiteten Produkten geschaffen hat.

## Vitamine

Diese organischen Verbindungen benötigt unser Organismus nicht als Energieträger, sondern für andere lebenswichtige Funktionen. Vitamine müssen mit der Nahrung aufgenommen werden, sie sind essenziell.

| **Tabelle 16: Vitamine und vitaminähnliche Substanzen in unseren Lebensmitteln** | |
|---|---|
| **Cholin** (zählt zu den vitaminähnlichen Substanzen, da es bei ausgewogener Ernährung vom Körper selbst produziert wird) | |
| *Lebensmittel* | Blumenkohl, Brokkolisprossen, Tomaten (reif), Trauben, Weizenkeime, Zwiebelsprossen |
| *Mangelerscheinungen* | Leberprobleme, verringerte Lungenfunktion |
| *Überdosierung* | Blutarmut, Darmpolypen, körperlicher und mentaler Abbau, Vergrößerung der Leber und der Milz |
| **Folsäure, Folat** | |
| *Lebensmittel* | Brokkolisprossen, Kopfsalat, Rote-Bete-Grün; Kichererbsen-, Schwarzaugenbohnen-, Weizenkeime |
| *Mangelerscheinungen* | Fehlgeburt, Geburtsfehler, Herzkrankheiten, neurologische und Schwangerschaftsprobleme |
| *Überdosierung* | Magen-Darm-Probleme, negative Wirkung auf die Nieren, Nervosität, Nierenversagen, Schlaflosigkeit |

| **Provitamin D** (wird in der Haut durch UV-Strahlen in aktives Vitamin D [Calciferol] umgewandelt) | |
|---|---|
| *Lebensmittel* | Arame-Algen, Blaualgen, Kleesprossen, Oliven, Pintobohnensprossen |
| *Mangel-erscheinungen* | fleckige Haut, mangelnde Spannkraft von Haut, Haaren und Nägeln, Osteoporose, Rachitis, Sehstörungen |
| *Überdosierung* | Anämie, Appetitlosigkeit (Anorexie), Durchfall, Erbrechen, Nierenversagen, Schwäche, Tod |
| **Vitamin A** (Betacarotin, Retinol) | |
| *Lebensmittel* | Chiasprossen; gelbes und rotes Gemüse und gelbe und rote Blüten; grüne Blattgemüse, Gemüse aus der Familie der Kreuzblütengewächse, Meeres-gemüse, Sonnen-blumensprossen (Vitamin A als Nahrungsergänzungsmittel sollte als Betacarotin eingenommen werden, das die Vorstufe zu Vitamin A darstellt.) |
| *Mangel-erscheinungen* | Erblinden, Nachtblindheit, Trockenheit des Auges |
| *Überdosierung* | Haarausfall, Hautprobleme, Knochenabbau, Knochen- und Muskelschmerzen, körperliche Schwäche, Leberschäden, psychische Störungen, Reizbarkeit, verringerte Menstruationsblutung |
| **Vitamin $B_1$** (Thiamin, Aneurin) | |
| *Lebensmittel* | Erbsensprossen, Sauerkraut (roh), Süßkartoffel-sprossen, Weizengras, gekeimtes Getreide |
| *Mangel-erscheinungen* | Beriberi, Erschöpfung, Kopfschmerzen, Lethargie, neurologische Störungen, Reizbarkeit |
| *Überdosierung* | allergische Reaktionen |

| **Vitamin $B_2$** (Riboflavin, früher als Vitamin G bezeichnet) | |
|---|---|
| *Lebensmittel* | Buchweizensprossen, gekeimter Mais, grünes Blattgemüse, Hafersprossen, Kamutgras, Kohlsprossen, Maissprossen, Quinoasprossen, roher Mais |
| *Mangelerscheinungen* | Blutarmut, Hautprobleme, Ausschläge im Genitalbereich, Mund- und Zungengeschwüre, Neuropathie |
| *Überdosierung* | fördert möglicherweise das Tumorwachstum mit allen damit verbundenen Komplikationen (theoretisch; Überdosierung tritt aber praktisch nicht auf) |
| **Vitamin $B_3$** (Niacin, Nicotinamid, Nicotinsäure) | |
| *Lebensmittel* | Dulse-Algen, Dinkelgras, Kamutgras, Kelp-Algen, Weizengras |
| *Mangelerscheinungen* | Erkrankungen des Herz-Kreislauf-Systems, Hautprobleme, neurologische Probleme, Pellagra |
| *Überdosierung* | Erbrechen, Hautbrennen, Jucken, Kopfschmerzen, Leberversagen, Übelkeit, Zwölffingerdarmgeschwür (eine ernährungsbedingte Überdosierung ist nicht möglich, tritt nur bei Therapien gegen zu hohe Blutfettwerte auf) |
| **Vitamin $B_5$** (Pantothensäure, Calciumpanthotenat) | |
| *Lebensmittel* | Äpfel, Aprikosensprossen, Avocado, Pekannüsse, Sesamsprossen, Sprossen von Hülsenfrüchten |
| *Mangelerscheinungen* | Atemwegsinfekte, Ausschlag, Desorientierung, Erschöpfung, Fertilitätsprobleme, Muskelkrämpfe, Schwindelgefühl, Störung der Nebennierenfunktion, unregelmäßiger Herzschlag, Verdauungsprobleme |
| *Überdosierung* | Durchfall, Wasseransammlungen im Körper (eine ernährungsbedingte Überdosierung ist kaum zu erreichen) |

| | |
|---|---|
| **Vitamin $B_6$ (Pyridoxin, Pyridoxal, Pyridoxamin)** | |
| ***Lebensmittel*** | Mangosprossen, Rosenkohl- und andere Kohlsprossen, Süßkartoffelsprossen, Weizengras |
| ***Mangelerscheinungen*** | Ausschlag, Blutarmut, Karpaltunnelsyndrom, Krämpfe, verlangsamtes Wachstum |
| ***Überdosierung*** | allgemeine Schwäche, Muskelschwäche, Fotosensitivität, unsicherer Gang |
| **Vitamin $B_{12}$ (Cobalamin, Cyanocobalamin, Hydroxobalamin; wird als Coenzym betrachtet)** | |
| ***Lebensmittel*** | Bislang sind keine zuverlässigen pflanzlichen Nahrungsquellen bekannt. Vitamin $B_{12}$ muss als Nahrungsergänzungsmittel zugeführt werden. |
| ***Mangelerscheinungen*** | Anfälligkeit für Erkältungen und andere Infektionen, Neigung zu blauen Flecken, perniziöse Anämie (mit unangenehmen elektrischen Impulsen an Lippen, Nase und Extremitäten), verringerte Blutgerinnung |
| ***Überdosierung*** | allergische Reaktionen, Ausschläge (eine ernährungsbedingte Hypervitaminose tritt allerdings kaum auf) |
| **Vitamin C (Ascorbinsäure)** | |
| ***Lebensmittel*** | Blumenkohl, Brokkoli, Kiwis, Papayasprossen, Schwarze Johannisbeeren, Tomaten, Zitrusfrüchte |
| ***Mangelerscheinungen*** | Beeinträchtigtes Knochenwachstum, Erkrankungen des Herz-Kreislauf-Systems, Krebs, Ödeme und verminderte Wundheilung, Skorbut mit all seinen Symptomen (unter anderem spontane Blutungen) |
| ***Überdosierung*** | Bauchkrämpfe, Durchfall, häufiges Wasserlassen, Nierensteine |

| Vitamin E (Tocopherol) | |
|---|---|
| *Lebensmittel* | Avocado, Haselnüsse (eingeweicht), Mandeln (eingeweicht), Pinienkerne (eingeweicht), Sonnenblumensprossen, Weizenkeime |
| *Mangelerscheinungen* | Anämie, Degeneration des Nervensystems, Schwäche |
| *Überdosierung* | allergische Kontaktdermatitis, Blähungen, Bluthochdruck, Durchfall, Erbrechen, Muskelschwäche |
| **Vitamin H** (Biotin) | |
| *Lebensmittel* | Hanfsamen, Haselnüsse (eingeweicht), Linsensprossen, Mandeln (eingeweicht), Spinat, Tahin in Rohkost-Qualität, Walnüsse (eingeweicht); Vitamin H wird außerdem durch Darmbakterien synthetisiert |
| *Mangelerscheinungen* | Desorientierung, Gedächtnisverlust, Haarausfall, Hautprobleme, Restless-Leg-Syndrom, Sprechstörungen, Stoffwechselstörungen, unsicherer Gang, Zittern |
| *Überdosierung* | (kommt ernährungsbedingt nicht vor) |
| **Vitamin K (Phyllochinon, Menachinon)** | |
| *Lebensmittel* | Alfalfasprossen, Brokkolisprossen, Grünkohl, Kelp-Algen, Kohlsprossen |
| *Mangelerscheinungen* | verzögerte Blutgerinnung, Blutungsneigung |
| *Überdosierung* | erhöhte Blutgerinnung, verringerte Knochendichte |

Wir haben in unserer Rohkost-Klinik über zwei Jahre eine Studie über den Wert von Nutrazeutika (medizinisch wirksamen Lebensmitteln) im Heilprozess durchgeführt. 283 Personen wurden hierfür in zwei in etwa gleich große Gruppen eingeteilt. Eine der beiden

Gruppen wurde, was die Stärke des Immunsystems der Probanden anbelangt, als „gesund", die andere als „krank" betrachtet. (Die Dauer der Erkrankung fand dabei keine Berücksichtigung.) Ausschlaggebend für die Zuordnung zur „gesunden" oder zur „kranken" Gruppe waren: Aktivität/Menge der weißen Blutkörperchen (Leukozyten), T-Zellen, H-Zellen und anderer wie Anzahl der eosinophilen, neutrophilen und basophilen Granulozyten sowie der Lymphozyten. Alle Teilnehmer, deren Werte im mittleren Bereich lagen, wurden der „gesunden" Gruppe zugerechnet. Das galt auch für Personen mit einem starken Immunsystem. In die Gruppe der „Kranken" kamen all jene, die beim Bluttest schlechte Werte hatten oder eine schwache Immunfunktion aufwiesen. Unser Ziel war es, die Bedeutung lebendiger vollwertiger Nahrungsergänzungsmittel in Rohkost-Qualität für die Gesundung des Körpers zu erforschen. Für jeden der Teilnehmer wurde ganz individuell ein Nahrungsergänzungs-Plan erstellt.

Die Studie zeigte, dass sich 26 Prozent der verbesserten Immunantwort in der Gruppe der „Kranken" auf die Nahrungsergänzungsmittel zurückführen ließ, die eigens zu diesem Zweck gedacht waren. Und diese 26 Prozent mögen es denn auch sein, die nur allzu oft über Leben oder Tod entscheiden. Leider warten die meisten so lange, bis sie schwer erkrankt sind, bevor sie versuchen, ihre selbstzerstörerischen Gewohnheiten abzulegen. Für jemanden aber, der schwer krank ist, ist es dann zu spät für eine Schritt-für-Schritt-Umstellung. An diesem Punkt können bioaktive Vitalstoffe lebenswichtig sein.

Etwa 7 Prozent der verbesserten Immunantwort der Teilnehmer, die zu der „gesunden" Gruppe gehörten, ließ sich auf die Nahrungsergänzung durch lebendige Vitalstoffe zurückführen. Dieser an sich geringe Zuwachs kann für all jene bedeutsam sein, die Tag für Tag viel Energie brauchen – für Menschen mit einer starken beruflichen Belastung, für Sportler, für Menschen, die viel reisen, und für Schwangere. Die Studie zeigte allerdings auch, dass diese Art lebendiger Nahrungsergänzung mindestens zwei Jahre lang zugeführt werden muss, bevor sich das Immunsystem regeneriert.

## Proteine (Aminosäuren)

Proteine sind aus Aminosäuren aufgebaute Bausteine allen Lebens. Über Proteine hört und sieht man in den Medien allerlei Unsinn. Eine der Fehlinformationen ist, dass es das komplette Spektrum aller für den Menschen nötigen Aminosäuren nur in tierischen Produkten wie Fleisch und so weiter gebe. In Tabelle 17 (folgende Seite) finden Sie die acht essenziellen und die zwei semiessenziellen Aminosäuren (sie müssen nur in bestimmten Wachstumsphasen zusätzlich aufgenommen werden) und in Tabelle 18 (Seite 265) die zehn nicht-essenziellen Aminosäuren aufgeführt, die an der Proteingewinnung im menschlichen Körper beteiligt sind. (Essenzielle Aminosäuren kann der Körper nicht selbst herstellen.) Daneben finden Sie die veganen Lebensmittel, die diese Stoffe in ausreichender Menge enthalten. Wie Sie feststellen werden, gibt es pflanzliche Nahrungsmittel, in denen sich einfach alle für den Menschen nötigen Aminosäuren finden. Vor allem Algen und Blütenpollen sind großartige Proteinquellen.

### Proteine für Geist und Seele

Aminosäuren werden auch eingesetzt, um psychische Probleme zu dämpfen und Abhängigkeit von Drogen oder Arzneimitteln zu reduzieren. Antidepressiva wie Fluoxetin (Prozac) und Sertralin (Zoloft) spülen allerdings ebenfalls Milliardenprofite in die Kassen der Pharmakonzerne. Und doch lösen sie mitunter Selbstmordgedanken aus. In den USA jedenfalls muss auf diese Nebenwirkung mittlerweile ausdrücklich hingewiesen werden.

Geistige Erschöpfung wird häufig von Störungen im endokrinen System verursacht, vor allem von Schilddrüsenproblemen. Meist werden in diesen Fällen L-Thyroxin und L-Phenylalanin verschrieben. Auch die Aminosäure GABA, ein Neurotransmitter, wird in den USA erfolgreich zur Behandlung eingesetzt, ist aber in Deutschland nicht zugelassen. L-Tryptophan und 5-HTP, ebenfalls Aminosäuren, können biochemische Störungen im Gehirn, die zu depressiver Verstimmung führen, positiv beeinflussen.

**Tabelle 17: Die 8 essenziellen und die 2 semiessenziellen Aminosäuren in veganen Lebensmitteln**

| Essenzielle und semiessenzielle Aminosäure | Vegane Lebensmittel |
|---|---|
| ***Arginin*** *(semiessenziell)* | Gerste (gekeimt), Kelp-Algen, Schwarze Johannisbeersamen, Staudensellerie |
| ***Histidin*** *(semiessenziell)* | Blau- und Grünalgen, Dinkelgras, Dulse-Algen, Linsen |
| ***Isoleucin*** | Blütenpollen, Kelp-Algen, Mungbohnen, Wakame-Algen, Weizengras |
| ***Leucin*** | Hanfsprossen, Hijiki-Algen, Sesamsamen, Süßwasser-Algen |
| ***Lysin*** | Grünalgen, Mandeln (eingeweicht), Pinienkerne (eingeweicht), Spinat, Weizengras |
| ***Methionin*** | Blütenpollen, Dulse-Algen, Kichererbsensprossen, Kidneybohnensprossen |
| ***Phenylalanin*** | Sonnenblumensprossen, Weiße-Bohnen-Sprossen |
| ***Threonin*** | Algen, Haselnüsse (eingeweicht), Kamutgras, Sesamsamen |
| ***Tryptophan*** | Hanfsprossen, Kavasamen, Kürbissprossen |
| ***Valin*** | Dulse-Algen, Schwarzaugenbohnensprossen, Sonnenblumensprossen |

| **Tabelle 18: Die 10 nicht-essenziellen Aminosäuren in veganen Lebensmitteln** | |
|---|---|
| Nicht-essenzielle Aminosäuren | Vegane Lebensmittel |
| *Alanin* | Cranberry-Samen, Fenchel, Grünalgen, Sesamsamen, Staudensellerie |
| *Asparagin* | Buchweizensprossen, Dicke-Bohnen-Sprossen, Speiserüben-Grün |
| *Asparaginsäure* | Chiasprossen, Hijiki-Algen, Roggensprossen, Senfgrün, Spinat |
| *Cystein* | Blaualgen, Cayennepfeffer, Kohlrabi, Rote-Bohnen-Sprossen, Roter-Paprika-Sprossen |
| *Glutamin* | Algen, Apfelsprossen, Cantaloupe-Melonen-Sprossen |
| *Glutaminsäure* | Chlorella, Pinienkerne (eingeweicht), Roggengras, Yamswurzelsprossen |
| *Glycin* | Hanfsamen, Jicamasprossen, Süßkartoffelsprossen |
| *Prolin* | Kelp-Algen, Linsensprossen, Oliven, Wassermelonensprossen |
| *Serin* | Blaualgen, Blütenpollen, Hafersprossen, Wakame-Algen |
| *Tyrosin* | Birnensprossen, Dulse-Algen, Weizengras, Winterkürbis |

## Fette (Lipide)

Fette sind aus Fettsäuren aufgebaut, die unser Körper ebenso braucht wie unser Gehirn. Sie stärken das Immunsystem und schützen uns vor zahlreichen Erkrankungen.

| Tabelle 19: Lipide in unseren Lebensmitteln | |
|---|---|
| *Lebensmittel* | Blaualgen, Getreidesprossen, Hanfsamen, Leinsamensprossen, Nüsse (eingeweicht), Oliven, Sonnenblumenkerne und -sprossen |
| *Mangelerscheinungen* | Aufmerksamkeitsdefizitsyndrom (ADS), Aufmerksamkeitsdefizit-Hyperaktivität-Syndrom (ADHS), gereizte Augen, gereizte Haut, neurologische Störungen, Verdauungs- und Ausscheidungsstörungen |
| *Überdosierung* | Beeinträchtigungen beim Atmen, kardiovaskuläre Schwierigkeiten, schnelle Zunahme an Körpergewicht |

## Mineralstoffe und Spurenelemente

Mineralstoffe und Spurenelemente sind der Schaltkreis, der die physische Struktur der Zellen aufrechterhält. Sie liefern unserem Körper die Energie, die er für die hormonelle und elektrische Kommunikation braucht. Mineralstoffe sorgen für die Stabilität, auf der alle Körperfunktionen beruhen. Fehlt es uns an Mineralstoffen und Spurenelementen, altern wir frühzeitig, werden eher krank und leiden auch sonst unter Abbauerscheinungen. Die moderne Chemie entdeckt ständig neue Elemente, und es ist nicht unwahrscheinlich, dass sie bald auch neuen Mineralstoffen auf die Spur kommt. In Tabelle 20 (auf der rechten Seite beginnend) finden Sie die wichtigsten Mineralstoffe und in Tabelle 21 (Seite 269 ff.) die wichtigsten Spurenelemente, die der menschliche Körper zur Gesunderhaltung braucht.

| Tabelle 20: Mineralstoffe in unseren Lebensmitteln | |
|---|---|
| Calcium | |
| *Lebensmittel* | Feigen (getrocknet), grüne Bohnen, Grünkohl, Meeresalgen, Sesamsprossen, Sonnenblumensprossen, Spinat, Süßwasseralgen |
| *Mangelerscheinungen* | Osteoporose, Muskelkrämpfe |
| *Überdosierung* | nachlassende Nierenfunktion (wegen Verkalkung), Nierensteine, Verstopfung |
| Chlor | |
| *Lebensmittel* | Algen, Bananen, Datteln, Gemüse, Kiwi, Kokosnüsse |
| *Mangelerscheinungen* | Benommenheit, flache Atmung, Krämpfe, Kreislaufkollaps, Muskelschwäche, Nierenschäden, Ödeme, Störung des Wasserhaushalts, der Reizleitung (im Nervensystem) und der Salzsäureproduktion (im Magen), Wachstumsstörungen (bei Kindern) |
| *Überdosierung* | Azidose, Durchfall, erhöhter Blutdruck, Nierenschäden |
| Kalium | |
| *Lebensmittel* | grüne Blattgemüse und ihre Sprossen, Petersilie, Radieschen, Rettich, roter Paprika, Spinat |
| *Mangelerscheinungen* | Anspannung, Antriebslosigkeit, Benommenheit, Erbrechen, Erschöpfung, gestörte Nierenfunktion, Herzrhythmusstörungen, irrationales Verhalten, Muskelschwäche, Krämpfe, Übelkeit |
| *Überdosierung* | Azidose, Blasenversagen, Blutungen im Magen-Darm-Trakt, Herzrasen, Herzrhythmusstörungen, Infektionen, Nierenversagen, schweres Muskeltrauma, Muskelschwäche |

| Magnesium | |
|---|---|
| *Lebensmittel* | Kürbiskerne, Kürbiskerne (gekeimt), Leinsamen, Pinienkerne, Roggensprossen, Sesamsamen, Sonnenblumensprossen, Weizengras |
| *Mangel-erscheinungen* | Durchblutungsstörungen, Erbrechen, Herzjagen, Müdigkeit, Muskelkrämpfe, Persönlichkeitsstörungen, schnelle Erschöpfbarkeit, Übelkeit, Verwirrtheit |
| *Überdosierung* | Durchfall, Erbrechen, Lähmungserscheinungen, Übelkeit, niedriger Blutdruck (Magnesiumgaben können bei Menschen mit verringerter Nierenfunktion schwere Schäden bewirken.) |
| **Natrium (organisch)** | |
| *Lebensmittel* | Hafersprossen, Maissprossen, Sellerie, Staudensellerie, Weizengras |
| *Mangel-erscheinungen* | Gewichtsverlust, Kopfschmerzen, Muskelschwäche, in schweren Fällen: Bewusstseinstrübung bis zum Koma |
| *Überdosierung* | Bewegungsstörungen, Bewusstseinsstörungen, Durst, erhöhter Blutdruck, Fieber, Herzinsuffizienz, Koma, Krampfanfälle, Ödeme, Ruhelosigkeit |
| **Phosphor** | |
| *Lebensmittel* | Blaualgen, Chlorella, Dulse-Algen, Grünalgen, Kleesprossen, Nori-Algen |
| *Mangel-erscheinungen* | Atembeschwerden, Hautreizungen, Herzrhythmusstörungen, Herzinsuffizienz, Muskelschwäche, Probleme der Augenlinse, Schwäche, Schmerzen, Verlust an Knochenmasse, verzögertes Wachstum bei Kindern |
| *Überdosierung* | Erbrechen, Grauer Star, niedriger Calciumspiegel im Blut, Herzinfarkt (bei chronischem Verlauf), Kreislaufkollaps, Muskelkrämpfe, Nekrosen der Haut, Schlaganfall, Übelkeit |

| Schwefel | |
|---|---|
| *Lebensmittel* | Brokkolisprossen, Kohlsprossen, Knoblauchsprossen, Rosenkohl, Zwiebelsprossen |
| *Mangelerscheinungen* | erhöhter Kohlendioxidgehalt im Blut, Lethargie, Schwindelgefühl |
| *Überdosierung* | Ernährungsbedingte Überdosierung unbekannt |

| **Tabelle 21: Spurenelemente in unseren Lebensmitteln** | |
|---|---|
| Antimon | |
| *Lebensmittel* | Chlorella, Staudensellerie |
| *Mangelerscheinungen* | schlechtes Sehen, Pigmentstörungen der Haut |
| *Überdosierung* | Brechreiz, Hautausschläge, Orientierungslosigkeit |
| Barium | |
| *Lebensmittel* | Jicama-Wurzel, Paranüsse |
| *Mangelerscheinungen* | Kreislaufprobleme, Verstopfung |
| *Überdosierung* | Herzprobleme, Störungen der Fruchtbarkeit |
| Bismut | |
| *Lebensmittel* | Dulse-Algen, Kidneybohnensprossen |
| *Mangelerscheinungen* | Augenreizungen, Störungen des Gehörs |
| *Überdosierung* | Schwellungen der Drüsen |

| Bor | |
|---|---|
| *Lebensmittel* | Apfelsprossen, Kelp-Algen |
| *Mangel-erscheinungen* | Probleme mit Knochen und Zähnen |
| *Überdosierung* | Blutgerinnsel, Schwindelgefühl |
| **Brom** | |
| *Lebensmittel* | Ananas (reif), Hijiki-Algen |
| *Mangel-erscheinungen* | neurologische Störungen, Probleme des Verdauungssystems |
| *Überdosierung* | Bewusstlosigkeit |
| **Cadmium** | |
| *Lebensmittel* | Dulse-Algen, grüne Heilerde, Meeresgemüse |
| *Mangel-erscheinungen* | Gedächtnisverlust, Sehstörungen |
| *Überdosierung* | Herzrasen, Lähmungserscheinungen |
| **Cäsium** | |
| *Lebensmittel* | fermentierte Hafermilch |
| *Mangel-erscheinungen* | erhöhte Schmerzanfälligkeit, Tumorwachstum |
| *Überdosierung* | Blutungen, Schlaganfall |

| Chrom | |
|---|---|
| *Lebensmittel* | Äpfel, Kidneybohnensprossen, Mungbohnensprossen, Paranüsse, Roggensprossen, Schwarzaugenbohnensprossen, Wassermelonensprossen |
| *Mangelerscheinungen* | verringerter Muskeltonus, Kreislaufprobleme, Diabetes, Gewichtsverlust, Schäden am Herzgewebe |
| *Überdosierung* | innere Schwellungen, Verlust der Beweglichkeit, Zittern |
| Cobalt | |
| *Lebensmittel* | Kelp-Algen; Weizengras, mit Meerwasser gedüngt |
| *Mangelerscheinungen* | Platzen kleinerer Blutgefäße, Taubheitsgefühl in den Gliedmaßen |
| *Überdosierung* | Verlust der Beweglichkeit bis zur Lähmung |
| Deuterium | |
| *Lebensmittel* | Arame-Algen, Tomaten (reif) |
| *Mangelerscheinungen* | Herzrasen, Schwellungen der Drüsen |
| *Überdosierung* | Taubheit und Schmerzen in den Gliedmaßen |
| Dysprosium | |
| *Lebensmittel* | Kichererbsensprossen, Sesamsprossen |
| *Mangelerscheinungen* | Auto-Immun-Erkrankungen; Zerstörung von weißen Blutkörperchen, damit einhergehend vermehrte Krankheitsanfälligkeit, |
| *Überdosierung* | Blutvergiftung, Gallenschäden, Leberschäden, Taubheit |

| | |
|---|---|
| Eisen | |
| *Lebensmittel* | Aprikosensamen, Arame-Algen, Dulse-Algen, Gerste (gekeimt), Hafer (gekeimt); Hülsenfrüchte, Sesamsprossen, Spinat |
| *Mangel-erscheinungen* | Apathie, Aufmerksamkeitsdefizitstörung, Blutarmut, geschwächtes Immunsystem, Kreislaufprobleme, Reizbarkeit |
| *Überdosierung* | gestörte Auto-Immunfunktion, Herz-Kreislauf-Erkrankungen, Herzanfall, Krebsanfälligkeit |
| Erbium | |
| *Lebensmittel* | Brokkolisprossen, Sauerkraut (roh) |
| *Mangel-erscheinungen* | entzündliche Reaktionen der Organe, Zahnfleisch-erkrankungen |
| *Überdosierung* | Lähmungserscheinungen, Ödeme |
| Europium | |
| *Lebensmittel* | Feigen, Pintobohnensprossen |
| *Mangel-erscheinungen* | gestörte Kapillarfunktion, trockene Haut |
| *Überdosierung* | Leberschäden, Lungenschäden, Übelkeit |
| Fluor (organisch) | |
| *Lebensmittel* | Knoblauch, Limette, Radieschensprossen, Speiserüben-Grün, Zitrone |
| *Mangel-erscheinungen* | Abbau der Knochenmasse und der Zähne |
| *Überdosierung* | Blutarmut, Gewichtsverlust, neurologische Störungen, Schwäche, Verkalkung von Sehnen und Bändern |

| Gadolinium | |
|---|---|
| *Lebensmittel* | Dulse-Algen, Gerstengras, Kamutgras |
| *Mangel-erscheinungen* | Hormonstörungen, Verdauungsstörungen |
| *Überdosierung* | gestörte Nierenfunktion, Kreislaufprobleme |
| **Gallium** | |
| *Lebensmittel* | Ackerbohnensprossen, Limabohnensprossen |
| *Mangel-erscheinungen* | Störungen des Verdauungstrakts, Verdauungs-störungen |
| *Überdosierung* | Blasensteine, Gallensteine |
| **Germanium** | |
| *Lebensmittel* | Blaualgen, Bockshornkleesprossen, Seetang |
| *Mangel-erscheinungen* | Autoimmunerkrankungen, Infektanfälligkeit |
| *Überdosierung* | Ungleichgewicht im Mineralstoffhaushalt im Körper |
| **Gold** | |
| *Lebensmittel* | Basilikum (frisch); Getreidegras, mit Meerwasser gedüngt |
| *Mangel-erscheinungen* | Herz-Kreislauf-Störungen, Knochenschäden, Knorpelschäden |
| *Überdosierung* | Lähmungserscheinungen, Skelettschäden |

| Hafnium | |
|---|---|
| *Lebensmittel* | Brokkolisprossen, Grünkohl, Rote-Bete-Grün |
| *Mangel-erscheinungen* | Atemwegserkrankungen, Lungeninfektion |
| *Überdosierung* | Hautreizungen, Störungen des endokrinen Systems |
| **Holmium** | |
| *Lebensmittel* | Macadamianüsse, Roggen-, Speiserübensprossen |
| *Mangel-erscheinungen* | Blutarmut, geringe Anzahl roter Blutkörperchen |
| *Überdosierung* | Bewusstlosigkeit, Schwindelgefühl |
| **Indium** | |
| *Lebensmittel* | Chlorella, Effektive Mikroorganismen |
| *Mangel-erscheinungen* | Seh- und Hörstörungen |
| *Überdosierung* | Gelenkschmerzen, Schwindelgefühl |
| **Iridium** | |
| *Lebensmittel* | Alfalfa, Aprikosensprossen |
| *Mangel-erscheinungen* | Lethargie, Kreislaufstörungen, verringerter Hämoglobingehalt im Blut |
| *Überdosierung* | Fieber, Schwäche |

| Jod | |
|---|---|
| *Lebensmittel* | Arame-, Dulse-, Hijiki-, Kelp- und Nori-Algen |
| *Mangel-erscheinungen* | Kropf, Unterfunktion der Schilddrüse |
| *Überdosierung* | Thyreotoxikose |
| **Kupfer** | |
| *Lebensmittel* | Bockshornkleesprossen, Nüsse, Pilze, Pflaumen, Sonnenblumensprossen, Speiserüben-Grün, Weizengras, Zwiebelsprossen |
| *Mangel-erscheinungen* | Blutarmut, vorzeitiges Ergrauen und/oder Haarausfall, verzögerte Wundheilung, Wachstumsstörungen |
| *Überdosierung* | akute Vergiftung, Bauchschmerzen, Durchfall, Erbrechen, Kopfschmerzen, übermäßiges Wasserlassen, Übelkeit, Überbein, Schwindelgefühl |
| **Lanthanium** | |
| *Lebensmittel* | Ackerbohnensprossen, Markstammkohl |
| *Mangel-erscheinungen* | Gelenkschmerzen, Muskelschwäche |
| *Überdosierung* | Lähmungserscheinungen, psychische Störungen |
| **Lithium** | |
| *Lebensmittel* | Azukibohnensprossen, Hopfen (frisch) |
| *Mangel-erscheinungen* | Halluzinationen, Unsicherheit |
| *Überdosierung* | Leberversagen, Orientierungslosigkeit |

| | |
|---|---|
| **Lutetium** | |
| ***Lebensmittel*** | Macadamianüsse (unbehandelt), Rucola, Staudensellerie |
| ***Mangel-erscheinungen*** | Haar-, Nägel- und Hautprobleme |
| ***Überdosierung*** | neurologische Störungen, übermäßige Produktion von Tränenflüssigkeit |
| **Mangan** | |
| ***Lebensmittel*** | Hafersprossen, Haselnüsse (eingeweicht), Mandeln (eingeweicht), Kichererbsensprossen, Macadamianüsse (roh), Wasser von frischen jungen Kokosnüssen |
| ***Mangel-erscheinungen*** | Lethargie, Knochenmissbildungen, Sterilität, Störungen des Magen-Darm-Trakts, Verdauungsstörungen |
| ***Überdosierung*** | Hyperaktivität, geringe Konzentration von Blutzellen, kann die Absorption anderer Mineralstoffe und Spurenelemente stören |
| **Molybdän** | |
| ***Lebensmittel*** | Azukibohnensprossen, Erbsensprossen, Linsensprossen, Rotkohl, Sojasprossen, Spinat, Weißkohl |
| ***Mangel-erscheinungen*** | Bauchkrämpfe, Bindegewebsprobleme, Herzjagen, Kurzatmigkeit, neuronale Funktionsstörungen, Übelkeit, vermehrtes Auftreten von Speiseröhrenkrebs |
| ***Überdosierung*** | Gelenkschwellungen und -schmerzen, Gicht, Nierensteine, Tumore |

| Nickel | |
|---|---|
| *Lebensmittel* | Grünkohl, Senfsprossen |
| *Mangel-erscheinungen* | Atemwegserkrankungen, verschwommenes Sehen |
| *Überdosierung* | Lähmungserscheinungen, Taubheit |
| **Niobium** | |
| *Lebensmittel* | Feigen (frische blaue), Haselnüsse (eingeweicht) |
| *Mangel-erscheinungen* | Störungen des Lymphsystems und der Reproduktionsorgane |
| *Überdosierung* | Anfälligkeit für Erkältungen und Grippe, Schwindelgefühl |
| **Osmium** | |
| *Lebensmittel* | Nori-Algen, Süßkartoffelsprossen |
| *Mangel-erscheinungen* | Störungen der Gewebedichte |
| *Überdosierung* | innere Blutungen |
| **Palladium** | |
| *Lebensmittel* | Gemüse von der Meeresküste, junge Kokosnüsse |
| *Mangel-erscheinungen* | geistige und psychische Störungen, Lähmungserscheinungen |
| *Überdosierung* | Atemwegserkrankungen |

| Platin | |
|---|---|
| *Lebensmittel* | Arame-Algen, Kelp-Algen |
| *Mangel-erscheinungen* | Herzmuskelschwäche, Ventrikelkollaps |
| *Überdosierung* | Lähmungserscheinungen, neurologische Störungen |
| **Praseodymium** | |
| *Lebensmittel* | Brokkolisprossen, Steckrüben |
| *Mangel-erscheinungen* | Arthritis, Zahnverfall |
| *Überdosierung* | Übelkeit |
| **Rhenium** | |
| *Lebensmittel* | Kichererbsensprossen, Schwarze Johannisbeeren |
| *Mangel-erscheinungen* | Störungen der Blasenfunktion, Nierenversagen |
| *Überdosierung* | übermäßige Schweißbildung, übermäßige Urinbildung |
| **Rubidium** | |
| *Lebensmittel* | Saft von grünen Sprossen, Thymian (frisch) |
| *Mangel-erscheinungen* | Hautausschlag, Sehstörungen |
| *Überdosierung* | Herzrasen |

| Ruthenium | |
|---|---|
| *Lebensmittel* | Knoblauch, Knoblauchsprossen, Senfsprossen |
| *Mangel-erscheinungen* | Kreislaufstörungen, Störungen der Gliedmaßen, Störungen der Organfunktionen, Verdauungsprobleme |
| *Überdosierung* | Muskelschwäche, Schlaganfall |
| Samarium | |
| *Lebensmittel* | Brennnesseln, Hijiki-Algen, Löwenzahn |
| *Mangel-erscheinungen* | Gallensteine, Verdauungsstörungen |
| *Überdosierung* | Antriebslosigkeit, Blähungen |
| Selen | |
| *Lebensmittel* | Kamutgras, Paranüsse, Sonnenblumensprossen, Walnüsse, Weintrauben |
| *Mangel-erscheinungen* | erhöhtes Krebsrisiko, geschwächtes Immunsystem, potenziell tödliche Erkrankungen des Herzmuskels, rheumatische Erkrankungen, Veränderungen im Erbgut der Zellen, Anfälligkeit für Viren |
| *Überdosierung* | Bauchschmerzen, Durchfall, Erschöpfung, Haarausfall, neurologische Störungen, Reizbarkeit, Übelkeit |
| Silber | |
| *Lebensmittel* | Nori-Algen, Weißer Gänsefuß |
| *Mangel-erscheinungen* | Herzrhythmusstörungen, Infektionen |
| *Überdosierung* | Hirnschäden, Lähmungserscheinungen |

| Silicium | |
|---|---|
| *Lebensmittel* | Alfalfasprossen, Dinkelgras, Hafersprossen, Kamutgras, Rote-Bete-Grün, Weizen, Zinnkraut (Sonnenauszug, siehe Seite 285), Zwiebeln |
| *Mangelerscheinungen* | nachlassende Spannkraft der Haut, Schwächung des Immunsystems, spröde Knochen, trockenes Haar |
| *Überdosierung* | ernährungsbedingte Überdosierung unbekannt; tritt eher durch Einatmen von Siliciumstaub auf |
| **Strontium** | |
| *Lebensmittel* | Erbsen, Schwarzaugenbohnensprossen |
| *Mangelerscheinungen* | verringerte Blutzufuhr zu den Extremitäten |
| *Überdosierung* | Anämie, Erschöpfung, Muskelschwäche, krebsauslösend |
| **Tantalium** | |
| *Lebensmittel* | Erbsensprossen, Limabohnensprossen, Mangos |
| *Mangelerscheinungen* | Blutgerinnsel, Hautreizungen |
| *Überdosierung* | Schwäche, übermäßig starke Stressreaktion |
| **Vanadium** | |
| *Lebensmittel* | Hülsenfrüchte, Kapuzinerkresseblüten, Kleesprossen, Walnüsse (eingeweicht) |
| *Mangelerscheinungen* | nicht bekannt |
| *Überdosierung* | Fieber, Hitzewallungen, Krämpfe und Störungen im Magen-Darm-Trakt, psychische Störungen |

| Wolfram | |
|---|---|
| *Lebensmittel* | Gerste, Mungbohnensprossen, Paranüsse (eingeweicht) |
| *Mangel-erscheinungen* | Herzrhythmusstörungen, verringere Milzfunktion |
| *Überdosierung* | Blutarmut |
| **Zink** | |
| *Lebensmittel* | Azukibohnensprossen, Hafersprossen, Linsensprossen, Maissprossen, Paranüsse |
| *Mangel-erscheinungen* | Appetitlosigkeit, Blutarmut, gestörte Immunfunktion, gestörte Wundheilung, gestörter Tastsinn, Haarausfall, Lichtphobie, Nachtblindheit, vorzeitiges Ergrauen, Wachstumsstörungen |
| *Überdosierung* | Erbrechen, gestörte Immunfunktion, Störungen des Verdauungssystems |
| **Zinn** | |
| *Lebensmittel* | Chlorella, Weiße-Bohnen-Sprossen |
| *Mangel-erscheinungen* | Atemwegserkrankungen, Nierenschwäche, Schwächung des Immunsystems (Thymusdrüse) und der Magenfunktion |
| *Überdosierung* | Erschöpfung, Gliederschwäche |
| **Zirconium** | |
| *Lebensmittel* | Mangosprossen, Rote-Bohnen-Sprossen, Yamswurzelsprossen |
| *Mangel-erscheinungen* | Entzündungen der Atemwege, Augenreizungen |
| *Überdosierung* | Erbrechen, Schwindelgefühl |

Kapitel 14

# Heilende Kräuter

Überall auf der Welt werden Kräuter als Heilmittel eingesetzt. Die westliche Welt allerdings verwendet inzwischen vorwiegend die Produkte der Pharmaindustrie zur Behandlung von Erkrankungen. Doch auch hierzu ist anzumerken, dass fast ein Viertel davon aus Kräutern hergestellt wird. Außerdem beruhen viele Arzneimittel auf Wirkstoffen, die ursprünglich von Pflanzen kamen.

Fast jede Kultur hat ihre eigene traditionelle Kräuterheilkunde entwickelt. Zu den angesehensten gehört hier zweifellos die Traditionelle Chinesische Medizin, deren Wurzeln über mehrere Tausend Jahre zurückreichen. Die Heilkundigen Chinas haben bewiesen, dass es für nahezu jedes Gebrechen ein natürliches Gegenmittel gibt. Die Ursprünge der Kräuterheilkunde liegen vermutlich auf dem afrikanischen Kontinent. Bedauerlicherweise ist diese Überlieferung fast vollständig verloren. Das Gleiche gilt für die Medizin der Indianer Nordamerikas. Beide Kulturen wurden ohne Ansehen ihrer Errungenschaften gnadenlos ausgebeutet und zerstört. Die Wege der Heilung sind stark kulturabhängig und natürlich auch abhängig von den Heilpflanzen, die in dem entsprechenden Landstrich mit seinen klimatischen Bedingungen wachsen. Jede Region, jede soziale Einheit hat ihr eigenes medizinisches Wissen entwickelt, um die Menschen vor Krankheit zu bewahren.

Daher sind in aller Welt unzählige und völlig unterschiedliche Kräuterheilmittel gebräuchlich. Was in den nördlichen Kulturen Lapplands verwendet wird, hat wenig oder keine Berührungspunkte mit den Kräuterarzneien des südlichen Spanien. Und in Australien gibt es eine Unzahl von pflanzlichen Kräutern, die nur dort wachsen. In Südamerika oder im südlichen Pazifik wird die Vielfalt der einheimischen Flora ebenfalls zu Heilzwecken eingesetzt.

Im Westen wurde die Kräuterheilkunde trotz der häufig gut dokumentierten Tradition heutzutage immer nur als „Alternativmedizin" betrachtet. So verlor sie ihre Rolle als wichtigste medizinische Behandlungsmethode. Darüber hinaus betrachten viele Menschen, die Kräuter verwenden, diese nicht als Arzneien und setzen sie relativ gedankenlos ein, was ihre Anwendungsbereiche und Dosierungen anbelangt. Tatsache ist, dass Kräuter Arzneimittel sind und wir daher mit derselben Achtsamkeit mit ihnen umgehen müssen wie mit den Produkten der Pharmaindustrie. (Und uns ist durchaus klar, dass auch Letztere mitunter missbräuchlich verwendet werden.)

Grundsätzlich ist es gefährlich, verschiedene Kräuter, Kräuter und pharmazeutische Arzneien oder unterschiedliche Pharmazeutika zu kombinieren. Missbräuchliche Verwendung und Überdosierung von Medikamenten gehen nicht zuletzt auf die allzu große Bereitschaft der Ärzte zurück, sie zu verschreiben. Natürlich haben pharmazeutisch hergestellte Arzneien ihren Sinn und sollten keineswegs aus der Behandlung von Krankheiten verbannt werden. Doch sie sollten mit höchster Vorsicht eingesetzt werden, und nach Möglichkeit erst, wenn die Behandlung mit pflanzlichen Mitteln an ihre Grenzen gestoßen ist. Auf keinen Fall sollten Sie Arzneimittel, gleich welcher Art, ohne Rücksprache mit Ihrem Arzt einnehmen.

Die Hersteller von pflanzlichen Heilmitteln wiederum vergessen häufig, ihren potenziellen Kunden einen wichtigen Hinweis zu geben: Die regelmäßige Einnahme von pflanzlichen Mitteln über einen längeren Zeitraum kann gesundheitsschädlich sein. Auch Kräuter sollten nicht über längere Zeit eingenommen werden. Hier gibt es nur wenige Ausnahmen. Dazu zählen zweifelsohne natürliche Hormone für Frauen, Ginkgo-Produkte bei hirnorganischen Problemen und Durchblutungsstörungen und Cranberry-Extrakt bei Nierenentzündungen, Blasenproblemen und chronischen Krankheiten. Die meisten üblichen Küchenkräuter wie zum Beispiel Pfefferminze, Oregano, Kamille und andere sind bei angemessener Dosierung über längere Zeit ebenfalls nicht gesundheitsschädlich. Vorsicht hingegen ist bei Salz und schwarzem Pfeffer geboten.

Für Menschen, die auf die pflanzliche Arzneien vertrauen, haben wir im *Hippocrates Institute* eine sichere Dosierungsempfehlung entwickelt: Nehmen Sie die Kräuter 3 Tage lang ein, danach lassen Sie sie 3 Tage lang weg. Zudem sollten Sie alle 8 Wochen eine 1-wöchige Kräuterpause einlegen. Dieser Einnahmerhythmus bringt bessere Resultate als die übliche Dauereinnahme. Unterstützen Sie Ihren Körper nämlich unentwegt mit Wirkstoffen von außen, gewöhnt sich die Körperchemie daran und die Wirksamkeit der Arzneimittel nimmt entsprechend ab.

Häufig verwendete pflanzliche Heilmittel wie Echinacea sollten nur eingesetzt werden, wenn sie auch wirklich gebraucht werden. So ist Echinacea nur sinnvoll, wenn die Infektion sich gerade erst entwickelt. Hat der Infekt Sie aber schon erwischt, sollten Sie Osha-Wurzel (die Wurzel von Ligusticum porteri) oder kolloidales Silber einnehmen. Aloe vera hingegen können Sie täglich verwenden. Diese Pflanze gehört zu den Lebensmitteln, die allerdings enorme Heilkräfte entwickeln können. Zu diesen rechnet im Grunde auch Cayennepfeffer (gemahlene Chilischoten) mit seinem nur 1-prozentigen Gehalt an Capsaicin, doch dieser sollte keinesfalls in hohen Dosen oder über einen längeren Zeitraum eingenommen werden, da er hochwirksam ist.

Natürlich hängt die Verfügbarkeit von Kräutern zudem von der Jahreszeit und der Höhenlage ab. So wachsen beispielsweise Brennnesseln überall auf der Welt und treiben meist im Frühling und nach dem Abmähen kräftig aus. Ihre blutreinigenden Kräfte sind nach langen, kalten Wintern höchst willkommen. Andere Pflanzen wie Löwenzahn sind Kosmopoliten. Er kommt insbesondere in der nördlichen Hemisphäre vor und wächst das ganze Jahr über. Wer hier wohnt, kann ihn frisch ernten, wenn seine blutbildenden Kräfte am stärksten sind.

Grundsätzlich ist es am besten, Kräuter frisch zu ernten und dann zeitnah anzuwenden. Doch gerade weil sie eben nur in bestimmten Jahreszeiten wachsen, müssen wir sie häufig in getrockneter Form einsetzen. Wenn Sie also getrocknete Kräuter nehmen, machen Sie doch einen „Sonnenauszug“: Geben Sie 1 Teelöffel davon in ein Glas reines Wasser. Sie können mehr zugeben, wenn Sie den Auszug stärker haben wollen. Stellen Sie das Glas 24 Stunden lang aufs Fensterbrett. Das Fenster sollte geschlossen sein. Anschließend dürfen Sie den Sonnenauszug auch leicht erwärmen (allerdings nicht über 46 °C). Sie können natürlich auch Fertigprodukte einnehmen. Es gibt Trockenextrakte von Kräutern in gelatinefreien (veganen) Kapseln. Achten Sie auch hier darauf, dass das Produkt im Herstellungsprozess nicht zu hoch erhitzt wurde. Wenn Sie Frischsäfte mit ein wenig getrockneten Kräutern würzen, verstärken Sie die Wirkung Ihres Powerdrinks. Doch auch frische Gewürze geben Ihren grünen Säften oft einen ganz besonderen Pfiff: Versuchen Sie es zum Beispiel einmal mit einem Saft aus frischem Ingwer und grünem Gemüse. Diese Kombination fördert die Verarbeitung der enthaltenen Wirkstoffe im Körper, reguliert die Körpertemperatur und beruhigt den Magen-Darm-Trakt.

Wenn Sie fertige Kräuterprodukte kaufen, verwenden Sie bevorzugt flüssige oder Tinkturen mit pflanzlichem Glyzerin, die Sie auch selbst herstellen können. Die Wirkstoffe in flüssigen Produkten können vom Körper besser aufgenommen werden und das Glyzerin verhindert, dass die Wirkstoffe oxidieren, was ihre Wirksamkeit beeinträchtigt.

## Tabelle 22: Pflanzliche Arzneimittel – eine Auswahl von Heilkräutern

| Pflanzliches Arzneimittel | Verwendete Teile der Pflanze | Medizinische Eigenschaften |
|---|---|---|
| ***Baldrian*** *(Valeriana officinalis)* | Wurzel, Stängel, Blätter | wirkt beruhigend bei Schlaflosigkeit, Nervosität und anderen nervlichen Störungen |
| ***Basilikum*** *(Ocimum basilicum)* | frische Blätter | wirkt beruhigend und antiseptisch, lindert Übelkeit |
| ***Brennnessel*** *(Urtica)* | Wurzel, Stängel, Blätter | hilft bei Arthritis, inneren Blutungen, Hautproblemen und entgiftet |
| ***Echte Bärentraube*** *(Uva ursi)* | Wurzel, Blätter | hilft bei Rückenschmerzen, Blasenkrämpfen, Nierenkoliken, Prostatabeschwerden, Gonorrhö, Syphilis |
| ***Engelwurz*** *(Angelica)* | frische Wurzel, Blätter | ist hilfreich bei Atemwegs- und Bronchialerkrankungen, wirkt antiviral |
| ***Estragon*** *(Artemisia dracundulus)* | Stängel, Blätter | ist wirksam bei Zahnschmerzen, schützt vor Veränderungen des Erbguts |
| ***Goldlack*** *(Cheiranthus cheiri)* | Stängel, Blätter | stärkt die kardiovaskuläre Funktion und die Elastizität der Arterien |
| ***Holunder*** *(Sambucus niger)* | Wurzel, Stängel, Blätter | wird gegen Husten, Katarrh, Rheuma, Hexenschuss und Zysten eingesetzt |

| | | |
|---|---|---|
| *Ingwer* | Wurzel | wirkt gegen Mikroben und Substanzen, die das Erbgut schädigen; hat außerdem eine temperatursenkende Wirkung und verhindert Reiseübelkeit |
| *Katzenminze* (Nepeta cataria) | frische Blätter | ist hilfreich bei Erkältungen, Katarrh, Bronchitis |
| *Kohlrabi* (Brassica oleracea) | Wurzel, Stängel, Blätter | schützt vor Veränderungen des Erbguts sowie Magengeschwüren und hilft bei Verdauungsstörungen |
| *Lavendel* (Lavandula angustifolia) | Blüten, Blätter | wirkt entspannend und antiseptisch, gut bei Gleichgewichtsstörungen und Rheumatismus |
| *Löwenzahn* (Taraxacum) | frische Wurzel, Blätter | stärkt die Leberfunktion, wirkt entwässernd und abführend; der Saft wird zum Entfernen von Warzen verwendet |
| *Meerrettich* (Armoracia rusticana) | Wurzel | fördert Lungen- und Kreislauffunktion, wirkt blutreinigend |
| *Mutterkraut* (Chrysanthemum parthenium) | die ganze Pflanze | wirkt lindernd bei Kopfschmerzen und Migräne; wehrt Insekten ab |
| *Poleiminze* (Mentha pulegium) | Stängel, Blätter, Blüten | hilft bei Blähungen, Übelkeit, Kopfschmerzen |
| *Quinoa* (Chenopodium chinoa) | Wurzel, ganze Pflanze | fördert die Bildung roter Blutkörperchen, stärkt das Nervensystem |

| | | |
|---|---|---|
| ***Ringelblume*** (Calendula officinalis*)* | Stängel, Blüten | fördert die Wundheilung, ist wirksam bei Bindegewebsentzündung, Bienen- und Wespenstichen |
| ***Sauerampfer*** (Rumex acetosa*)* | Stängel, Blätter | hat eine diuretische Wirkung, regt die Nieren an |
| ***Schafgarbe*** (Achillea millefolium*)* | Stängel, Blätter, Blüten | ist hilfreich bei Durchfall, Dysenterie, wirkt adstringierend |
| ***Schwertlilie*** (Iris*)* | frische Blüte | ist gut für Bänder, Sehnen, Gelenke, Knorpel und für die Membranentwicklung |
| ***Spitzklette*** (Xanthium*)* | Samen | hilft bei Hepatitis, Erkältungen, viralen und bakteriellen Infektionskrankheiten, SARS |
| ***Storchenschnabel*** (Geranium*)* | die ganze Pflanze oder die Blüte | hilft bei Herz-Kreislauf-Erkrankungen |
| ***Veilchenwurzel*** (Iris cum cortice rhizoma; *Wurzel der Veilcheniris)* | Wurzel | einzusetzen bei Halsentzündung, Blasenproblemen |
| ***Wacholder*** (Juniperus*)* | Beeren, Blätter | fördert Verdauung und Nierenfunktion, wirkt blutreinigend |
| ***Weinraute*** (Ruta graveolens*)* | Samen, Wurzel, Stängel, Blätter, Blüten | ist wirksam bei Epilepsie, Ekzemen, Schuppenflechte; wird auch als Tinktur für Augen und Rachen verwendet |

*Lavendel lässt nicht nur Ihre Wäsche duften, er ist auch ein entspannend und antiseptisch wirkendes Heilkraut*

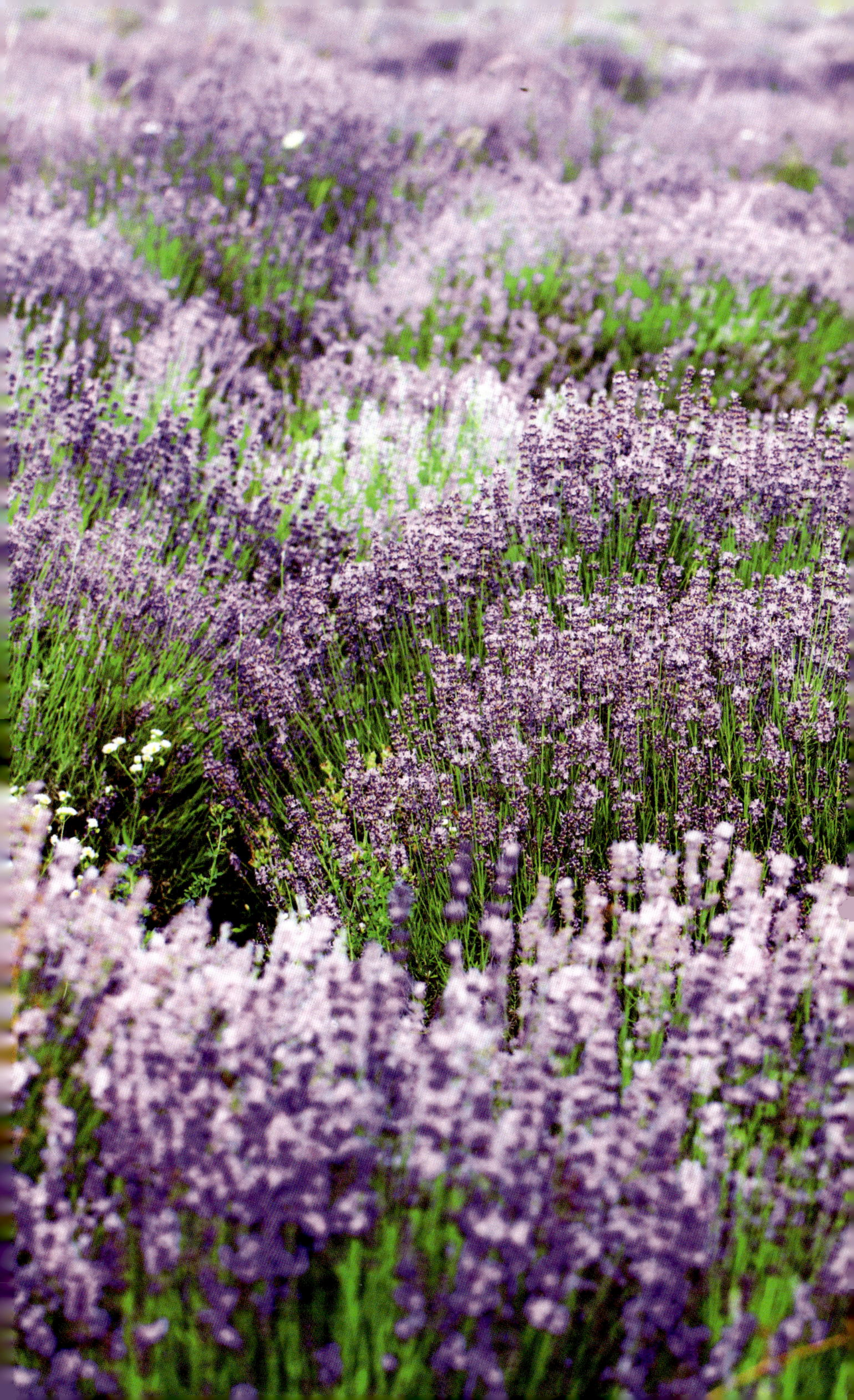

Kapitel 15

# Geräte, Utensilien, Zutaten und ihre Bezugsquellen

Sie werden sich einige Küchenutensilien anschaffen müssen, wenn hauptsächlich lebendige, rohe Pflanzenkost auf Ihrem täglichen Speiseplan stehen soll. Mit einem Dörrgerät können Sie selbst Snacks, Trockenfrüchte, Cracker und andere Dinge zubereiten, die Sie auch mitnehmen können, wenn Sie unterwegs sind.

Die Utensilien, die Sie zum Sprossenziehen brauchen, sind gewöhnlich nicht allzu teuer. Für Ihren Hochleistungsmixer und Ihr Dörrgerät hingegen müssen Sie schon ein wenig Geld investieren. Im Folgenden finden Sie eine Liste von Geräten und Utensilien, auf die Sie in der Rohkost-Küche nicht verzichten können.

- Anzuchtschalen oder Keimgläser (wahlweise Teller)
- Hochleistungsmixer
- elektrische Getreidemühle (zur Herstellung von frischem Schrot)

- Dörrgerät
- Küchenmaschine (wahlweise)
- Wasserfilter (auch für unterwegs)
- elektrischer Entsafter, vor allem für Weizengrassaft

## Bezugsquellen

**Zutaten und Geräte**

Die meisten rohköstlichen Lebensmittel (Getreide, Samen, Nüsse und weitere Lebensmittel in Rohkost-Qualität), Nahrungsergänzungsmittel (Afa-Algen, Chlorella, Spirulina, Weizengras-Pulver, grüne Mineralerde und vieles mehr) und Küchenhelfer (wie Hochleistungsmixer, Dörrgerät, Saftpressen, Weizengraspressen) für die Rohkost-Küche können Sie übers Internet bestellen. Eine Liste sämtlicher Versender im deutschsprachigen Raum finden Sie unter:

- *www.rohkostwiki.de/wiki/Rohkost-Versender*
  (Versender in Deutschland)
- *http://germanygoesraw.de/rohkost-versand*
  (Versender in Deutschland)
- *http://austriagoesraw.at/category/rohkost-versender*
  (Versender in Österreich)
- *http://rohvolution.ch/ressourcen/#shop*
  (Versender in der Schweiz)

**Alles für die Sprossenzucht**

Keimsets gibt es von A. Vogel oder von Kiepenkerl. Sie finden Sie in Naturkostläden und im Internet. Anzuchtschalen finden Sie in Gartenfachgeschäften oder im Internet.

**Blütenpollen**

erhalten Sie beim Imker in Ihrer Nähe.

**Effektive Mikroorganismen**
können Sie im Internet bestellen. Recherchieren Sie selbst, informieren Sie sich und vergleichen Sie.

**Ferninfrarot-Sauna**
Können Sie auch in tragbarer Form online bestellen. Recherchieren Sie selbst oder halten Sie Ausschau nach einem Saunabetrieb oder Thermalbad in Ihrer Umgebung, der eine Ferninfrarot-Sauna hat.

**Flüssige ionisierte Mineralstoffe**
erhalten Sie übers Internet.

**Gemüseabos**
mit regional angebauten Gemüsen und Salaten der Saison aus biologisch-organischem Anbau gibt es heute in fast allen größeren Städten. Recherchieren Sie einfach im Internet, welche Bio-Gärtnereien oder -Höfe das in Ihrer Region anbieten und vergleichen Sie ruhig die Preise.

## Informationen

**Informationen zu den Themen „Wasserfilter“ und „lebendiges Wasser“**
Recherchieren Sie selbst im Internet zu den verschiedenen Filtersystemen und zum Wasserwirbler, die es gibt, oder lassen Sie sich in einem Fachgeschäft in ihrer Region beraten. Auf der folgenden Website finden Sie beispielsweise eine Fülle an Informationen:

- *www.info-wasserfilter.de*

**Informationen zum Thema „Rohkost“**
Auf den folgenden Websites finden Sie Wissenswertes, aktuelle Informationen, zahlreiche Tipps, Blogs, spezielle Events (auch in Ihrer Region) und vieles mehr und haben die Möglichkeit, sich mit anderen Rohköstlern und Veganern auszutauschen: